LE LIVRE DE TOUS LES RÉGIMES

DU MÊME AUTEUR

La pomme de terre c'est aussi un produit diététique, Robert Laffont, 1993.

En collaboration avec Joël Robuchon :

Le Meilleur et le plus simple de la pomme de terre, Robert Laffont, 1994.
Le Meilleur et le plus simple pour maigrir, Robert Laffont, 1998.

PATRICK-PIERRE SABATIER

LE LIVRE
DE TOUS LES RÉGIMES

Ceux qui marchent,
ceux qui sont dangereux,
celui qu'il vous faut

ROBERT LAFFONT

ISBN 2-221-10151-0

Introduction

Il arrive aux hommes, non ce qu'ils méritent mais ce qui leur ressemble.

Jacques Madaule

Gros, on vous ment !

Que nul ne soit choqué ici par le mot « gros », il n'est ni méchant ni péjoratif, il est pédagogique. Appelons un chat un chat, il existe des maigres, des « normaux » et des gros ! Les formules « en bonne santé », « un peu fort », « enveloppé », « pléthorique », ne font, à force de politesse ou d'hypocrisie, qu'exprimer un reproche, celui de ne pas rentrer dans le moule du correctement présentable. À partir du moment où vous acceptez sans passion que le mot « gros » puisse être attaché à votre personne, la moitié du chemin est faite vers la solution, non celle des autres, mais celle qui vous ressemble.

On vous ment par ignorance, méconnaissance et incompétence.

Ignorance, parce que la science elle-même est incapable d'appréhender la cause première de l'obésité. Des pistes, il en existe de nombreuses, mais aucune d'aboutie à ce jour. Aucune drogue non plus n'a fait la preuve définitive de son efficacité ou plus simplement de son innocuité. L'obésité, la surcharge pondérale, l'excès de poids, qu'importent les noms, demeurent encore inaccessibles à un traitement simple et efficace. Les rechutes sont trop fréquentes pour qu'on puisse même affirmer qu'il est possible de modifier durablement le comportement alimentaire, à plus forte raison s'il s'agit d'éparpiller tristement ses haricots verts dans son assiette le restant de son existence.

Méconnaissance, parce que le poids est un domaine où les opinions priment trop souvent sur les faits. Chacun a son idée, sa méthode infaillible, celle qui a marché une fois et qui devient de ce fait « la » méthode. Le dogmatisme est de rigueur et l'idéologie règne. Cette idéologie qui veut que, contre toute évidence, le sujet soit soumis à la méthode, comme en d'autres temps à la question, et taxé de mauvaise volonté, de tricherie, de faiblesse quand ça ne marche pas – situation idéologiquement inacceptable.

Incompétence, parce que les professionnels de santé, dans leur ensemble, ne sont pas formés à la nutrition. En sept années d'études, le futur médecin n'aura eu que quelques heures de cours sur la diététique des maladies métaboliques, diabète, hypercholestérolémie et, accessoirement, obésité. Il n'est pas étonnant qu'au mieux il remette à son patient qui le demande un régime stéréotypé, tiré d'un carnet à souche, ou qu'il lui recommande d'un ton définitif : « Vous n'avez qu'à moins manger ! » Au pis, il va se « spécialiser », grossir la cohorte des faiseurs de miracles et contribuer à augmenter le nombre des obèses devenus réfractaires à force de régimes, d'opinions contradictoires et de recettes sans fondements scientifiques.

Gros, on vous ment ! On vous ment par intérêt et par profit.

Intérêt ? Qui a réellement intérêt à ce que vous perdiez du poids ?

Vos relations ? Vos proches ?

Vos relations vous aiment bon vivant. Mince, vous seriez pour eux tout autre. Vous perdriez votre spécificité de gros qu'on aime bien. Sans compter que, gros, vous êtes rassurant. Rassurant parce que votre pléthore signe le bon appétit des bonnes natures, rassurant parce que, avec vous, au moins, il n'y a pas de compétition, question séduction. Sans doute même que, dans l'inconscient collectif, vous êtes justement celui qu'on ne veut pas être, qu'on redouterait de devenir. Au même titre que les dieux lares (ou lard...) de l'Antiquité romaine, vous êtes une sorte de protecteur en étant justement ce qu'il ne faut pas être. Faire-valoir ou repoussoir, c'est selon, mais, dans tous les cas, si vos relations vous apprécient, c'est qu'elles trouvent un intérêt à votre état. Quant à vos proches, vos tout proches, le conjoint, l'ami ou la bonne amie, pensez-vous qu'ils vous apprécient pour votre enveloppe charnelle ou pour votre esprit ? Quelle sexualité, dans une société de la mincitude, peut se nourrir de plis et d'adiposités ?

Perversité ou absence de sexualité ? La question mérite d'être posée.

On vous ment aussi par profit. Votre embonpoint est générateur de richesses. Des plats minceur aux compléments ou substituts alimentaires, l'industrie se frotte les mains. Cette même industrie qui encourage la consommation de friandises et de boissons sucrées dans les écoles afin d'être bien sûre que les 25 % d'obèses attendus pour la prochaine décennie seront au rendez-vous. Vous êtes certes une clientèle volage, qui papillonne d'une marque à l'autre, à la recherche de la denrée rare qui permette enfin de manger comme deux et de maigrir comme quatre. Mais vous êtes aussi une clientèle captive qui ne pourrait s'échapper que si elle maigrissait... ce qui ne risque pas d'arriver, du moins dans ce contexte. Le profit, il est aussi chez le spécialiste qui, sous couvert de sa compétence médicale, vous fait absorber à prix d'or des sachets de protéines en vous garantissant que vous maigrirez vite, bien et en bonne santé. C'est faux, mais ça rapporte gros, pas à vous, gros en tout cas, qui brûlez muscles et graisse dans une sorte d'holocauste protidique conduisant à abréger pour le moins votre espérance de vie.

Gros, on vous ment ! On vous ment sur la méthode.

Comme s'il ne suffisait pas de vous faire prendre des vessies pour des lanternes, de vous faire ingurgiter pêle-mêle sachets, plats allégés, huile de paraffine, dragées Fuka ou inhibiteurs de la recapture de la sérotonine, après vous avoir mis un anneau quelque part (on se demande où ?), les gourous amaigrisseurs s'occupent de vous. Ils sont polymorphes. Images, mythes ou simples coachs, ils veillent à vous conforter dans l'idée que rien n'est impossible à cœur vaillant ; il suffit d'y croire... une fois de plus.

Images, regardez-les : ce qu'ils étaient avant, ce qu'ils sont maintenant, cinquante kilos en moins, vous pouvez le faire puisqu'ils l'ont fait ! Demis Roussos, Sonia Dubois et quelques autres sont les icônes révérées de l'illusion de l'exemplarité. Hélas, il ne suffit pas de perdre du poids pour devenir durablement mince.

Mythes, ils sont à la collectivité ce que le coach est à l'individu. Ils érigent en système à valeur universelle une méthode personnelle qu'ils s'efforcent de justifier sur le plan scientifique, quitte à se contredire quelques années plus tard. Atkins et Montignac entretiennent la légende. Le premier, quelles qu'aient été les mises en garde des autorités de santé, revient en force outre-Atlantique, avec la diète *low carb*. Le second continue de s'adapter en modifiant au gré des avis scientifiques la méthode originelle, c'est ce que l'on appelle la méthode « girouette ».

Après l'image, après le mythe, le coach. Il est là pour vous éviter de penser, de réfléchir, vous êtes la chose à transformer. Il est l'ami, le père, la mère, le confident, parfois même l'amant. Il est aussi le censeur, le juste qui punit, celui qui sanctionne pour votre bien. Vous guettez avec avidité ses trop rares compliments. Vous appréhendez ses regards qui passent au travers de vous sans vous voir car, bien sûr, vous avez failli et, coupable, vous subissez l'opprobre. Que ne feriez-vous pour un simple encouragement ? Tout sauf maigrir... Ce n'est pas faute d'avoir porté des charges, couru trente-six fois le marathon, monté trente-six mille marches, absorbé six cents kilocalories par jour et plusieurs kilogrammes au total de compléments vitaminiques et minéraux.

Et après ? Vous faudra-t-il un coach toute votre vie ?

Gros, on vous ment sur l'essentiel ! On vous ment sur le régime.

Faites donc une recherche sur Internet. Demandez à Google : « Régimes maigrir ». Le résultats est instructif : environ cent cinquante-trois mille réponses... Même en tenant compte des redites, combien cela fait-il de méthodes et de régimes infaillibles ? Des milliers.

Quand on sait qu'il existe en tout et pour tout moins d'une dizaine de régimes qui permettent de perdre efficacement du poids sans le reprendre aussitôt, ne pensez-vous pas que, quelque part, on vous prend pour des pigeons (dodus) ?

Et lorsqu'on vous affirme, preuves à l'appui, qu'il ne sert à rien de faire un régime pour maigrir, allez-vous le croire aussi ? Non, vous avez raison, on vous ment encore !

Il y a toujours quelque chose à faire ! À condition de faire la part entre ce qui marche et ce qui ne marche pas, et de remettre en cause un certain nombre d'idées reçues qui contribuent à pérenniser l'obésité.

I

Ô combien de régimes !

La témérité des charlatans, et leurs tristes succès, qui en sont les suites, font valoir la médecine et les médecins : si ceux-ci laissent mourir, les autres tuent.

Jean de La Bruyère

Gros, on vous ment, d'accord, mais vous avez votre part de responsabilité !

Dès qu'il s'agit pour vous de maigrir toutes affaires cessantes et à n'importe quel prix, vous ouvrez la porte à toutes les propositions abusives.

Ne serait-il pas plus sage de s'alimenter en vue d'être mieux dans son corps, de rester en bonne santé, de vivre plus longtemps, plus intensément ? Et, sans avoir une ligne de sylphide, de simplement conserver un poids stable.

Les femmes et les hommes de nos sociétés de consommation ont une exigence pressante de minceur. Celle-ci est rassurante. Synonyme de santé et de longévité, elle met à l'abri des maladies cardio-vasculaires – les statistiques le prouvent. Elle permet de profiter au mieux du soleil, du plein air, du mouvement, des plaisirs dans lesquels le corps, non contraint d'être caché, laisse éclater sa sensualité – bref, de la vie. La capacité d'évoluer avec aisance, de séduire, est indissociable d'un corps élancé, libéré de la pesanteur et, plus encore, toujours jeune, donc éternel. Au-delà du jeunisme, refuge d'une société ayant perdu ses repères philosophiques et religieux, la minceur revêt une connotation aristocratique. Les kilos en trop sont synonymes de laisser-aller, de manque de maîtrise de soi et de vulgarité. Plus encore, ils sont l'expression d'un comportement antisocial – être gros suggère qu'on a mangé le pain des autres. Nous verrons que, vue au travers du prisme déformant et moralisateur de quelques médecins du XVIIIe siècle, l'obésité est un vice.

La vie contemporaine n'est pas propice à un idéal de minceur. L'abondance de nourriture, la sédentarité et le stress font que les kilos s'accumulent à mesure que les années passent et que la volonté d'y remédier perd chaque jour un peu de sa consistance. Un jour, toutefois, maigrir devient une urgence, une urgence telle que tout est bon pour obtenir un résultat.

Il existe tellement de régimes amincissants et de recettes, dont beaucoup relèvent plus du charlatanisme que de la vérité scientifique, qu'il est illusoire lorsqu'on est profane d'imaginer séparer le bon grain de l'ivraie. Les régimes « miracles », sans fondement autre que l'exploitation de la crédulité, sont légion, et c'est une des raisons pour lesquelles la médecine les a longtemps ignorés ou méprisés. Pourtant, il y en a qui marchent et qui ne sont pas forcément dangereux. Le fond en est très souvent le même, mais la forme diffère. Ils ont le mérite de convenir à certains plutôt qu'à d'autres, en lieu et place d'une prescription univoque qui suppose que, hors d'elle, pas de salut. Et c'est vrai que la prescription médicale d'un régime est trop souvent exclusive. Elle ne tient pas assez compte de sa faisabilité donc de la possibilité d'un suivi sérieux dans le temps, ou du moins le temps qu'il faut pour un résultat satisfaisant et durable.

Chacun a ses habitudes et, selon ces habitudes, telle ou telle façon de faire sera plus efficace et surtout mieux vécue. Que vous soyez volontaire ou au contraire fragile en terme de motivation, sédentaire plutôt qu'actif, homme ou femme, jeune ou moins jeune, gourmand, gourmet, vorace ou que vous cherchiez un refuge dans la nourriture, que votre goût soit sucré, salé, mixte ou gras, selon que vous viviez beaucoup à l'extérieur ou au contraire en famille, que vous ayez quelques kilos ou quelques dizaines de kilos à perdre, il existe un régime qui convient. La question est de savoir lequel...

Nous disions qu'il en était recensé plusieurs milliers pour maigrir ; mais il en existe encore bien d'autres en rapport avec le diabète, l'hypercholestérolémie, la goutte, l'hypertension artérielle, l'insuffisance rénale, les maladies de l'estomac, du foie, de la vésicule, de l'intestin, du pancréas ou encore les anémies, les états fébriles, les décalcifications, la maigreur, mais aussi la grossesse, l'allaitement ou encore les extrêmes de la vie comme la petite enfance ou le grand âge, ou simplement avec le sport.

Jusqu'au début du XXe siècle, le contrôle du poids n'est qu'un attribut parmi d'autres du mot régime, qui recouvre alors, au sens hippocratique[1*] du terme, un ensemble de règles, ou « diète », destinées à mieux vivre, mieux respirer, mieux bouger, mieux aimer et évidemment mieux manger. Les mots « diète » et « régime » ne connaissent une signification péjorative, c'est-à-dire évocatrice de privations, que depuis peu. Nous dirons depuis que minceur et séduction sont devenues inséparables depuis que le manque d'activité physique et l'excès alimentaire sont les conséquences de ce que l'on appelle le progrès, dans les sociétés industrialisées.

Au Moyen Âge, Bernard de Clairvaux[2] impose la règle cistercienne en réponse à l'excès de bonne chère affiché par certaines congrégations religieuses. Le régime est simple, des légumes au quotidien, une couenne de lard les jours de grand froid. Amaigrissement garanti. Dans le même temps, la chanoinesse Hildegarde de Bingen[3] jette les bases de la diétothérapie avec un régime qui fait la part belle aux céréales comme l'épeautre, aux légumineuses, aux amandes, aux fruits rouges, aux légumes verts et aux produits de la mer. À la même époque, l'école de Salerne[4] inspirée par la médecine d'Hippocrate définit la santé « comme l'usage modéré de l'air qu'on respire, du boire et du manger, du mouvement et du repos, du sommeil et des veilles, et des passions de l'âme, lequel usage s'appelle diète ». Il s'agit jusque-là d'une thérapeutique par l'alimentation au sein d'un art de vivre – de vivre mieux et, certainement, en substance, plus vieux.

Le XVIIIe siècle, volontiers moralisateur, fait de l'obésité une tare, le signe physique des plus vilains défauts, l'oisiveté, la luxure et la gloutonnerie. L'Angleterre s'y prête volontiers. En 1727, l'Anglais Thomas Short[5] recommande d'éviter les trop grands élans passionnels. À sa décharge, notons que son conseil est complété de recommandations hygiéno-diététiques non dénuées d'intérêt : prendre des portions raisonnables et une nourriture si possible dégraissée, dont des viandes et des poissons

* Les notes sont rassemblées par chapitre, en fin d'ouvrage.

choisis parmi ceux réputés les moins nourrissants. Par contre, plus discutable, il préconise de faire de l'exercice pour augmenter la transpiration, de dormir peu, d'éviter les pays où l'air est moite et humide, comme la Hollande où les gens sont notoirement gros, de prendre des laxatifs pour évacuer le plus possible. Il est intéressant de constater que ces pratiques ont encore des adeptes de nos jours[6]. Dans les années 1760, un autre médecin anglais, d'Édimbourg, Malcom Flemyng, prescrit une alimentation végétarienne, sans corps gras. Il assortit son conseil d'une forte incitation à la marche à pied. Aux purges, il préfère l'ingestion d'eau savonneuse, bien connue pour dissoudre les graisses... La France n'est pas en reste avec les excellents avis du Dr Petit qui, en 1765, suggère d'éviter l'usage immodéré des femmes, recommandation qu'il complète d'une ordonnance : prendre un bain d'un quart d'heure au moins tous les huit jours, se faire frictionner avec de la flanelle pour animer la transpiration. Le bon docteur, adepte des *low carb diets* avant l'heure, régimes hypoglucidiques, recommande également de ne faire qu'un repas par jour, de manger en petite quantité, d'éviter le fromage, le pain, les féculents, les farineux et le vin rouge, Il préconise cependant la consommation de vin blanc, de préférence du champagne...

Ce n'est qu'à partir de la seconde moitié du XIXe siècle, lors de l'essor de la société industrielle en Europe, qu'apparaîtront les premiers régimes « scientifiques » à seule vocation d'amaigrissement. La médecine, avec Claude Bernard[7], devient expérimentale ; la nutrition, science balbutiante, s'appuie sur les nouvelles connaissances en physiologie pour prendre le pas sur la diététique, empirique. La biochimie qui décrit la structure des macronutriments et commence à mettre en évidence leurs interactions au sein de l'organisme devient prétexte aux plus étonnantes extrapolations. Celle du Dr Dancel, par exemple : puisque la formule chimique des lipides fait apparaître une liaison entre le carbone et l'hydrogène (dixit Lancel) et que l'eau qui contient du carbone et de l'hydrogène participe à la mise en réserve des graisses de l'alimentation, il faut boire le moins possible et éviter les aliments trop riches en eau. On consommera surtout des féculents et de la viande. Cette théorie paraît ridicule aujourd'hui, mais, après tout, cette médecine expérimentale a un droit à l'erreur. Elle en est encore à ses débuts ; c'est ainsi que des gens comme Claude Bernard, admirables sur bien des points, croient que le diabète est dû à une production excessive et anormale de sucre par le foie. Le progrès est un long tâtonnement et le Dr Dancel publiera en 1863 un traité sur l'obésité qui n'est pas aussi loufoque que ses premières hypothèses le laissaient craindre. La physiologie digestive interprétée par le profane donne lieu à d'extraordinaires théories comme le fletchérisme qui, au tout début du XXe siècle, connaît un franc succès dans les pays de langue anglaise. Horace Fletcher né en 1849 et mort en 1919, commerçant de son état à San Francisco, se voit refuser en 1895 le renouvellement de sa police d'assurance vie sous prétexte qu'il est trop fort. Le fait est que le sujet pèse son quintal pour une taille inférieure à 1,70 mètre. Reprenant à son compte la méthode du Premier ministre anglais, lord Gladstone, Fletcher se met à mâcher chaque bouchée trente-deux fois, jusqu'à ce que l'aliment soit réduit à une bouillie homogène, avant de l'avaler. Il faut tout mâcher, même les liquides... Il perd ainsi au moins 20 kilos et écrit un ouvrage sur l'obésité[8], dans lequel il fait habilement s'exprimer des médecins spécialistes de la mastication, ce qui lui évite d'être poursuivi pour exercice illégal de la médecine et lui permet de se faire passer pour un gourou de la nutrition – il restera pour la postérité « le Grand Masticateur[9] ».

À cette époque, le poids est considéré comme un problème plus de santé que d'esthétique. Les hommes sont facilement forts pour ne pas dire très forts car c'est, dans les mentalités, un signe de réussite sociale. Le régime de Schweninger[10] est prescrit au chancelier Bismarck, obèse et gros mangeur, pour pallier l'essoufflement et la limitation des mouvements qui le handicapent. Il semblerait que ce dernier s'en soit mieux porté, dans tous les sens du terme.

C'est surtout au XXe siècle, après la Première Guerre mondiale, lorsqu'elles s'émancipent du corset et se coupent les cheveux à la garçonne, que les femmes affichent une ligne « légère », se démarquant ainsi de leurs mères. À cette époque apparaissent les premières publicités pour les remèdes amincissants. Les années suivant la Seconde Guerre mondiale voient revenir les formes, juste compensation des privations. Les pin-up américaines sont plantureuses, callipyges, poitrine abondante et taille fine. Brigitte Bardot incarne l'idéal français. Mais les années 1970, avec leurs mannequins anorexiques, consacrent la minceur comme un critère de bon goût social. C'est aussi le grand tournant des régimes alimentaires : l'esthétisme prend le pas sur l'hygiénisme et, sous couvert de vérité scientifique, toutes les excentricités deviennent possibles pourvu que les kilos disparaissent. Les régimes santé des hygiénistes des années 1930 sont reconvertis en régimes poids. « La santé par les combinaisons alimentaires » du Dr Herbert M. Shelton[11] fait un retour fameux avec le régime de Demis Roussos, application à la perte de poids des principes de non-association émis par le pape de l'hygiénisme d'outre-Atlantique. Les régimes dissociés ont le vent en poupe tandis que des États-Unis nous arrivent les ténors, le régime dit de la Mayo Clinic, le régime Scarsdale, le régime Atkins et les Weight Watchers. La France n'est pas en reste avec le régime Antoine, dissocié, ou le régime hyperprotidique conçu par le Pr Creff de l'hôpital Saint-Michel à Paris et Léone Bérard, la première diététicienne française. Les années 1980 sont celles de la méthode Montignac, régime opportuniste, évoluant avec les modes, d'abord dissocié strict, puis rebondissant sur des notions d'index glycémique, polémiste enfin, avec les « bons » et les « mauvais » glucides. Le régime associé du Dr Fricker s'y oppose point par point. Les méthodes atypiques et déséquilibrées ont leurs partisans : les monodiètes, un seul aliment ou famille d'aliments consommé, des fruits ou des légumes, des pommes de terre ou du riz ; les régimes « soupe » ou le régime Gesta, à base de bouillon, d'aliments en quantité limitée et de repos ; le régime Hollywood de Judy Mazel, le régime glucidique de Susan Powter, sans oublier les régimes végétariens et végétaliens, et l'intemporelle macrobiotique zen... La liste est loin d'être épuisée.

La plupart de ces régimes marchent... si on rapporte leur efficacité à la seule perte de poids. Qui fera d'ailleurs reproche à une femme dont la séduction s'émousse ou disparaît sous les kilos en trop de vouloir être, dans l'urgence, au moins une fois, ne serait-ce que quelques semaines ou quelques mois, mince ? Raison pour laquelle la meilleure des méthodes demeurera toujours celle qui fait perdre au moins dix kilos par mois. Les lendemains sont douloureux, lorsque le poids revient et que l'état antérieur se trouve même dépassé. Le meilleur des régimes n'est donc pas celui qui fait perdre du poids, ou seulement du poids, mais celui dont l'effet est durable. Tous les spécialistes en conviennent : selon l'adage « même faute, même punition », il ne saurait y avoir de stabilisation sans changement des habitudes. Un régime qui ne prépare pas à une modification en profondeur du comportement alimentaire faillit à l'obligation de maintien dans le temps. Si l'on ajoute au cahier des charges la nécessité de préserver le capital santé en épargnant la masse musculaire, en évitant les carences nutritionnelles, la liste des régimes possibles se réduit sensiblement. Parmi les nombreuses méthodes recensées, beaucoup sont des redites ou des reprises sous un nom différent de régimes plus anciens, plus ou moins modifiés au goût du jour. Certains régimes échappent même à toute raison scientifique en s'intéressant par exemple au signe astrologique ou encore à l'âme, qu'il s'agit d'élever par des pratiques s'apparentant au jeûne. Beaucoup de méthodes miracles confondent allégations et vérités scientifiques, comme le régime des groupes sanguins. D'autres noient la méthode proposée sous un flot d'explications scientifiques sans rapport avec elle. Certains ont été, ou sont encore, des phénomènes de société, Atkins aux États-Unis, Montignac en France.

Mais il existe aussi, et c'est heureux, des régimes plus sérieux, ou qui ont été précurseurs en leur temps. Il faut donc faire la part des choses et dresser un catalogue de l'ensemble des régimes, les modernes comme les anciens, présentant un intérêt, soit parce qu'ils ont été novateurs, soit parce qu'ils ont marqué leur époque, soit parce qu'ils sont simplement efficaces.

II

Les bonnes questions à défaut de bons remèdes...

La gourmandise est l'apanage exclusif de l'homme...
Anthelme Brillat-Savarin

Pourquoi grossit-on ?

Parce qu'on mange trop ? Le bon sens veut que, pendant les guerres et les privations qui s'ensuivent, il n'y ait pas de gros. Mais on peut y opposer l'objection que, si cela est vrai, c'est que les obèses sont tous morts pour n'avoir pas supporté la brutale déplétion calorique.

Parce qu'on ne dépense pas assez ? À l'appui de cette idée, chacun peut remarquer l'économie de mouvement des obèses. Mais ne sont-ils pas devenus épargnants de leur peine à cause de leur surpoids ?

Parce que tout profite ? C'est un sentiment assez répandu chez ceux qui souffrent de surcharge pondérale, et qui a donné lieu à bien des théories sur l'absorption des aliments. Mais, au fur et à mesure des avances de la physiologie, celles-ci perdent du terrain.

Parce que le métabolisme est ralenti ? Il est vrai que les personnes atteintes d'insuffisance thyroïdienne ont un métabolisme diminué et grossissent pour cette raison. Mais toutes les personnes fortes n'ont pas nécessairement un métabolisme ralenti, ni une glande thyroïde paresseuse.

Parce qu'il existe un contexte génétique ? Certaines maladies génétiques rares s'accompagnent d'une prise de poids importante, mais leur faible fréquence ne peut expliquer que plus de 70 % des Américaines soient en surpoids, 19 % obèses. Quant à nous, en France, cela gagne, en particulier chez les plus jeunes des deux sexes : on prévoit qu'il y aura plus de 20 % d'obèses en 2020...

Parce qu'on a toujours « bien » mangé à la maison ? C'est vrai que les habitudes alimentaires familiales, celles qu'on prend tout petit, ont leur poids ! Mais il existe aussi des obèses parmi les orphelins placés en institution.

Parce qu'on est stressé ? « J'angoisse, je mange ! » dira telle personne, sous-entendu : « Je grossis... » Et il est vrai également que le stress, selon des études récentes, pourrait favoriser la mise en réserve de la graisse abdominale. Le mécanisme en serait une stimulation de la glande corticosurrénale par l'intermédiaire de l'hypothalamus et de l'hypophyse. Mais il existe au moins autant de personnes que le stress fait maigrir.

Sans doute grossit-on un peu pour toutes ces raisons et d'autres qu'on ignore encore, mais il est certain qu'à un moment donné on absorbe plus qu'on ne dépense et que le poids s'installe. Le régime devient alors l'ultime recours.

Comment ça marche ? Pour absorber moins, faut-il manger moins ou manger autrement en évitant certaines associations ? Ces deux idées vont être à l'origine de la plupart des méthodes amincissantes opposant, en apparence du moins, les régimes hypocaloriques, les régimes dissociés et les régimes qualitatifs.

Les régimes hypocaloriques répondent à la théorie du « trop »

Quelqu'un grossit parce qu'il mange trop ou parce qu'il ne brûle pas assez. Dans les deux cas, en diminuant la ration alimentaire, le poids doit diminuer. Cela marche un certain temps, avec les gros mangeurs en particulier, mais pas très bien ou pas du tout avec les personnes dont le régime est déjà normocalorique, ou dont le métabolisme est naturellement ralenti par l'âge ou par la maladie. Le facteur limitant de ces régimes tient en effet au métabolisme de base[1] qui diminue, par simple adaptation, à mesure que les apports caloriques à leur tour diminuent. Autrement dit, moins on mange, moins on brûle. Dès qu'il s'agit de se réalimenter « normalement », le décalage persiste et le poids s'installe à nouveau. Tout est donc affaire de dosage, et un régime hypocalorique qui marche ne doit pas l'être trop. Citons les régimes restrictifs historiques que nous évoquerons au chapitre VI, le régime de Guelpa, le régime de Harrop..., et plus actuel et raisonnable, le régime des Weight Watchers.

Les régimes dissociés participent de la théorie de « non-association »

Nous retrouvons Shelton, le précurseur qui proposa en son temps un régime où les quantités n'étaient pas limitées pourvu qu'on ne consommât qu'un seul type d'aliment par jour. D'autres après lui ont suggéré de ne consommer qu'un seul type d'aliment par repas ou de laisser un intervalle de plusieurs heures avant de consommer un autre type d'aliment. Avant d'être une méthode amincissante, le sheltonisme est avant tout un système de règles d'hygiène alimentaire permettant une meilleure digestion. Il repose sur l'idée que les enzymes digestives correspondant aux différents nutriments ne sont pas sécrétées en même temps ou qu'elles s'inhibent mutuellement. Il convient alors d'éviter certaines associations comme les aliments riches en protéines et les graisses. Il ne faut pas consommer, par exemple, du beurre, de la crème, des sauces grasses, avec du fromage ou des œufs. De là est née l'idée qu'une mauvaise digestion favorise la mise en réserve des corps gras plutôt que leur transformation en énergie. Ce qui est scientifiquement inexact mais conduit certains « spécialistes » du régime dissocié à des formulations inspirées du style : « Ceux qui ne veulent pas prendre du poids ne doivent pas réunir dans leur assiette ce que la nature a séparé[2] ! » Mais les théories de non-association ne sont pas en peine de justifications scientifiques. La biochimie vient au secours de la physiologie en mettant en évidence que les corps gras apportés par l'alimentation ne peuvent être mis en réserve dans l'adipocyte[3] que s'ils sont accompagnés de glucides, selon la formule imagée : les graisses brûlent au feu des hydrates de carbone[4] – nous verrons que, si cela est théoriquement exact et vérifiable dans l'éprouvette, système clos, cela ne s'applique pas exactement à l'organisme humain, système ouvert. Cette observation a conduit à la conclusion que, au cours d'un repas, il ne faut pas associer graisses et sucres. Montignac a donné l'exemple dans la première mouture de sa méthode. D'autres ont préconisé de supprimer totalement les hydrates de carbone. C'est le cas des régimes de Pennington-Taller et d'Atkins.

Les régimes hyperprotéinés ou hyperglucidiques relèvent de la théorie du « qualitatif »

Il est alors possible de consommer sans compter les aliments appartenant à une catégorie nutritionnelle mais en limitant les autres au strict nécessaire pour que le métabolisme ne soit pas totalement perturbé. Les régimes protéinés participent de ce système en autorisant la consommation de protéines en grande quantité. Selon l'origine de ces protéines, il sera question de régimes hyperprotéinés ou hyperprotidiques. Dans le premier cas, les protéines sont apportées par des préparations en poudre, en soupe ou en entremets, ce qui permet d'exclure tout autre constituant. Dans le second cas, les protéines sont apportées par des aliments dits protidiques car ils sont avant tout riches en protéines et choisis parmi les plus pauvres en lipides et en glucides. Nous verrons les avantages et les inconvénients des deux méthodes, leur point commun étant de prétendre brûler la graisse et seulement la graisse en épargnant la masse maigre et surtout les protéines des muscles. Mais à ne consommer que des protéines, très peu de lipides et pratiquement pas de glucides, le métabolisme est fortement perturbé. L'absence de glucides au cours des diètes protéinées strictes, reposant sur la seule absorption de protéines en poudre, conduit également à une fonte musculaire. C'est une des raisons pour laquelle ces régimes sont presque toujours suivis d'une reprise de poids spectaculaire. Des personnes ayant ainsi perdu plusieurs dizaines de kilos sur une année les reprennent au cours des deux années suivantes, car le rapport masse musculaire-masse grasse demeure inchangé, l'une fondant en même temps que l'autre.

Les régimes hyperglucidiques et les monodiètes de type riz reprennent le même principe mais en favorisant la consommation d'hydrates de carbone, tout en limitant drastiquement les autres catégories d'aliments.

Il existe enfin des « autrement », inclassables, parfois dangereux, et dont les effets sur le poids sont souvent aléatoires.

Ils ne reposent sur aucune base scientifique mais entrent dans le cadre des « recettes », ou obéissent à des impératifs philosophiques ou mystiques. Citons dans le premier cas le régime dit de la Mayo Clinic ou le Scarsdale Diet, tandis que le régime cistercien, le régime végétalien ou la macrobiotique (zen) relèvent plutôt d'un parti pris religieux ou ésotérique.

La plupart des régimes efficaces le sont parce qu'ils proposent des choix alimentaires qui conduisent à terme à manger moins. Quelle que soit la théorie de référence, la restriction calorique est au bout du régime. Elle peut être plus ou moins importante, mais elle prend tôt ou tard le pas sur les justifications plus ou moins savantes qui accompagnent en général les différentes méthodes. C'est vrai à l'évidence pour les régimes hypocaloriques, mais cela l'est aussi pour les régimes dissociés qui obligent à de telles manipulations alimentaires pour respecter le contrat que, naturellement, les quantités absorbées diminuent et les calories aussi. Quant aux régimes hyperprotéinés, bien que permettant d'absorber à volonté des protéines, ils sont très hypocaloriques. Les régimes hyperglucidiques trouvent également très vite leur limite en calories. C'est selon l'importance de la restriction et les carences susceptibles d'y être associées que l'on parlera de régime dangereux ou non. Le fond étant en fin de compte le même, ce sont avant tout la forme, la non-dangerosité et la possibilité d'une stabilisation après coup qui vont inspirer le choix en fonction des spécificités individuelles.

Ces spécificités relèvent à la fois du comportement alimentaire, du caractère de chacun, du mode de vie, de l'état civil et des objectifs à atteindre.

Qu'en est-il des préférences ? du gras, du sucré, du salé ?

La manière de s'alimenter dépend pour beaucoup de la préférence que l'on a spontanément pour le salé, le sucré, les deux, ou le gras. Quand on parle de goût « gras », on ne fait pas référence aux quatre saveurs principales, le sucré, le salé, l'acide et l'amer, dont il ne fait pas partie, mais à la texture en bouche, à la consistance que prennent les aliments au contact des papilles gustatives sitôt qu'ils sont enduits de graisse. En fait, et c'est un principe de gastronomie, le gras est indispensable pour fixer le goût. Aussi gourmands et gourmets ne sont-ils pas indifférents aux corps gras. Ils iront plus volontiers vers un régime de type Atkins ou simplement hypocalorique équilibré, de même quelqu'un qui préfère le salé.

Le goût sucré est par contre inné. Il se retrouve chez presque tous les mammifères. Chez l'enfant, il est acquis très précocement. Dès les premières heures de la vie, avant toute expérience avec les aliments, un liquide sucré entraîne un sourire ou une mimique s'apparentant à une manifestation de plaisir, tandis qu'un liquide acidulé ou amer provoque une réaction de rejet et des pleurs. Ces réflexes sont universels et de même nature chez tous les nouveau-nés du monde[5]. L'apprentissage des goûts ressemble ensuite au type de conditionnement décrit par Pavlov[6]. Selon que l'ingestion de l'aliment est suivie ou non d'une sensation agréable ou d'une gêne digestive, accompagnée ou non d'un contexte affectif particulier, elle entraînera une préférence ou au contraire une aversion. Ainsi les goûts et les dégoûts s'apprennent-ils au long de la vie, mais ils peuvent également évoluer, se modifier au gré d'expériences renouvelées. Le goût sucré peut ainsi s'effacer à l'âge adulte devant des saveurs fortes. L'acceptabilité d'un aliment et sa préférence ultérieure dépendent pour beaucoup de la répétition de sa consommation, à plus forte raison s'il correspond à un besoin nutritionnel du consommateur. Le goût n'est donc pas quelque chose de figé, d'immuable, il évolue avec l'âge et les circonstances.

L'appétence pour le salé peut très vite prendre la forme d'une compulsion. Saler devient une obligation dès lors qu'on répète le geste avant même d'avoir goûté. Le sel est un exhausteur de goût, c'est-à-dire qu'il exalte en bouche la saveur naturelle de l'aliment. Mais il a également des vertus apéritives puisqu'il ouvre l'appétit. Le restaurateur qui propose des eaux gazeuses le sait, dans la mesure où toutes les eaux gazeuses sont salées, certaines même plus que d'autres[7]. Ainsi s'agit-il plus d'une exaltation de l'appétit que d'un goût particulier pour le salé. La sensation peut être obtenue avec des apports raisonnables de sel puisque, au-delà d'une certaine quantité, son intensité n'augmente plus. Les 6 à 8 grammes par jour recommandés[8] sont largement suffisants, ce qui suppose le plus souvent d'abandonner la mauvaise habitude de resaler systématiquement. Nous dirons qu'aimer le salé se réfère plus à un type de choix alimentaires tournés vers la charcuterie ou le fromage qu'à un amour immodéré du chlorure de sodium. La biochimie, science des associations des molécules et des atomes dans le corps humain, se montre encore une fois malicieuse quand elle nous apprend que le sel accélère au niveau digestif l'absorption du sucre. Sel et insuline deviennent complices sans le savoir d'une prise de poids en se mariant pour faciliter la mise en réserve des corps gras. Sel et sucre forment alors un couple infernal, mais peu le savent, d'où le succès persistant des préparations salées-sucrées.

Une personne qui aime autant le salé que le sucré aura plus de satisfaction avec un régime hypocalorique ou un régime dissocié simple. Mais il existe aussi, pour chaque tendance et dans la rubrique des inclassables, un régime salé et un régime sucré. Quelqu'un qui aime la viande se portera mieux avec un régime hyperlipidique ou un régime hyperprotéiné alors que l'amateur de légumes verts ou de féculents aura tout intérêt à se diriger vers un régime hyperglucidique. Quant à celui qui aime le vin et n'envisage pas de s'en passer même momentanément, il existe un régime des « buveurs ».

En contrepartie des préférences, il y a les aversions...

Il faut faire la différence entre aversion, intolérance et allergie. Il s'agit de réalités très différentes. L'allergie alimentaire survient lorsqu'un aliment en particulier entraîne la fabrication dans l'organisme d'anticorps. Leur rôle est de neutraliser des substances étrangères considérées comme dangereuses pour lui, les antigènes. Il s'ensuit une réaction modérée lors du premier contact, qui est la réaction de sensibilisation. Lors d'une deuxième rencontre cette réaction va être plus importante, se traduire par une éruption cutanée ou un œdème de la gorge, qui peuvent nécessiter un traitement en urgence. Tout nouveau contact déclenchera une réaction violente pouvant être mortelle. Les poissons, les crustacés ou les coquillages sont parfois en cause, mais aussi, et de manière dramatique, des exemples récents le prouvent, l'arachide.

L'intolérance ne s'accompagne pas de sécrétions d'anticorps, mais relève d'un problème digestif. L'enzyme responsable de la transformation de l'aliment dans l'organisme manque, d'où indigestion, flatulences et gonflements. C'est le cas des personnes dépourvues de lactase et qui ne supportent pas les produits laitiers et des personnes, dans le cas de la maladie coeliaque, qui ne peuvent digérer le gluten des produits céréaliers.

Dans les deux cas, allergie et intolérance, heureusement moins fréquentes qu'on ne le pense, le seul régime à envisager est l'exclusion des aliments en cause.

Tout autre est l'aversion, réaction non contrôlée de rejet qui tient au psychisme et à des rapports conflictuels à l'aliment lors de l'enfance ou de la petite enfance. Le dégoût de la soupe au potiron peut remonter aux années de pensionnat dans un contexte de désert affectif. L'aversion pour la viande rouge, en ce qu'elle rappelle à la fois la couleur du sang et son écoulement lors du sacrifice de l'animal, deux images fortes bien connues de la psychanalyse, relève souvent d'une d'angoisse métaphysique, d'un mal-être qui peut annoncer une anorexie. L'aversion se porte plutôt sur un aliment qu'un groupe d'aliments. Dans ce cas précis, les viandes blanches ne sont pas concernées. Quand l'aversion alléguée englobe toute une catégorie alimentaire, comme les crudités, il s'agit plutôt d'un rejet lié à l'inconfort digestif.

Quand on n'aime pas la viande, les produits laitiers ou les œufs, qu'on déteste les crudités, il ne reste plus qu'à se tourner vers une monodiète accompagnée de compléments vitaminiques et minéraux, ou mieux, à ne pas faire de régime du tout et envisager une activité physique plus intense. Mais très souvent la réticence touche une seule catégorie d'aliments, réticence justifiée par un embarras digestif, irritation colique avec les fibres des crudités par exemple, ou flatulences et gonflements abdominaux avec le lactose des produits laitiers, ou simplement par une philosophie personnelle. Il est à noter que le rejet de la viande concerne le plus souvent la viande rouge alors que, mis à part le fer mieux absorbable qu'elle contient, elle ne diffère guère, sur le plan nutritionnel, des viandes blanches ni du poisson.

Et l'appétit ? Gourmands, gourmets et voraces, même combat ?

L'appétit est un désir relevant du plaisir de manger et appartient par conséquent au psychisme. Il est dans la tête et s'oppose sur ce point à la faim, qui, elle, est un besoin qui relève de la physiologie, donc de l'estomac. Quand on dit : « J'ai faim », s'agit-il d'une exigence vitale, d'une faim organique ou simplement d'une envie associée à un plaisir anticipé ? Il est vrai qu'entre l'estomac qui se met en branle à heure fixe, la sécrétion anticipée d'insuline à la seule évocation d'une pâtisserie et l'agrément de sentir l'odeur du pain chaud émanant du fournil, l'erreur est facile. Toutefois l'appétit peut se raisonner, la faim non. Souvent les deux sont liés. L'hypoglycémie est à l'origine de la faim « physiologique » et, lorsqu'il y a concomitance entre le désir, ou appétit, et la sensation provoquée par un manque de glucose, il n'y a que peu de place pour le raisonnement. La faim l'emporte. L'hypoglycémie sous-jacente explique la violence des compulsions alimentaires, qui font que l'acte de s'alimenter devient un impératif absolu, irrationnel et dérangeant. Les gros mangeurs et les voraces préfèrent en général les régimes hyperlipidiques, car il est vrai que ces régimes ne sont pas chiches, en théorie du moins, sur les quantités.

La voracité n'est cependant pas l'appétit, pas plus qu'elle n'est inspirée par la faim. La nécessité de remplir l'estomac au-delà du seuil de satiété pour se sentir repu représente surtout un antidote au découragement ou à la dépression, qui ne manquent pas de survenir lorsqu'on limite les portions. La nourriture refuge, la nourriture compensation, rendent l'existence plus supportable à celles et à ceux que le stress, la solitude, le vide affectif, l'injustice, l'échec marginalisent. Leur appétit toujours en éveil les conduit malheureusement à s'empâter et, de consolatrice, l'alimentation se fait alors l'instrument d'un plus grand isolement social. Le régime est l'ultime recours, dans une situation aussi intolérable que conflictuelle, et il est certain qu'une méthode hypocalorique serait vouée à l'échec. Les régimes hyperlipidiques ou hyperprotéinés seront certainement plus efficaces.

Le caractère a son mot à dire. Volontaire ou faible... Un régime pour chaque cas.

Quelqu'un qui a la volonté de réussir, quelqu'un de motivé, qui s'intéresse à l'alimentation et à la valeur nutritionnelle des aliments n'aura pas de mal à mener à bien un programme de réduction pondérale. Un régime hypocalorique, mais à forte densité nutritionnelle, type « calories pleines » par exemple, conviendra parfaitement. Un rythme de croisière, sage et efficace à la fois, s'installera rapidement, mettant à l'abri des carences et préservant l'avenir.

Les caractères méticuleux et rigoureux ont, eux, besoin de programmer. Le régime doit être mathématique, telle quantité, tel type d'aliment, tant de kilos par unité de temps. Il ne manque pas de méthodes « encadrées » pour répondre à leur demande, qu'elles soient hyperlipidiques, hyperprotidiques, dissociées ou simplement hypocaloriques basiques.

À l'opposé, une personne inconstante dans le suivi de consignes alimentaires – on peut être très volontaire dans sa vie professionnelle et bien faible, donc malheureux, sitôt qu'il s'agit de nourriture – ne pourra pas suivre longtemps un régime qui nécessite de compter les calories ou de jongler avec des équivalences. Le temps jouera également contre lui. Il lui faut donc un régime simple, mais encadré, avec des aliments limités en nombre et des objectifs réalisables en quelques jours ou semaines. Plutôt que les Scarsdale ou les Mayo, pourquoi pas un régime « riz » ou un régime « cosmonautes » ?

La personne capricieuse – sans appréciation morale –, il ne s'agit, là encore, que de « caractère alimentaire » – déteste la routine et les régimes institutionnels[9]. Un bon régime sera plutôt tendance, mode, amusant, et pourquoi pas teinté d'une touche d'ésotérisme ou d'exotisme. De la macrobiotique zen au régime d'Hildegarde, ou encore du régime Hollywood au régime riz à la japonaise, du régime salé au régime sucré, il y a de quoi divertir tout en faisant mincir.

Et si l'on est définitivement faible devant la nourriture, est-on pour autant condamné à garder, voire à faire prospérer les kilos en trop ? Il vaut mieux ne pas se lancer dans un régime contraignant, qu'il soit hypocalorique ou hyperprotidique. Il est préférable de ne rien entreprendre dans le long terme dès lors que, avant même de commencer, on est assuré de ne pas persévérer.

Mais peut-être peut-on assurer un effort sur un court laps de temps ? Dans ces conditions, un régime « minute » est sans doute approprié, pourquoi pas celui des cosmonautes ?

À domicile ou à l'extérieur ? Hyperlipidique ou hypocalorique ?

Voici la pierre d'achoppement de la plupart des régimes. À moins de vivre en cellule, chacun est tributaire de son environnement. Autant il est possible, quand on en a la volonté, de contrôler chez soi ne serait-ce que les graisses cachées, autant cela est-il difficile à l'extérieur, chez des amis ou au restaurant. Il existe des situations où se mêlent de manière imprévisible déplacements et rencontres, où se tissent des réseaux relationnels tant professionnels qu'amicaux, familiaux ou affectifs, qui font que personne n'est jamais totalement libre.

Tout peut interférer avec le régime, le perturber et même causer son abandon. Lorsque la vie sociale est importante, il est irréaliste de prétendre refuser toutes les invitations, tout au plus est-il possible d'en différer certaines. De même vaut-il mieux choisir d'inviter plutôt que d'être invité, et prendre l'initiative du lieu, prévoir un repas comportant des aliments et des préparations « acceptables » dans le cadre du régime, sans pour autant les infliger aux hôtes. Le restaurant peut être choisi en fonction de ses spécialités : un restaurant poissonnier sera mieux indiqué qu'une maison de spécialités périgourdines.

Quant à être invité, s'il s'agit de proches ou que la maîtresse de maison est réellement une bonne amie (prudence à ce sujet, car une « bonne amie », quand il s'agit de régime, peut se révéler malicieuse...), il vaut mieux faire un pieux mensonge et affirmer que le médecin a diagnostiqué un excès de cholestérol obligeant à un régime strict, dont il est toujours possible d'exposer les grandes lignes. Il ne faut pas dire que vous voulez maigrir, le risque serait d'être... mis à l'« engrais » !

Reste le plus mauvais des cas : un dîner inévitable avec des relations lointaines ou ennuyeuses. À part éparpiller artistiquement les aliments dans l'assiette, donner l'impression d'un appétit d'oiseau et faire la conversation, il n'y a pas de solution, sauf céder à la tentation.

En ce qui concerne les repas professionnels, il faut se persuader qu'on est là pour travailler, pour conclure si possible une affaire, pas pour faire de la gastronomie. Que l'on soit l'invité ou celui qui invite, ce n'est jamais une obligation de commander ce qu'il y a de plus riche sur la carte. Il faut rester régime, style crustacés, poisson grillé, ou encore steak tartare, salade verte assaisonnée au citron. Un verre de vin sur le tout. Nul doute que seront ainsi gagnées l'estime et l'admiration des vis-à-vis, tout en gardant l'esprit clair !

Oui mais... Tout cela est facile à dire. Dans la réalité, plus le régime dure et plus la contrainte sociale se fait pesante. Il est possible de refuser les invitations pendant un certain temps, mais pas indéfiniment, d'abord parce qu'on se fragilise, ensuite parce que les amis finissent par se lasser, surtout si les résultats ne sont pas totalement convaincants. Quel est alors le meilleur régime, celui qui permet d'avoir une vie sociale ou professionnelle incluant de nombreux repas à l'extérieur sans pour autant que cela devienne un véritable chemin de croix ? Un régime contrôlé en hydrates de carbone ou hyperlipidique fera mieux l'affaire si l'on est un homme préférant la charcuterie et le salé en général qu'un régime hypocalorique à forte densité nutritionnelle, qui conviendra mieux à une femme souhaitant conserver par goût des hydrates de carbone.

III

Régimes d'hier et d'aujourd'hui : les farfelus et les dangereux

Si la science un jour règne seule, les hommes crédules n'auront plus que des crédulités scientifiques.

Anatole France

Les quelques centaines, sur des milliers, de régimes alimentaires amincissants réellement pratiqués, appartiennent à un domaine où toutes les aberrations sont possibles. Du scientisme à la superstition, tout existe, et à coup sûr une clientèle pour y adhérer. Certains régimes sont dangereux, susceptibles de porter atteinte à l'intégrité corporelle et au psychisme, et contribuent largement à entretenir le mensonge du fait de résultats immédiats et spectaculaires. D'autres ne sont que farfelus. Mais même lorsqu'ils ne sont pas toxiques, ils créent une aura magique autour de la perte de poids et pérennisent l'idée que l'on peut facilement maigrir. D'autres encore échappent à toute référence rationnelle et relèvent autant de la philosophie que de l'ésotérisme, comme la macrobiotique.

Il existe aussi des doublons, des redites et même des plagiats. Une méthode qui « marche » est presque toujours copiée. Sous les noms de différents spécialistes, à quelques années d'intervalle, le même régime va circuler, chaque fois présenté comme novateur. En fait l'original est bien souvent de meilleure facture que ses nombreux avatars.

Les régimes à la mode ou « marottes », les *fad diets*, qui éclosent aux États-Unis, avant d'être copiés chez nous, n'ont pour objectif que le poids affiché sur la bascule. Qu'importe la méthode pourvu que la perte soit spectaculaire. Il s'ensuit une course à la performance entretenant une émulation coupable pour ne pas dire criminelle entre les promoteurs et les victimes.

Ces régimes appartiennent en général à la catégorie des « autrement ». Ils n'ont pas d'explication médicale à l'appui de leurs recommandations ou du moins d'explication recevable. Ils fonctionnent par effet d'accroche. Ils vendent du rêve par personne, lieu ou allégations scientifiques interposés. La personne peut être une star de séries télévisées, le site une célèbre clinique, l'allégation une théorie à la mode.

Schweninger le précurseur

Un clin d'œil à un régime d'hier, le régime du Dr Schweninger mérite le détour par son côté précurseur et son rôle de témoin désintéressé de la science d'une époque. Il exprime d'abord une volonté d'améliorer la santé du malade, même si cela n'est pas toujours suivi d'effets.

Ernst Schweninger était le médecin attitré du chancelier Bismarck, de forte constitution tout autant que de fort tempérament. Nous dirons qu'il souffrait conjointement d'un grand appétit et d'une obésité réfractaire à toute idée de tempérance. Ce qui ne l'a pas empêché de vivre jusqu'à quatre-vingt-trois ans – il est décédé en 1898 – à une époque où la longévité moyenne ne dépassait guère cinquante ans. Sa résistance est très certainement à mettre au crédit des conseils de Schweninger. Ce dernier, autodidacte, doté lui aussi d'une forte personnalité, qui marquera son disciple Georg Groddeck[1], un des pères de la médecine psychosomatique, s'appuyait sur des techniques corporelles telles que l'hydrothérapie et le massage. Sa devise *Natura sanat, medicus curat* (la nature guérit, le médecin soigne) s'inscrit dans une démarche hygiéniste avant l'heure. Mais il considère également que l'agent principal de réussite de tout traitement est le rapport d'autorité absolue du médecin à son patient. Le principe ne devait pas déplaire au chancelier, qui, manifestement, avait grande confiance en son thérapeute. Astucieux, précurseur et fin nutritionniste, Schweninger conseilla à ce dernier de manger tout ce qu'il aimait mais en six fois par jour, de ne rien boire pendant ces repas et de ne rien manger entre. Et cela a marché ! Bismarck n'a certes jamais eu une taille de sylphide, mais au moins a-t-il retrouvé le souffle et conservé une excellente santé. La physiologie nous apprend aujourd'hui qu'il vaut mieux faire plusieurs repas par jour plutôt qu'un seul, quand bien même l'apport énergétique serait globalement un peu plus important. Cela permet d'augmenter ce que les scientifiques appellent l'extra-chaleur, c'est-à-dire la quantité d'énergie mobilisée par les processus de digestion, mouvements du tube digestif, sécrétions des sucs digestifs et des hormones, dont l'insuline. Des études ont montré que cette dépense pouvait s'élever jusqu'à 800 kilocalories[2] pour six à huit repas contre 300 pour trois repas, ce qui permet pour des apports alimentaires équivalents une moindre mise en réserve des graisses. Il est également avéré que, chaque fois que l'intervalle de temps entre deux prises alimentaires dans la journée excède quatre à cinq heures, la tendance est à la lipogenèse ou mise en réserve lors du repas suivant plutôt qu'à la dépense énergétique. Le meilleur moyen d'augmenter le panicule adipeux, c'est-à-dire les réserves grasses, c'est de ne faire qu'un seul repas par jour, de préférence le soir, lorsque le métabolisme est au plus bas. Ne pas boire pendant les repas permet de ne pas diluer les sécrétions digestives, donc de leur conserver toute leur efficacité, pour une absorption plus rapide, plus efficace en terme d'énergie qu'en terme de réserves. Ne pas dilater l'estomac avec du liquide en excès permet également de s'habituer à atteindre plus tôt le rassasiement, dilatation et satiété étant physiologiquement liées. On imagine l'intérêt de ces consignes, novatrices à l'époque, pour le gros chancelier.

Le régime de Fabry-Debry, contemporain de Schweninger, reprend le principe de la fragmentation de l'alimentation en six à huit petits repas. Il présente un intérêt certain dans tous les cas d'obésités réfractaires à un régime hypocalorique classique. Mais il ne faut pas non plus en attendre des miracles.

Dans la catégorie « farfelus », le régime des groupes sanguins

À l'interface du scientisme et de la pensée magique, les régimes farfelus ont su profiter du fait que ni la diététique ni la nutrition ne sont des sciences exactes. La première se réfère à ce qu'il y a sur la table selon une vieille expérience qui veut que tel aliment ou tel autre soit *a posteriori* bon ou mauvais pour l'homme. La nutrition, science récente, s'efforce d'expliquer ce qui se passe à l'intérieur du corps après que les aliments ont été ingérés. Elle est censée valider la diététique. Mais la diététique présente des incohérences et la nutrition n'est pas encore en mesure de tout expliquer. Aussi reste-t-il un espace pour le rêve ou l'élucubration, et il ne manque pas d'inventeurs pour nous proposer des recettes « minceur « ou « mieux-être « au superlatif. Elles sont presque toujours accompagnées des meilleures références scientifiques, en général celles de chercheurs étrangers, dont personne ne connaît le nom.

Le régime groupe sanguin se situe dans cette lignée. À lire l'ouvrage de référence[3], nous apprenons que des millions de personnes suivent le régime « groupe sanguin » popularisé en 1998 par un Canadien, Peter D'Adamo, docteur en naturopathie. Posons d'abord la question : qu'est-ce que la naturopathie, au sens strict, la « nature souffrante » ? Nous consultons *Le Petit Robert* et trouvons toute une population de « pathes » : des névro-, des psycho-, des ostéo-, mais pas de naturo- ; voilà qui est troublant, d'autant plus qu'un doctorat, ce n'est pas rien ! Nous voudrions bien que l'on nous explique ce qu'est un naturopathe ! À moins que nous autres, nutritionnistes, attachés que nous sommes aux conseils de bon sens donc plutôt orientés vers le naturel, nous soyons comme M. Jourdain, diéto- et nutri-pathes sans le savoir. Il s'agit, sans dénigrer l'homme, le chercheur sans doute passionné qui est à l'origine du titre, de poser le problème de la compétence, dès lors qu'il est question d'une méthode qui peut influer en bien comme en mal, on l'ignore, sur la santé. Enfin, dans le doute, informons-nous et essayons de comprendre pourquoi le groupe sanguin devrait conditionner nos choix alimentaires. Nous apprenons qu'après les redoutables antioxydants, les vilaines « lectines » seraient responsables de tous nos maux ou presque. Il s'agit de substances – à ne pas confondre avec la leptine, hormone impliquée dans les phénomènes de satiété – tantôt bénéfiques, tantôt néfastes, propres à tel ou tel groupe sanguin. On découvre que la lectine de l'escargot protégerait contre le cancer (lequel ?) les personnes des groupes A et AB... Par contre les lectines néfastes sont « comparables à des créatures maléfiques travaillant dans l'ombre [...], circulent dans notre corps, recherchant les cellules auxquelles elles sont apparentées [...] les empêchant ainsi de fonctionner adéquatement, avant d'aller causer d'autres ravages ailleurs[4] ». Ces lectines pourraient même se lier à des molécules de sucre au niveau des membranes de nos globules et les détruire... Nous ne le dirons jamais assez, attention au sucre ! Le tableau est terrifiant. Voilà pour la théorie...

Pour la pratique, les interdits sont nombreux, aussi ne citerons-nous que les plus marquants. Si vous êtes du groupe O, mangez de tout sauf du porc, du barracuda, du fromage ou du lait de vache, des haricots, des lentilles, des pommes de terre, des kiwis, etc., et ne buvez pas de vin blanc. Si vous êtes du groupe A : pas de bison, pas de poisson-chat, pas de beurre, toujours pas de haricots, pas d'aubergines, pas de bananes, pas de poivre de Cayenne, etc., et ne buvez pas de bière ni de boissons gazeuses. Si vous êtes du groupe B, pas de poulet, toujours pas de barracuda, pas de roquefort ou de bleu, pas de topinambour, etc., et ne buvez pas d'eaux gazeuses. Si vous êtes du groupe AB, vous avez la totale, A + B !

L'argument des deux promotrices du régime, au Canada et en France, est que les personnes qui suivent ces préceptes se portent mieux. Tel sportif qui avait pris du poids a maigri, telle jeune femme fatiguée ne l'est plus, telle autre constipée ne l'est plus non plus... En fait, si l'on suit la grille sans référence à la notion de groupe sanguin, les recommandations sont celles de tous les médecins nutritionnistes : moins de gras, plus de fruits et légumes, une plus forte densité nutritionnelle et une moindre densité énergétique. Là où le bât blesse, c'est dans le détail, au niveau de recommandations spécifiques qu'aucun argument scientifique avéré ne vient étayer. Il faut savoir que les terribles lectines, que les spécialistes nomment d'un nom plus effrayant encore : « phytohémagglutinines », dont l'éviction est à la base du régime groupe sanguin, sont des substances présentes en petites quantités surtout dans les légumineuses (haricots rouges) et le soja. Ces lectines sont détruites par le trempage et la cuisson. Où est le péril et pourquoi l'étendre aux autres aliments ? Le lien invoqué entre les lectines et le groupe sanguin relève de l'hypothèse non démontrée, comme en son temps le dogme « montignacien » faisant de la pomme de terre l'origine de toutes les obésités. Il faut dire que la pauvre avait déjà, dans les années

1630, été accusée de donner la peste. Alors pourquoi pas les lectines ? Si l'idée est de faire un système de ce qui est une opinion mais en aucun cas un fait scientifique... nous sommes bien dans le domaine de l'élucubration dont nous parlions plus haut. Rassurons-nous, si les lectines ne nous tuent pas, le régime groupe sanguin sans doute pas non plus ! En tout cas, n'hésitez pas à demander à votre excellent poissonnier de vous mettre de côté une darne de barracuda que vous accompagnerez pour l'occasion de bons haricots rouges avec un petit verre de vin blanc, suivis par un beau morceau de roquefort, puisque vous êtes peut-être du groupe AB, au point où vous en êtes... autant en profiter et oublier.

Encore un farfelu : le régime astral

Le régime selon le signe astral a fait long feu en France, mais possède encore des adeptes ailleurs. Ni plus ni moins absurde que le précédent, il a surtout pâti d'un apport énergétique faible, autour de 1 000 kilocalories par jour, avec nécessité de peser les aliments, dont le choix dépend, bien sûr, du signe astrologique. Il est évident que nous ne sommes plus dans le domaine de la science mais dans celui de la croyance. Les douze signes présentent un fond commun : un peu de viande, poisson ou volaille, des légumes verts, quelques fruits, un peu de féculents et, pour résumer, un peu de tout avec un goût de trop peu. Le plus drôle réside dans les conseils « diététiques » annexes :

Le Bélier doit manger son riz *al dente*, car il est sujet aux caries dentaires ; or les amidons trop cuits favorisent les caries.

Le Taureau doit consommer des produits de la mer pour l'iode, et du miel pour satisfaire sa gourmandise, car il est volontiers goitreux et gourmand.

Les Gémeaux doivent consommer des féculents, car ils sont anxieux et sujets aux troubles gastriques (le sucre tranquillise).

Le Cancer doit manger de manière simple et variée et surtout sans gras, car il a du mal à digérer.

Le Lion doit fractionner son alimentation (comme le chancelier Bismarck), éviter les viandes grasses et tous les aliments riches en cholestérol et en purines[5], car il est enclin aux maladies cardio-vasculaires et à la goutte.

La Vierge doit consommer des aliments riches en vitamine B_{12}[6] et en fer, car elle souvent anémique.

La Balance doit boire au moins un litre d'eau par jour et éviter les aliments riches en acide oxalique[7] et en purines, car elle a tendance à concentrer ses urines et faire des calculs.

Le Scorpion doit consommer des aliments riches en vitamine E[8], en calcium et en phosphore car il est sensible de la colonne vertébrale et des organes génitaux.

Le Sagittaire doit consommer des aliments riches en vitamine B_1[9] et éviter les sucres simples, car il est sujet au diabète.

Le Capricorne doit consommer des aliments riches en vitamine A[10], car c'est un signe qui régit la peau.

Le Verseau comme le Cancer présentent souvent des troubles digestifs, donc même traitement.

Les Poissons doivent faire attention à leur alimentation comme le Cancer, le Verseau et le Lion, donc même traitement également.

Il s'agit en somme d'un régime hypocalorique restrictif qui sous couvert d'une personnalisation à partir du signe astral fait rentrer l'imaginaire et l'irrationnel dans la diététique. Ses effets amincissants n'ont rien à voir avec l'astrologie. Comme tout régime organisé autour de 1 000 kilocalories par jour, des carences sont à craindre et la reprise de poids assurée.

Le régime des tempéraments

La bande-annonce est cette fois-ci pseudo-médicale. Le régime des tempéraments prétexte une approche endocrinienne sur la base de considérations morphologiques. Une personne forte des hanches et des fesses exprimera un tempérament « gonadique » ; forte, de partout, un tempérament « hypophysaire » ; forte, enfin, du haut du corps et mince du bas, un tempérament « surrénal ». Ces considérations reposent sur l'existence d'états pathologiques heureusement rares à l'origine de certaines formes d'obésités : celle des hanches et des cuisses des eunuques ou de certaines femmes ménopausées du fait d'une castration accidentelle ou naturelle ; celle accompagnant certains aspects exceptionnels d'insuffisance de sécrétion de la glande hypophysaire ; ou encore l'hypersécrétion de la glande surrénale lors de la maladie de

Cushing, à la suite de laquelle le visage, le cou et le thorax sont envahis par la graisse alors que les membres inférieurs deviennent graciles. Un bilan hormonal montrerait fort heureusement que les glandes fonctionnent bien chez les personnes dont la seule maladie est d'avoir un trop bon tempérament. Il s'agit en fait d'une accroche à résonance scientifique destinée à légitimer la prescription de régimes basses calories. Les trois régimes considérés apportent en effet respectivement 1 000, 1 200 et 1 500 kilocalories, ayant en commun un petit déjeuner très succinct (une tasse de lait écrémé et deux biscottes), une absence de collation dans l'après-midi, un déjeuner et un dîner à base de viande, poisson, volaille ou œufs, en petites quantités (entre 80 et 100 grammes la portion), et de légumes verts cuits à l'eau. Un peu de fromage, deux petits fruits et une cuillère à soupe d'huile d'olive à répartir sur les deux principaux repas complètent l'ordinaire. Un peu plus de fromage et de viande permet éventuellement d'élever les apports caloriques. Ces régimes outre qu'ils sont carencés sont peu rassasiants. Le petit déjeuner et la collation dont on connaît l'importance dans l'équilibre alimentaire de la journée en sont respectivement insuffisants et absents. Et, comme chaque fois que l'on restreint trop fortement les apports énergétiques, l'organisme s'adapte, le métabolisme de base diminue en rapport, et, lors du retour à l'alimentation normale, brûlant moins alors que l'apport est plus important, la reprise de poids est inévitable.

Deux farfelus poétiques : le régime « eau » et le régime « nuage »

Rêvons un peu avec les régimes « eau » et « nuage »[11]. Leurs appellations évoquent les éléments, l'eau la pureté, l'air, avec les nuages, la légèreté. Mais le rêve n'est que passager. Ce sont, à leur manière, pour peu qu'ils soient suivis avec zèle, des régimes générateurs de carences et de fonte musculaire. Des apports de l'ordre de 600 à 800 kilocalories par jour, accompagnés de promenades tonifiantes et de gymnastique à la maison permettent incontestablement de maigrir vite, jusqu'à l'épuisement...

Les régimes « eau » ont pour objet de lutter contre la rétention hydrique qui accompagne certaines prises de poids, surtout féminines, avec des œdèmes et une importante cellulite, ou lipodystrophie, déformant les cuisses, les hanches et le ventre. L'argument scientifique allégué est que la « pompe » qui chasse l'eau de l'intérieur des cellules vers l'extérieur, les vaisseaux, fait mal son travail. La prise de poids serait donc due à un excès d'eau à l'intérieur des cellules. Les régimes proposés, riches en eau, sont supposés permettre au rein d'évacuer beaucoup et par conséquent de rétablir l'équilibre entre le dedans et le dehors. L'argument est malheureusement faux. La physiologie nous apprend que l'eau, lors de ces obésités dites spongieuses ou paradoxales, se trouve au contraire séquestrée à l'extérieur de la cellule, en fait dans l'espace situé entre la cellule et le vaisseau lymphatique, ce qui rend malaisé son drainage. Nous verrons ultérieurement que le traitement est autre.

Il existe trois régimes « eau », selon la couleur et le goût de chacun. Le régime « blanc », à base de pomme cuite, de gâteau de riz au fromage, de filet de sole et d'endives à la béchamel maigre, le tout en petites quantités à répartir sur trois repas, plafonne à 700 kilocalories. Il présente de graves insuffisances d'apports en protéines, en acides gras essentiels et en micronutriments (magnésium, fer, vitamines C, A et E). Le régime vert, à base de yaourt maigre, de kiwi, de courgettes et d'asperges, de pain de mie, d'œuf, est à la couleur près le sosie du précédent avec les mêmes insuffisances sauf pour la vitamine C qui, du fait du kiwi, couvre largement les ANC[12]. Le régime rose, à 800 kilocalories, fait une place beaucoup plus large aux protéines dont les ANC sont largement couverts, avec 150 grammes de saumon fumé, 50 grammes de cabillaud, 100 grammes de crevettes roses, 300 grammes de laitages maigres, et par ailleurs 200 grammes de framboises et de fraises. Hormis les protéines, largement majoritaires, ce régime souffre des mêmes carences que le régime blanc. Il est faussement rassurant, car les apports en hydrates de carbone sont trop faibles pour empêcher une fonte musculaire. Les protéines ne sont pas à elles seules une garantie d'épargne de la masse maigre (les muscles), il faut toujours qu'elles soient accompagnées d'un peu de sucres complexes, féculents entre autres, pour éviter que les acides aminés ne soient sollicités pour faire du glucose. Ces trois régimes sont, comme on l'a dit, surtout riches en eau, près de 90 % du total, soit environ 0,80 litre en plus du 1,5 litre à boire en dehors des repas, ce qui permet de solliciter plus efficacement le rein. En fait il ne s'agit que d'un « coup d'épée dans l'eau », car le véritable problème n'est pas de perdre de l'eau mais de la graisse, et ces régimes, pas plus que les autres, n'ont jamais fait uriner de l'huile. Poursuivis au-delà d'une semaine, ils peuvent être responsables de malaises cardiaques et, dans tous les cas, à terme, d'une dénutrition.

Le régime « nuages » répond au même souci, chasser l'eau en excès. Loin d'être planant, il se présente sous forme d'interdits considérés comme des *a priori*. C'est ainsi qu'il existe des aliments « poisons » que l'on ne doit jamais consommer dans le cadre du régime. Tous les autres aliments peuvent être consommés à volonté. Il s'agit de faire trois repas par jour, un petit déjeuner succinct à base de produit laitier, comportant obligatoirement deux pruneaux, constipation oblige, un déjeuner et un dîner, pantagruélique si on le souhaite, dans la mesure où les aliments interdits sont absents. Quels sont-ils ? le sucre, la confiture, le miel, les sucreries, tous les pains, les céréales à petit déjeuner, les biscottes, les biscuits secs, les pâtisseries, la viennoiserie, les entremets et les desserts de toutes sortes, les boissons sucrées, les boissons alcoolisées, les haricots verts, les betteraves, les produits céréaliers (riz, pâtes, semoule, Ebly®, boulgour), tous les féculents en général y compris les légumes secs, à l'exception d'un seul, la pomme de terre, les viandes, la charcuterie. Les trois repas doivent être consommés à cinq heures d'intervalle. Il est recommandé de boire de l'eau pendant, et uniquement du thé en dehors. Il s'agit d'un régime pauvre en glucides, sauf à consommer des quantités importantes de pommes de terre, et hypocalorique à terme, sous réserve que les personnes le pratiquant aient eu jusqu'alors la bouche sucrée. Si l'on en retire les pommes de terre, il devient alors franchement hyperlipidique[13], à l'instar des *low carb diets*[14] actuels, ou des régimes de Pennington-Taller, ou encore d'Atkins. Ses inconvénients sur la santé sont les mêmes que pour les régimes « eau ».

Les crudivores

Le régime crudivore relève plus de l'idéologie que du rationnel. Il repose sur l'absorption d'aliments exclusivement crus en prolongement de l'idée que toute cuisson détruit les vitamines et génère des résidus toxiques pour l'organisme – elle serait, selon les adeptes de la méthode, à l'origine de la plupart des cancers digestifs, des ulcères de l'estomac, du duodénum, et des maladies cardio-vasculaires. Sans doute cache-t-il un désir inconscient de retour à un état préadamique. L'alimentation se compose de près de deux tiers de crudités et de fruits frais, et d'un tiers de viande, volaille, poisson, coquillages, œufs et produits laitiers. On comprendra que les produits céréaliers et les féculents dans leur ensemble sont exclus, pour la simple raison qu'ils ne sont que très difficilement et très lentement digestibles crus. Certains crudivores rejettent les produits laitiers sous l'argument que l'homme n'est pas adapté génétiquement au lait d'un autre animal que lui-même. Les autres préfèrent le consommer sous forme prédigérée, lait caillé ou kéfir. La prudence s'impose en matière de viande et de poisson cru, la fraîcheur est de mise, et le porc cru à éviter. Le bio est fortement recommandé si l'on veut rester en phase avec la philosophie attachée à ce type de régime.

L'absence de graisses cuites, de sauces grasses, de féculents et de pain conduit à manger moins. L'appétit diminue à mesure que s'installe une monotonie que ne viendront pas dissiper quelques excellentes recettes de cuisine française. Alors certes, l'amaigrissement est au rendez-vous mais au prix d'un certain isolement, d'une désocialisation et de troubles digestifs. Manger chaud est bien souvent réconfortant, et les sushis sans le riz, ça lasse.

Le régime paléolithique

De l'idéologie au mythe, et dans la lignée de la philosophie crudivore, l'Américain Raymond V. Audette[15], inventeur du régime paléolithique, franchit allègrement le pas. Cet auteur est un miraculé de la diététique ! Souffrant d'un diabète et d'une polyarthrite qui l'obligent à se déplacer avec une canne, déçu par la médecine officielle, il décide de prendre son mal en main. Ses recherches le conduisent à s'intéresser à l'alimentation des hommes des cavernes, plus exactement à celle des hommes vivant avant l'apparition de l'agriculture. Nous sommes à l'époque des chasseurs-cueilleurs, dont l'ordinaire est composé essentiellement de viande maigre, de fruits et de racines, ce qui correspond à des apports caloriques provenant pour 34 % des protéines, 21 % des lipides et 45 % des glucides[16] – les proportions actuelles, aux États-Unis[17], sont de 12 %, 42 % et 46 %. La constatation est simple : les apports lipidiques, en particulier en graisses saturées sont aujourd'hui excessifs. Pis, les produits issus de l'agriculture ont été transformés et sont générateurs de toxines. L'*homo sapiens* s'est trop éloigné de son régime alimentaire d'origine, celui qui est codé dans ses gènes depuis près de six millions d'années. Mettant en pratique ses théories, Ray Audette, affirme-t-on avec conviction sur la couverture de son livre, a vu sa glycémie se normaliser en une semaine, et son tonus musculaire s'améliorer en un mois, ses douleurs disparaître. Il a même perdu 12 kilos. Conscient qu'il avait une mission humanitaire à remplir, l'auteur s'est employé dès lors à vulgariser sa méthode. Celle-ci est simple. Il faut consommer tout ce qui pouvait être présent au paléolithique en termes d'aliments et oublier le reste. Sont donc interdits les produits céréaliers (farine, semoule, Ebly®, boulgour, pain, pâtes, riz, maïs et tous les produits dérivés), les légumineuses (haricots de toutes sortes, fèves, lentilles, petits pois, pois cassés, pois chiches), les pommes de terre, la patate douce, tous les produits laitiers y compris le fromage, l'huile, le sucre, la confiture, le sel. Il est possible par contre de consommer de la viande, y compris des abats, du poisson, de la volaille, des œufs, des fruits, des oléagineux y compris les olives, sauf les cacahuètes et les noix de cajou, des fruits rouges (fraises, framboises, etc.), et des légumes racines (carottes, navets, panais, rutabagas, etc.). L'eau est bien sûr le breuvage de référence. Il s'agit là du régime original, conçu par l'auteur à des fins thérapeutiques. Les raisons de la perte de poids qui l'accompagne sont les mêmes que pour le régime crudivore. Dans l'option amincissement, il existe une phase de stabilisation incluant malgré tout des glucides complexes apportés sous une forme à connotation écolo-biologique, type épeautre, quinoa ou kamut[18] et un verre de vin par jour, paradoxe français oblige. Cela ne préserve ni de carences vitaminiques et minérales, ni d'une fonte musculaire.

Le Dr Seignalet et les chasseurs-cueilleurs

En France, le régime de l'immunologiste Jean Seignalet[19] reprend la même philosophie, sauf qu'il ne s'agit pas de maigrir mais de porter remède à certaines maladies devant lesquelles la médecine traditionnelle marque le pas. Là, encore une fois, nous sommes transportés à l'époque des chasseurs-cueilleurs, et sont mis en cause les aliments qui n'existaient pas alors. Il en est ainsi des céréales modernes, sauf le riz et le sarrasin, de tous les laits animaux, sauf le lait maternel, des graisses animales cuites, des huiles végétales industrielles, du sucre blanc et de tous les aliments en contenant, et de tous les additifs et polluants relevant des élevages intensifs ou des cultures. La cuisson dénature ou transforme l'aliment et doit donc être réservée aux légumes verts et aux légumineuses, à la vapeur ou à l'étouffée seulement.

La nourriture contemporaine serait inadaptée à notre système enzymatique digestif et la muqueuse intestinale laisserait passer par effraction des macromolécules susceptibles d'être à l'origine de réactions immunitaires de type auto-immunes, c'est-à-dire dirigées contre l'organisme lui-même. Le Dr Seignalet considère que beaucoup de maladies pourraient voir leurs signes amendés par une alimentation appropriée. Parmi celles-ci, la polyarthrite rhumatoïde, la spondylarthrite ankylosante, le lupus érythémateux, la sclérodermie, la sclérose en plaque et plus généralement l'acné, l'arthrose, les migraines, la spasmophilie, les colopathies fonctionnelles, le diabète de type II, et beaucoup de maladies psychiatriques incluant dépression et psychose maniaco-dépressive. Son régime conseille l'éviction des aliments que nous avons cités, de manger le plus souvent crus des aliments les plus sains possibles, donc bio, et de s'alimenter frugalement... Il recommande l'emploi de compléments vitaminiques et minéraux.

Les améliorations ou les rémissions constatées par le Dr Seignalet sont de l'ordre de 75 % pour les polyarthrites rhumatoïdes, 96 % pour les spondylarthrites ankylosantes, 80 % pour la spasmophilie, 100 % pour l'acné, 100 % pour les colopathies. Ces résultats sont intéressants et méritent sans doute une étude approfondie, mais les échantillonnages sont souvent trop faibles (moins de dix) pour être statistiquement significatifs. Il faudrait également déterminer la part exacte de chacun des aliments retirés dans le processus immunologique avant d'affirmer que son retrait explique l'amélioration clinique observée. Dans ces maladies dites de système, il faudrait également effectuer une étude en double aveugle avec des rations placebo. Il est donc difficile de retenir pour définitives les conclusions du praticien.

En ce qui concerne le régime en lui-même, les personnes qui l'appliquent maigrissent, parce qu'elles changent leurs habitudes et qu'il est de surcroît frugal. Selon le Dr Seignalet, il doit être suivi à vie et ne met donc pas à l'abri de carences vitaminiques et minérales ni d'une fonte musculaire.

Beverly Hills, le régime des stars

Le régime dit Beverly Hills, souvent appelé à tort le régime Hollywood, a été proposé dans les années 1980 par l'actrice Judy Mazel et réactualisé en 1996[20]. Pour la petite histoire, le régime Hollywood aurait été inventé en 1915 par une dénommée Sylvia, patronne d'un institut de beauté à Hollywood et désireuse d'aider ses célèbres clientes à contenir leurs formes, Gloria Swanson et Jean Harlow parmi d'autres. Il s'agissait d'un régime très restrictif à moins de 600 kilocalories par jour, qui finit par faire des victimes, dont un journaliste après qu'il eut perdu 12 kilos en un mois[21]. Quant à Judy Mazel, il n'est pas prouvé qu'elle ait inventé son régime, mais, quoi qu'il en soit, régime des stars et de la jet-set, il se veut un must, il est le *fad diet*, le régime marotte, le régime phare, la panacée pour tout le show-biz, jusqu'au suivant. Il repose sur le postulat que les aliments riches en enzymes digestives permettent de neutraliser les toxines des autres aliments et de limiter les conséquences des excès sur le poids. Ces enzymes sont surtout présentes dans les fruits, ils seront donc consommés à volonté pour neutraliser les effets délétères de l'alcool, des pâtisseries, des frites et des cuisines grasses. Pour simplifier, mangez tout ce que vous voulez, rattrapez-vous après. Il y a donc deux régimes, un pour maigrir et un autre pour compenser les excès. Dans les deux cas, il faut suivre le programme indiqué sans jamais déroger d'une ligne.

Le programme amincissant dure six semaines et repose sur neuf principes :

— les aliments protidiques vont avec les aliments protidiques, les aliments glucidiques avec les aliments glucidiques, les fruits doivent être consommés seuls ;

— il faut commencer la journée avec un seul type de fruit mais à volonté, attendre une heure pour changer de catégorie de fruits, attendre deux heures avant de s'attaquer à d'autres aliments et, si c'est le cas, ne plus consommer alors de fruits de toute la journée ;

— si l'aliment consommé après le fruit est un aliment glucidique, il peut être consommé à volonté jusqu'à ce qu'il soit à son tour remplacé par un aliment protidique ;

— sitôt que vous consommez un aliment protidique, faites-le sans compter ;

— les aliments glucidiques (féculents, légumineuses, produits céréaliers, légumes verts), ne doivent pas être associés aux aliments protidiques ;

— réciproquement, les aliments protidiques (viandes, poissons, volailles, laitages, fromages) ainsi que les oléagineux et les crèmes glacées ne doivent pas être combinés avec les aliments glucidiques ;

— les aliments lipidiques (beurre, huile, crème fraîche, mayonnaise) peuvent être associés soit aux aliments glucidiques, soit aux aliments protidiques, mais jamais aux fruits ;

— les aliments suivants doivent être retirés : tout ce qui contient un additif, y compris les édulcorants, les margarines et les pâtes à tartiner ;

— la plupart des boissons alcoolisées sont assimilées à des aliments glucidiques et ne doivent donc être consommées qu'avec des aliments glucidiques. Seul le vin est considéré comme un fruit et peut donc être associé aux autres fruits.

Il est conseillé de boire au moins 1,5 litre d'eau non gazeuse par jour.

L'auteur fournit des menus pour chaque jour de chacune des six semaines. Du premier au dixième jour, seuls les fruits sont permis. Du onzième au dix-huitième, jour, le pain, le beurre et le maïs sont autorisés. À partir du dix-neuvième jour, les aliments protidiques sont introduits. Le programme de rattrapage ne dure que trois jours, mais les aliments doivent être consommés dans l'ordre où ils figurent sur la liste. Il ne faut pas permuter, et quand une quantité est indiquée, il faut la respecter. Par contre, ils peuvent être consommés à n'importe quel moment de la journée.

Premier jour et dans l'ordre : ananas, puis maïs en grains, à volonté, puis salade Mazel (voir plus bas).

Deuxième jour, toujours dans l'ordre : 250 grammes de prunes, puis fraises à volonté, puis pommes de terre au four à volonté.

Troisième jour : raisin à volonté.

Salade Mazel : Un gros cœur de laitue, un concombre pelé, quatre tomates, un oignon d'Espagne ; pour la sauce : un quart de tasse de vinaigre de riz, une petite tasse d'huile de sésame, une à deux gousses d'ail, un petit morceau de gingembre râpé, poivre au moulin.

Il est également recommandé de boire au moins 1,5 litre d'eau non gazeuse par jour.

Que dire de ces deux régimes, surtout celui pour maigrir ? Avec l'idée qu'il existerait des aliments dont les effets positifs corrigeraient les effets négatifs des autres, ce qu'aucun scientifique n'est en mesure de démontrer en pratique, on sombre encore une fois dans l'irrationnel, mais un irrationnel dangereux. Il s'agit d'un régime très déséquilibré, globalement carencé, trop riche en fruits et générateur de diarrhées, trop pauvre en protéines et responsable de fonte musculaire. Il est révélateur de constater que le journal de la très respectable American Medical Association l'a épinglé comme étant la plus mauvaise façon de participer à la course aux régimes miracles.

Jane Fonda et le « y a qu'à »

Dans la foulée de Judy Mazel, et toujours dans les années 1980 outre-Atlantique, les stars ne sont pas en reste. Jane Fonda marque son territoire avec des techniques de gymnastique adaptées à la perte de poids, qu'elle propose sous formes de séances « aérobic » enregistrées sur vidéocassettes. Il s'en vendra des millions. Elle accompagne sa méthode d'un régime alimentaire. Il s'agit de conseils qu'aucun nutritionniste ne peut renier mais relevant surtout de la méthode « y a qu'à ». La star conseille de diminuer la consommation de viande, de restreindre celle des graisses, d'éviter le sel et les aliments salés, de supprimer le sucre, d'éviter les plats cuisinés industriels, d'augmenter les glucides complexes en consommant plus de produits céréaliers et de légumineuses, de boire beaucoup d'eau, de diminuer l'alcool et le café, d'avoir une alimentation diversifiée en quantités modérées. Autrement dit ce que l'on propose à tout candidat à l'amaigrissement, avec le succès que l'on sait... Au moins Jane Fonda ne fait-elle pas trop de mal, d'autant plus qu'elle conseille fortement un enrichissement de l'alimentation par des compléments vitaminiques et minéraux, commerce oblige.

Le *Bikini Diet* de Victoria Principal

Ce n'est pas tout à fait le cas de son émule l'actrice Victoria Principal dont le régime, qui a connu un franc succès dès la sortie de son livre en 1987, donne dans le « très basses calories ». Les apports en fibres sont importants, en apparence du moins, mais le déficit en protéines l'est plus encore. Comme pour le régime de Beverly Hills, un menu est imposé chaque jour. Prenons une journée parmi celles de la « Victoria Principal Bikini Diet[22] » – elles se ressemblent :

— Petit déjeuner : 1 verre de jus de prune, 1 tranche de pain grillé sans rien, 1 tasse de thé ou de café décaféiné.

— Déjeuner : 1 salade composée d'1 laitue, d'1 grosse tomate, de 90 grammes de thon au naturel, eau à volonté.

— Dîner : 1 tasse de bouillon de volaille, 1 céleri rave bouilli, 1 tranche de jambon de volaille, eau à volonté.

Les apports énergétiques totaux quotidiens (AETQ) sont de l'ordre de 450 à 500 kilocalories et les apports en protéines animales inférieurs à 30 grammes. La méthode annonce une perte de 3 à 5 kilos sur sept jours et s'accompagne de vertueuses recommandations : demandez la permission à votre médecin avant de commencer, ne faites pas le régime plus de sept jours d'affilée et de préférence pas plus d'une fois par an. Mais il existe une autre mouture du même régime : le « 30 jours pour perdre » et le point d'orgue de l'ouvrage : « Le régime pour la vie ». Nous sommes rassurés, rien n'a été laissé au hasard...

La perte de poids est assurée, mais la fonte musculaire aussi et la reprise rapide également.

Ces régimes « marottes » ont des points communs

Leur côté fétichiste est le plus marquant. Beaucoup de candidats et de candidates à la minceur ne peuvent pas maigrir pour eux-mêmes. Ce n'est pas le vouloir qui fait défaut, car demandez à un obèse s'il veut maigrir, il vous répondra pratiquement toujours affirmativement. Et pourtant il ne franchit pas le pas. Le problème se situe en amont, au niveau du vouloir « vouloir », au moment où toute une démarche psychologique se met en place et que l'effort à entreprendre prend un sens extérieur à la personne. En l'occurrence, il ne s'agit pas de maigrir pour être enfin soi-même, car ce soi-même est détestable, il s'agit de devenir un autre. La volonté prend alors appui sur une référence extérieure, Judy Mazel, Jane Fonda ou Victoria Principal, le fétiche pour qui et grâce à qui l'amaigrissement devient possible[23]. Dès que le fétiche cesse d'être crédible, c'est-à-dire dès que le régime cesse d'être efficace, et tôt ou tard il l'est, il est aussitôt rejeté, descendu de son piédestal. Les kilos se réinstallent au moins aussi vite qu'ils sont partis. Il faudra alors retrouver un autre fétiche ou gourou, ce qui ne tarde jamais dans cette discipline où l'un chasse l'autre.

Autre point commun : leur côté directif. La méthode est une et indivisible. Elle revêt un aspect rituel selon lequel toute déviance, originalité ou accommodement conduit obligatoirement à l'échec. Elle est d'inspiration supérieure, le gourou, qui dit qu'une laitue n'est pas une scarole, que la journée du mardi n'est pas permutable avec celle du lundi. Pourquoi ? Sans doute le gourou ne le sait-il pas lui-même, mais hors de lui point de salut. Il est certain que ce type de régime exclut toute prise en main personnelle ultérieure dans la mesure où il ne laisse aucune porte d'entrée à la pédagogie.

Dernier point commun : leur absurdité diététique et, malheureusement trop souvent, leur dangerosité. Absurdité diététique parce qu'il est évident, pour un professionnel de santé, diététicien(ne) ou médecin nutritionniste, que la perte de poids est illusoire. Elle porte sur l'eau du corps et, pis, sur la masse maigre, les muscles, accessoirement sur la masse grasse. Il est facile d'afficher des pertes de poids conséquentes et rapides, d'une part parce que le muscle à quantité égale pèse plus lourd que la graisse et que l'eau peut, dans certaines conditions, quitter rapidement l'organisme. Mais elle reviendra sitôt que la manipulation alimentaire aura cessé. Plus grave, des réductions caloriques drastiques entraînent une diminution du métabolisme de base, la quantité d'énergie que l'organisme brûle au repos pour assurer ses fonctions vitales. Dès que la personne tente de remanger normalement, comme elle brûle moins, elle reprend le poids perdu avec un bonus. Et le pire est encore à venir. La fonte ne touche pas uniquement les muscles, elle concerne tout ce qui dans l'organisme est constitué de protéines, les organes par exemple, le cœur en particulier. C'est un organe, c'est aussi un muscle. L'espérance de vie est en jeu. On vit moins longtemps, à pratiquer ces régimes.

Un lieu sacré : la Mayo Clinic

Ces méthodes, drastiques et superlatives, fonctionnant par idole interposée, sont les héritières directes de régimes médicaux ayant connu plus de dix années auparavant un extraordinaire succès. Avec les régimes Mayo Clinic et Scarsdale, le principe d'action psychologique est le même, mais c'est le lieu qui est sacralisé. L'idole n'est pas une star mais une institution ou une ville. La perte de poids est assurée parce que le régime est issu de la Mayo Clinic, donc des meilleurs spécialistes, ou parce qu'il s'est approprié les forces vives de toute une agglomération, Scarsdale (New York).

Le régime dit de la Mayo Clinic est le plus ancien des deux. Il est sans doute né dans les années 1960, mais c'est surtout au cours des années 1970 qu'il a fait le plus d'adeptes. Il part d'un argument simplissime : en deux semaines, perdez dix kilos ! Sous la rubrique « Gros, on vous ment ! », ce régime gagne tous les prix. Mensonge : son nom est usurpé. La Mayo Clinic ne l'a jamais inventé. L'établissement, situé à Rochester, petite localité du Minnesota, à cent kilomètres au sud de Minneapolis, jouit en matière de diagnostic médical d'une renommée mondiale justifiée reposant sur la qualité de ses praticiens. Son département de diététique et de nutrition bénéficie d'une excellente réputation, et le régime amincissant qu'il recommande et sur lequel nous reviendrons plus loin ne ressemble en rien, heureusement, à son emprunteur. Pour la petite histoire, certains auteurs[24] prétendent que ce régime contestable a été inventé par un des arrière-petits-fils du Dr William Worrall Mayo, fondateur de la première Mayo Clinic en 1889. C'est peu vraisemblable. En tout cas, les responsables de l'actuelle Mayo Clinic le nient. Mais pas toujours assez vigoureusement, sans doute en raison du succès incroyable de la méthode, qui profitait indirectement à l'établissement. Cela explique que ce régime n'ait pas fait l'objet de poursuites judiciaires très sérieuses. À vrai dire, on ne connaît pas son ou ses auteurs, qui seraient un ou plusieurs praticiens extérieurs à l'établissement. Le régime de base, celui qui a fait la popularité de la méthode sur quinze jours, a évolué avec les années vers plus de protéines, ce qui permet de le suivre plus longtemps, deux mois et demi, avec, à la clé, 25 kilos de moins ! Le *New Mayo Clinic Diet*, qui n'est pas plus légitime que son parent, prévoit une phase de stabilisation. En fait, le principe est le même et le premier vaut largement le second.

Ce régime repose sur deux aliments principaux, le pamplemousse et les œufs. L'un a la réputation, paraît-il, de brûler les graisses et les autres garantissent des apports en protéines de bonne valeur biologique. À côté, il n'y a rien ou pas grand-chose. Il s'agit d'une diète fortement hypocalorique (600 à 800 kilocalories par jour) et hypoglucidique. Les menus, établis pour quinze jours, sont à afficher dans la cuisine.

La première semaine, tous les petits déjeuners sont composés d'un pamplemousse, de deux œufs durs, de café noir ou de thé nature. Chaque repas est ensuite accompagné de thé, les aliments chauds sont cuits sans matières grasses. Les légumes sont en salade et à volonté mais sans assaisonnement. Aucune autre nourriture n'est consommée.

Lundi. Déjeuner : 2 œufs durs, tomates ;
dîner : 2 œufs durs, 1 pamplemousse, 1 tranche de pain grillé, laitue.

Mardi. Déjeuner : 2 œufs durs, 1 pamplemousse ;
dîner : steak grillé, tomates, céleri, concombre, olives et laitue.
Mercredi. Déjeuner : 2 œufs durs, épinards et tomates ;
dîner : 2 œufs durs, 1 tranche de pain grillé, chou bouilli, fromage blanc maigre.
Jeudi. Déjeuner : 2 œufs durs, épinards et tomates ;
dîner : 2 côtelettes d'agneau, tomates, céleri et concombre.
Vendredi. Déjeuner : 2 œufs durs, épinards ;
dîner : poisson grillé ou au court-bouillon, tomates, céleri, concombre et laitue.
Samedi. Déjeuner : salade de fruits à volonté ;
dîner : steak grillé, tomates, céleri et concombre.
Dimanche. Déjeuner : poulet froid, tomates, pamplemousse ;
dîner : steak grillé, concombre.

La deuxième semaine :

Lundi. Petit déjeuner : café noir ou thé ;
déjeuner : 2 œufs durs, 1 tomate, épinards ;
dîner : 1 gros steak grillé, laitue.
Mardi. Petit déjeuner : café noir et 1 biscuit ;
déjeuner : 1 gros steak grillé, laitue et un peu d'huile ;
dîner : poisson maigre grillé ou au court-bouillon.
Mercredi. Petit déjeuner : café noir et 1 biscuit ;
déjeuner : céleri braisé, 1 tomate, 1 mandarine ;
dîner : 2 œufs durs, 1 tranche de jambon, laitue.
Jeudi. Petit déjeuner : café noir et 1 biscuit ;
déjeuner : 1 œuf dur, carottes à l'eau ;
dîner : salade de fruits, 1 yaourt nature.
Vendredi. Petit déjeuner : 1 assiette de carottes râpées sans assaisonnement ;
déjeuner : poisson maigre grillé ou au court-bouillon, 1 tomate ;
dîner : 1 gros steak grillé, salade de fenouil ou céleri braisé.
Samedi. Petit déjeuner : café noir et 1 biscuit ;
déjeuner : poulet cuit sans matières grasses, laitue ;
dîner : 2 œufs durs, 1 assiette de carottes râpées sans assaisonnement.

Dimanche. Petit déjeuner : thé nature ;
déjeuner : viande grillée, salade de fruits ;
dîner : manger ce que l'on veut.

Ouf...

La première semaine, on aura absorbé dix pamplemousses, mais aussi vingt-huit œufs – gare aux foies sensibles ! La deuxième semaine, c'est le moment d'être un peu fou, puisqu'il est ajouté une petite cuillerée d'huile le mardi, et une mandarine le mercredi, sans compter la salade de fruits sans sucre le jeudi et le dimanche. Heureusement qu'on se rattrape le vendredi matin avec une bonne assiettée de carottes râpées sans huile au petit déjeuner. Certaines options demeurent obscures comme café ou thé le lundi de la deuxième semaine, puis café seulement jusqu'au samedi, et, enfin, thé le dimanche (?). En ce qui concerne l'efficacité, s'il est vrai que l'on a pu isoler, dans l'ananas, une enzyme, la bromélaïne qui, comme la papaïne, faciliterait la digestion des protéines et peut-être des graisses, il n'y en a pas dans le pamplemousse. C'est bien dommage.

La perte de poids alléguée est illusoire. On est loin des dix kilos en deux semaines ; plus souvent, la perte est de trois ou quatre kilos pris sur l'eau du corps, le muscle, et un peu sur le tissu adipeux – bien sûr, très vite repris, pour les raisons que nous avons déjà évoquées. Les personnes souffrant d'hypercholestérolémie ont intérêt à s'en écarter ainsi que toutes celles dont le comportement alimentaire est fragilisé. Ce régime, lorsqu'il est répété, outre qu'il n'a rien de pédagogique, prédispose aux épisodes compulsifs. Il est évident qu'il ne peut pas non plus convenir à des personnes ayant une forte surcharge, qui doivent poursuivre leur effort plusieurs mois durant. D'une manière générale, lorsqu'un régime prétend éliminer toute une catégorie d'aliments, fait la promotion de la caféine, édicte des règles draconiennes, impose des réductions caloriques drastiques, promet des réductions pondérales spectaculaires, le doute quant à l'innocuité de la méthode s'impose.

De la même école, le régime Scarsdale

Le régime Scarsdale, mis au point par le cardiologue américain Herman Tarnower[25] en 1978, ressemble à celui de la Mayo Clinic. Il est prévu lui aussi pour durer deux semaines et annonce une perte de poids de 500 grammes par jour. Il est plus riche en protéines puisqu'il permet la consommation à volonté de viande, poisson ou volaille maigre cuisinés sans matières grasses. Les légumes verts et apparentés (tomates, carottes...) sont également à volonté. Mais il n'y a pratiquement pas d'hydrates de carbone, de féculents, de légumineuses ou produits céréaliers. Pas plus que de matières grasses, car ni l'huile, ni le beurre, ni la margarine n'ont droit de cité. Les fromages sont réduits à la portion congrue : une fois dans la semaine. On ne peut consommer que ce qui est indiqué sur le menu, en respectant les associations. Toutes les cuissons se font bien sûr sans matières grasses, le gras visible des viandes doit être retiré ainsi que la peau des volailles, et le jus de cuisson jeté. Pour les assaisonnements, seule l'huile de paraffine est autorisée, le citron, les sauces à base de yaourt ou de moutarde, et les épices, aromates et condiments en général (voir plus bas, la recette des assaisonnements). Les seules boissons autorisées sont l'eau, le thé, le café, les tisanes, les infusions et les boissons *light*. On peut boire pendant les repas. Il s'agit d'un régime hypocalorique (800 à 1 000 kilocalories par jour), hypolipidique et hypoglucidique.

Les deux semaines de menu sont parfaitement semblables.

Le petit déjeuner est toujours le même : 1/2 pamplemousse, 1 tranche de pain protéiné (voir plus bas, la recette du pain protéiné à), café noir ou thé nature.

Lundi. Déjeuner : viandes variées, rosbif, poulet et langue de bœuf, tomates grillées ;
dîner : poisson ou fruits de mer, salade mixte, laitue, haricots verts, 1 tranche de pain protéiné, 1 pamplemousse.

Mardi. Déjeuner : salade de fruits ;
dîner : steak haché, tomates, céleri, laitue, olives, en salade, choux de Bruxelles ou concombre à volonté.

Mercredi. Déjeuner : salade de thon ou de saumon, 1 pamplemousse ou un melon ;

dîner : 1 tranche d'agneau grillé, laitue, tomates, concombre, en salade.

Jeudi. Déjeuner : 2 œufs cuits sans matières grasses, fromage blanc maigre, haricots verts ou tomates cuites, 1 tranche de pain protéiné ;
dîner : poulet grillé et épinards en branches.

Vendredi. Déjeuner : fromages maigres au choix, épinards, 1 tranche de pain protéiné ;
dîner : poisson ou fruits de mer, salade mixte, laitue, haricots verts, 1 tranche de pain protéiné.

Samedi. Déjeuner : salade de fruits ;
dîner : dinde, salade de laitue et tomates, 1 pamplemousse ou 1 fruit de saison.

Dimanche. Déjeuner : dinde ou poulet, tomates, carottes et chou cuits, 1 pamplemousse ou 1 fruit de saison ;
dîner : steak haché, tomates, céleri, laitue, concombre, en salade, choux de Bruxelles.

La deuxième semaine reprend la première à l'identique.

Recette des assaisonnements :

— Sauce au paprika : 1 cuillerée à café de moutarde, le jus de 4 citrons, 1 cuillerée à café de paprika, 1 cuillerée à café de ciboulette hachée, 2 cuillerées à café de persil haché, 1 cuillerée à café de sel, 1/2 cuillerée à café d'origan, 1 pointe de Tabasco.

— Sauce à l'oignon : 1/2 tasse de vinaigre de vin, 2 cuillerées à soupe d'oignon râpé, 1 cuillerée à café de sel.

— Sauce au yaourt : 1/2 pot de yaourt nature, 1 cuillerée à café de ketchup.

Recette du pain protéiné :

1 tasse d'eau chaude, 1 cuillerée à café de levure sèche, 1/2 cuillerée à café de sel, 1 cuillerée à café de sucre, 1/2 cuillerée à café de vinaigre de cidre, 3/4 de tasse de farine de soja, 1/4 de tasse de farine de gluten, 1 tasse 1/4 de farine de blé entier. Verser l'eau dans un bol, incorporer la levure, laisser fondre 5 minutes, ajouter le sel, le sucre, puis le vinaigre de cidre. Tamiser, puis ajouter progressivement les farines de soja et de gluten, puis la farine de blé entier. Mélanger doucement jusqu'à ce que la pâte durcisse et ne colle plus aux parois du bol. Pétrir la pâte sur une surface plane saupoudrée d'un peu de farine jusqu'à ce qu'elle

devienne lisse et élastique. La mettre dans un moule à pain. La couvrir d'un linge et laisser lever jusqu'au bord du moule (2 à 3 heures). Enfourner dans un four chauffé à 145° et laisser cuire 1 heure.

Il est précisé que ce régime ne doit pas être suivi plus de quatorze jours d'affilée, mais qu'il peut être repris après deux semaines d'interruption pour de nouveau quatorze jours, et ainsi de suite jusqu'à obtention du poids désiré. Il est conseillé, dans l'intervalle, de manger normalement. Mais que veut dire normalement ? Pas d'alcool, pas de pâtisseries, pas de chocolat ?

L'auteur propose une vingtaine de recettes pour gourmets, « Crevettes grillées à la diable », « Céleri au gratin », « Tomate grillée suprême », « Œufs et foies de volaille à la paysanne », « Aubergine à l'italienne », etc. Seuls les noms sont gastronomiques, car les mêmes ingrédients reviennent et il ne s'y trouve pas plus de corps gras que de sucres complexes. Les plats obtenus ont la fadeur et l'inconsistance de leur modèle initial. Il existe une variante du régime pour végétariens, dans laquelle les protéines animales disparaissent. Comme en sont déjà exclus les légumineuses et la plupart des produits céréaliers indispensables aux apports en acides aminés essentiels, le régime est pour le coup fortement carencé en protéines de bonne valeur biologique.

Il s'agit d'un régime en son temps qualifié d'« ultime » – selon ses détracteurs de « définitif ». C'est tout dire... Albert J. Stunkard[26], éminent spécialiste de l'obésité, met en garde dans un de ses ouvrages : « Ce régime est dangereux et ne doit pas être suivi sans contrôle médical. » Faut-il pour autant condamner définitivement la version de base ? Il est évident qu'elle ne s'adresse pas à des personnes en mauvaise santé, insuffisants cardiaques, insuffisants rénaux, diabétiques insulinodépendants, femmes enceintes, enfants ou personnes âgées, mais il faut lui reconnaître un certain succès là où d'autres ont échoué. Il est contraignant, restrictif et n'apprend pas à mieux manger, mais il est astucieux et moins frustrant qu'un régime basses calories. La perte en masse grasse n'excède certainement pas 1 à 2 kilogrammes, le reste étant de l'eau, mais il n'est pas certain qu'il y ait une réelle fonte musculaire ni des carences graves dès lors qu'on s'en tient aux deux semaines recommandées, à plus forte raison si l'on n'a que quelques kilos à perdre. Mais il n'est pas à recommencer toutes les deux semaines en cas de forte surcharge, comme le propose l'auteur, et c'est ce qui lui vaut lui aussi une place sous la rubrique « Gros, on vous ment ! ».

Cela étant, et pour la petite histoire, le régime Scarsdale, deux années après la sortie du livre, a connu un regain de succès dont l'auteur se serait bien passé. Le 10 mars 1980, le Dr Herman Tarnower était tué par sa compagne et collaboratrice Jean Harris au cours d'un drame de la jalousie. De là à penser qu'il s'agit d'un régime réellement dangereux...

Le modèle soupe aux choux

Nous avons également en France notre régime « tout en deux semaines », 4 à 8 kilos en quatorze jours, le régime brûle-graisses, modèle « soupe aux choux ».

Non, il ne nous vient pas d'Auvergne, il nous vient encore du Canada, mais il a été traduit et amélioré « pour maigrir à coup sûr[27] », nous dit sa promotrice. Le secret, livre-t-elle en confidence « ... tient dans votre assiette : la soupe brûle-graisses est composée de légumes dont les vertus naturelles se complètent afin de vous faire perdre votre graisse et votre eau inutiles, tout en conservant votre masse musculaire ! »

Voici la recette magique :

Jeter dans un chaudron (un soir de pleine lune... ?) 1 chou vert, 4 poireaux, 2 tomates, 2 branches de céleri, 2 poivrons rouges ou verts, 2 aubergines, 3 asperges. Recouvrir de 3 litres d'eau. Ajouter 1 branche de thym, 1 branche de persil, 3 feuilles de laurier. Poivrer et saler. Faire cuire 1 heure. En fin de cuisson retirer le laurier et le thym, saupoudrer de persil haché. À consommer sans modération, à chaque repas.

Pour accélérer votre transformation, nous dit l'auteur, il vous faudra aussi consommer et quotidiennement des « ... compléments alimentaires qui évitent les carences et sont réputés depuis des millénaires pour leurs vertus amincissantes et dynamisantes » :

3 gélules de thé vert, 3 gélules de poudre de tige d'ananas, 4 gélules de queue de cerise et c'est le cas de le dire, la cerise sur le gâteau, 2 gélules de complexe multivitaminé.

« Miroir, miroir, suis-je la plus mince ? » Non, non, pas

encore ! pour un galbe de reine, il faut des protéines « pures » : des blancs d'œufs, du tofu, du cabillaud, du colin, de l'aiglefin, de la limande, du blanc de volaille, de l'escalope de veau, des moules marinières, du jambon maigre, du rôti de porc maigre, du fromage blanc et des yaourts à 0 % de matières grasses, sinon un sachet de poudre de protéines...

Rajoutons à l'ordinaire 2 fruits à forte connotation diététique, kiwi, pamplemousse, mangue, ananas, abricots, mures, litchis, groseilles, pastèque, framboises, myrtilles...

Pour terminer, une pincée d'oméga-3[28], histoire de décrasser les artères, c'est-à-dire de l'huile de colza en assaisonnement.

Ne pas oublier de boire pour faire descendre le tout.

La stratégie. D'abord sept jours pour perdre, selon le modèle d'une journée :

— petit déjeuner : 1 bol de soupe, 1 pamplemousse, 100 grammes de fromage blanc à 0 % de matières grasses ;

— 10 heures : 1 bol de soupe (facultatif, sauf si la faim est au rendez-vous) ;

— déjeuner : 1 bol de soupe, 200 grammes de tofu sauté à l'huile d'olive extravierge avec 3 champignons de Paris et 1/4 de poivron, quelques rondelles d'ananas ;

— collation : 1 yaourt maigre et nature ;

— dîner :1 bol de soupe, 4 blancs d'œufs plus 1 jaune, poêlés à l'huile d'olive extravierge avec ciboulette, poivre, basilic, persil et sel, 100 grammes de fromage blanc à 0 % de matières grasses,1 kiwi.

Et maintenant, sept jours pour stabiliser... à vie !

Chic, la soupe, ce n'est plus que le soir :

— petit déjeuner : 1 fruit frais, 1 yaourt maigre et nature, 1 tranche de pain complet, 1 noisette de margarine au tournesol ;

— 10 heures : 1 yaourt maigre et nature ou 1 fruit frais ;

— déjeuner : 200 grammes de salade de pissenlits assaisonnés avec une cuillerée à soupe d'huile d'olive, 100 grammes de viande hachée maigre, 1 assiette de poireaux braisés, 1 fruit frais ;

— collation : 100 grammes de fromage blanc à 20 % de matières grasses ;

— dîner : 1 bol de soupe, 150 grammes de brochet, une grande assiette de brocolis, 1 fruit frais.

Présenté ainsi, ce régime paraît plein de bonne volonté. Il ressemble beaucoup au Scarsdale, mais il inclut des produits laitiers, ce qui est une excellente chose. Il est apparemment efficace parce que, comme son prédécesseur, il entraîne une perte de masse grasse de l'ordre de 1 à 2 kilogrammes entre la période active et la stabilisation. Le reste est de l'eau. Nous pourrions dire comme précédemment qu'il est contraignant, restrictif et n'apprend pas à mieux manger. Il ne s'adresse pas non plus à des personnes en mauvaise santé, insuffisants cardiaques, insuffisants rénaux ou diabétiques insulinodépendants. Mais le plus grave, c'est qu'il ne marche pas pour les raisons citées plus haut. Il n'existe pas d'aliments brûle-graisses. Affirmer le contraire est une allégation gratuite. Il marche parce qu'il est très hypocalorique. Il est faussement rassurant par le détail apporté à la justification de l'aliment proposé, qui contient tel ou tel micronutriment ou principe actif auquel il est prêté un effet tantôt diurétique, tantôt modérateur d'appétit, tantôt « éliminateur de graisses », tantôt détoxifiant, tantôt purifiant, tantôt antioxydant ou énergisant... Il s'agit d'un jargon que le Dr Diafoirus n'aurait pas renié. Ce régime est tellement rassurant qu'il faut aussi y adjoindre des compléments, une véritable armoire à pharmacie ! Sous la rubrique « Gros, on vous ment ! », il y a là une première place à prendre.

Un régime pour les « buveurs » ?

Le « régime des buveurs[29] », inventé, paraît-il, pour les pilotes de ligne – anglo-saxons seulement ? – permet de continuer à boire son (ou ses ?) verre(s) de vin et à consommer son ou ses apéritifs quotidiens tout en perdant du poids ou du moins en n'en prenant pas. Le principe est simple : pas plus de 60 grammes d'hydrates de carbone par jour, mais pas moins non plus. Sinon mangez et buvez ce que vous voulez ! En théorie du moins...

Dans la pratique : 60 grammes de glucides, ce sont 300 grammes de pommes de terre, ou 260 grammes de pâtes aux œufs en poids cuit, ou 225 grammes de riz en poids cuit, ou 110 grammes de pain blanc, ou 535 grammes d'ananas, ou 650 grammes d'abricots, ou 1,2 kilogramme de haricots verts, ou 1,7 kilogramme de tomates... Rassurons-nous, une table des aliments glucidiques et de leur contenu en sucre est fournie avec le régime.

En sont exclus le sucre, la confiture, le miel, les sucreries, les pâtisseries, les entremets, les glaces, les sorbets, les biscuits secs, la viennoiserie, les boissons sucrées.

Sont à limiter surtout les produits céréaliers dont le pain et les légumineuses, les fruits et les jus de fruits, les sauces comportant de la farine, accessoirement les laitages, sous réserve de ne pas dépasser les 60 grammes de glucides quotidiens.

Sont par contre à volonté les viandes, les poissons, les volailles, les charcuteries, les fromages, les œufs, les abats, les gibiers, les crustacés, les coquillages, le beurre, l'huile, les épices, les aromates, les condiments, le vinaigre.

Sans oublier son verre de vin ou son apéritif... et de boire au moins 1,5 litre d'eau.

Le propre de ce régime, c'est de respecter scrupuleusement les mauvaises habitudes ! Il n'est pas question d'en changer. On peut imaginer d'ailleurs deux cas de figure aux antipodes l'un de l'autre : d'une part l'adepte de la densité énergétique, d'autre part celui de la densité nutritionnelle[30]. Le premier consommera plus volontiers une andouillette accompagnée d'une bonne portion de frites, d'un morceau de camembert et d'une demi-bouteille de bordeaux et épuisera d'un seul coup son quota de glucides pour une valeur ajoutée de près de 1 400 kilocalories. Le second pour un apport calorique moitié moindre consommera 200 grammes de rumsteck, une pomme de terre en robe des champs avec un morceau de beurre frais, une portion de haricots verts et une belle tranche d'ananas, avec un petit verre de vin. Il aura lui aussi épuisé son quota de glucides, mais aura mangé « utile ». Le premier peut-il sérieusement espérer perdre du poids ? Non, sauf s'il arrive à diminuer sa consommation d'alcool, auquel cas nous serions dans le cadre d'un régime hyperlipidique qui finira par se réduire de lui-même par suite d'un écœurement. Mais dans les deux cas, à terme, seule une diminution calorique suffisante permettra une perte de poids. Autrement dit, même si ce n'est pas écrit, il faudra surveiller les quantités.

Il s'agit d'un régime astucieux, mais amoral et hypocrite.

Amoral, parce que les bons, les adeptes de la densité nutritionnelle, restent les bons, et les mauvais, les adeptes de la densité énergétique, restent les mauvais. Il n'est rien proposé en vue d'un amendement du comportement alimentaire ; reste à poursuivre dans ses turpitudes... Boire de l'alcool n'est jamais une bonne chose. Même sans évoquer la cirrhose, l'alcool est une des principales causes de prise de poids chez l'homme de quarante ans au profil professionnel exposé – repas d'affaires entre autres. On comprendra que, dans ce cas, l'amincissement passe d'abord et avant tout par l'éviction de la cause, à plus forte raison si l'on a la responsabilité d'un Airbus.

Hypocrite parce qu'il ment par omission ou du moins ne dit-il pas qu'il faut aussi diminuer les apports énergétiques et qu'au-delà de 25 centilitres de vin par jour, il est illusoire de prétendre perdre du poids.

Gros, méfiance !

La macrobiotique

Bien loin des *fad diets*, la macrobiotique, étrangère à la nutrition scientifique, propose une discipline alimentaire reposant sur le principe du taoïsme, l'équilibre du yin féminin et du yang masculin. Plus qu'un régime alimentaire, il s'agit d'une philosophie de la vie qui prend en compte l'être humain comme produit d'un milieu avec lequel il est en échange constant. L'alimentation est le facteur d'incorporation de ce milieu et le moyen de le laisser s'exprimer au travers de soi. La santé est un état d'équilibre entre les deux principes ; comme nous sommes faits de ce que nous mangeons, des aliments yin et des aliments yang, il est possible de nous en servir pour nous mettre en harmonie avec notre milieu et l'univers.

Cette théorie a été introduite en Europe et en France après la Seconde Guerre mondiale par le Japonais Nyoiti Sakurazawa (1893-1966) qui, sous le pseudonyme de Georges Oshawa[31], a publié de nombreux ouvrages de vulgarisation. Un autre Japonais, Michio Kushi[32], né en 1926 et arrivé aux États-Unis en 1949, prônera la macrobiotique comme « la voie universelle de la santé et de la longévité, qui englobe la vision la plus large, non seulement sur l'alimentation, mais aussi sur toutes les dimensions de la vie humaine ». Il contribuera très largement à la diffusion de la philosophie macrobiotique en Europe à partir de 1975.

Sur le plan nutritionnel, le régime macrobiotique, parfois improprement appelé macrobiotique « zen », classe les aliments suivant leur aspect dominant yin ou yang. Le yin, passif, fragile et féminin, englobe les aliments d'origine végétale, froids, sucrés, épicés, tandis que le yang, actif, solide et masculin a sa correspondance avec des aliments d'origine animale, chauds, salés, acides et amers. Les céréales complètes, considérées comme présentant un équilibre parfait entre les deux principes, constituent la base de l'alimentation. Les viandes, volailles, œufs, produits laitiers, excessivement yang, et les fruits, les agrumes en particulier, au contraire trop yin, sont exclus. Par contre, des aliments d'appoint, plus ou moins yin, comme les huiles, les légumineuses ou les légumes et des aliments « ingrédients », plus ou moins yang, sel marin, miso[33], gomasio[34], tamari[35], vont permettre d'adapter l'alimentation à l'état de santé de chacun. Dans la pratique chaque repas doit être composé à 50 % de céréales complètes (riz, pâtes, blé, pain, maïs, mais aussi avoine, sarrasin, orge, millet...), 30 % de légumes, dont 2/3 cuits et 1/3 en crudités, 15 % de légumineuses et d'algues cuites. Deux petits bols de soupe au miso couvriront les 5 % restants. Il est possible, selon les cas, d'y adjoindre un peu de coquillages ou de crustacés et de poisson blanc, ainsi qu'un fruit cuit, trois fois par semaine. Sont proscrits : l'alcool et les boissons alcoolisées, les sodas et les boissons chimiques, le café, le thé fermenté, les fruits et les jus de fruits, les sucres simples, les édulcorants, les épices fortes, les aliments raffinés, les viandes, les volailles, les œufs, les laitages, les fromages, le beurre, les pommes de terre, les patates douces, les tomates, les aubergines et les avocats. Georges Oshawa n'encourage pas franchement la consommation d'eau. En fait, l'eau n'apparaît pas comme indispensable au régime, il est recommandé de ne boire que si l'on a soif et plutôt l'été que l'hiver, du thé vert, chaud et en petites quantités. Par contre une importance considérable est donnée à l'acte de s'alimenter. Il doit être conscient, accompli dans le calme et le silence total. La mastication est indispensable et chaque bouchée doit être mâchée au moins trente-cinq fois avant d'être avalée.

Pour résumer, il s'agit d'un régime riche en fibres, pauvre en graisses, mais également pauvre en acides aminés essentiels, en calcium et en fer, nettement carencé en vitamine C et en vitamine A et qui peut être à l'origine d'une déshydratation chronique, surtout s'il est suivi sans discernement. La perte de poids est inévitable. L'idée est que l'esprit s'allège à mesure que le corps se libère de ses pesanteurs ; or c'est la vocation première du régime macrobiotique et la volonté de son concepteur que de libérer l'esprit et d'acquérir une bonne santé.

L'exotisme de la macrobiotique et l'engouement pour les philosophies de l'Extrême-Orient au parfum de mystère n'ont pas manqué de susciter des vocations parmi les candidats à la minceur. De là à faire de la macrobiotique un régime amaigrissant miracle, le pas a été vite franchi par un certain nombre de praticiens branchés à l'usage d'une clientèle volontiers éprise d'ésotérisme et quelque peu à l'écart de la réalité. C'est dévoyer une démarche spirituelle en sachant que la seule stabilisation possible est dans la poursuite de la pratique.

Contemporains ou anciens, ces régimes, à l'exception peut-être du régime de Schweninger, n'ont pas de justification scientifique. Chacun est un système à lui tout seul. Ils sont *a priori*. Qu'ils se réclament d'une démarche scientiste ou ésotérique, qu'ils relèvent de la certitude médicale ou de la croyance populaire, la perte de poids qu'ils revendiquent n'en est une qu'en fonction de la diminution des apports caloriques souvent excessive qu'ils entraînent. Ils ne prennent pas en compte que l'important, ce n'est seulement perdre du poids, mais aussi de ne pas en reprendre, de maintenir sa masse musculaire, de préserver son capital santé et de ne pas diminuer son espérance de vie.

IV

Tant de régimes et sept seulement...

> *L'équilibre alimentaire est l'état au cours duquel sont couverts par l'alimentation tous les besoins tant quantitatifs que qualitatifs nécessaires et suffisants au développement, à l'activité, à l'entretien, à la reproduction et au vieillissement naturel de l'organisme.*
>
> ANC, 2002

Il n'existe que sept méthodes réellement originales pour perdre du poids. Sept qui les résument toutes et qui peuvent, par des approches différentes, offrir à chacun ce qui lui convient le mieux avec des chances égales de succès. Sept, efficaces et peu dangereuses, si l'on sait être raisonnable et consulter un(e) diététicien(ne) ou un médecin nutritionniste le cas échéant. Elles sont hypocaloriques, dissociées, hyperlipidiques, hyperprotéinées, hyperprotidiques, hyperglucidiques et combinées « santé ».

Les trois grandes familles d'aliments

Les préfixes hypo ou hyper font référence soit à l'apport calorique, en l'occurrence diminué, soit à la catégorie de nutriments qui devient prédominante suite à l'exclusion ou à la diminution d'un aliment ou de la famille à laquelle il appartient. Il existe trois grandes familles d'aliments : les aliments protidiques, les aliments lipidiques et les aliments glucidiques. Pour simplifier, les premiers regroupent les viandes, les poissons, les volailles, les œufs, les crustacés, les coquillages, les gibiers, les abats, les laitages, les fromages et la charcuterie maigre ; les seconds, le beurre, le saindoux, la margarine, les huiles, les fruits oléagineux et les charcuteries grasses ; les derniers, les pommes de terre, les produits céréaliers (pain, riz, pâtes, semoule, blé...), les légumineuses (haricots blancs, haricots rouges, lentilles, pois cassés, petits pois, pois chiches...), les légumes verts, les fruits, les fruits secs, les pâtisseries, le sucre, le miel, la confiture.... Les nutriments, eux, sont au nombre de quatre, les protéines, les lipides, les glucides et l'alcool. Ils constituent ce que deviennent les aliments une fois mis en bouche, sitôt la digestion commencée. L'équilibre alimentaire se définit d'abord par rapport aux apports caloriques relatifs à ces différents nutriments. Quel que soit l'apport énergétique total quotidien (AETQ), les calories apportées par les protéines doivent représenter 11 à 15 % de cet apport, les lipides 30 à 35 %, les glucides 50 à 55 % et l'alcool au maximum 5 %.

Cet équilibre proposé par l'ensemble de la communauté scientifique[1] est loin d'être constaté chez nous si tant est qu'il l'ait été un jour. Les apports nutritionnels de l'homme du paléolithique, nous l'avons vu avec le régime d'Audette, étaient faibles en lipides et importants en protéines, ce qui n'était pas sans inconvénient pour le rein. Du Moyen Âge au début de la civilisation industrielle en Europe, les hommes se sont nourris comme ils ont pu, au gré des famines endémiques et de leur position sociale. Au serf la soupe – avec une couenne de lard les jours fastes –, au bourgeois, au noble et au clerc, gibiers, pâtés et autres nourritures riches. Pour les uns, le plus grand nombre, la ration alimentaire était hypocalorique, restrictive et surtout glucidique, pour les autres elle était au contraire hypercalorique, hypercarnée et grasse. L'espérance de vie moyenne ne dépassait guère trente ans, ce qui signifie que les hommes mouraient plus souvent de blessures et de maladies infectieuses, dont la guérison n'était certes pas accélérée par la malnutrition, que de maladies métaboliques en rapport avec les excès alimentaires.

Il en va tout autrement au XXe siècle, en Occident. L'aliment est à profusion. L'homme qui jusque-là s'était adapté à un environnement alimentaire imposé adapte aujourd'hui ce même environnement à ses goûts. Ceux-ci le conduisent plutôt vers les graisses et le sucre que vers les fruits, les légumes, les céréales ou les légumineuses. Les rations alimentaires moyennes actuelles[2] affichent 17 % de calories protidiques, 40 % de lipidiques et 43 % de glucidiques. Nous sommes encore loin de l'équilibre recommandé. L'espérance de vie, qui a presque triplé, ouvre l'accès à l'âge des maladies métaboliques, la petite cinquantaine : le diabète, l'athérosclérose, l'hypertension, l'obésité...

La justification des standards alimentaires recommandés est à la fois empirique et scientifique. Comme souvent en nutrition humaine, c'est l'observation des faits et leur répétition qui conduisent à se poser la question de la justification physiologique. Les faits conduisent le Pr Albert Creff, en 1958, à établir que les meilleurs résultats sportifs sont obtenus quand l'alimentation s'inscrit dans les proportions actuellement reconnues. C'est ce qu'il a observé après avoir suivi sur plus de cinq ans une centaine de sportifs de haut niveau, hommes et femmes, dont il a fait varier les rations alimentaires jusqu'à ce que soit atteint un optimum de performances[3]. Les connaissances actuelles en physiologie de la nutrition nous permettent de justifier ces choix. Les trois grandes voies du métabolisme conduisant à la transformation des nutriments soit en énergie, soit en réserve énergétique, soit en tissus, soit en éléments intervenant dans les réactions chimiques de l'organisme, interagissent. Ce qui concerne l'une concerne aussi l'autre. Trop de glucides conduisent à faire du gras, trop peu à brûler des protéines. Trop de protéines fatiguent le rein, trop peu ne permettent pas une couverture suffisante en acides aminés essentiels. Trop de lipides favorisent l'obésité mais aussi l'athérosclérose, trop peu empêchent les apports suffisants en acides gras indispensables. Il existe beaucoup d'autres interférences, enzymatiques[4] en particulier, qui toutes concourent à faire que les différents nutriments de la ration alimentaire doivent cohabiter dans des proportions déterminées pour que le rendement soit le meilleur possible.

Qu'est-ce que l'équilibre alimentaire ?

Dans le domaine du contrôle du poids, respecter l'équilibre alimentaire est aussi le meilleur moyen, pour peu que les apports caloriques soient adaptés, de faire de l'énergie et non du gras. Par contre, dès qu'il s'agit de perdre des kilos, il devient nécessaire de modifier ces rapports dans un sens ou dans l'autre. Un régime hypocalorique aura souvent des apports en glucides inférieurs à 50 % car il est plus facile de diminuer l'apport calorique en restreignant les glucides et en modérant les lipides, ce qui donne en général une répartition : Protéines (P) = 25 %, lipides (L) = 40 % et Glucides (G) = 35 %. Un régime pauvre en aliments glucidiques ou *low carb* sera par le jeu des proportions très hyperlipidique, soit P = 18 %, L = 70 %, G = 12 %. Un régime hyperprotéiné sera par contre hypolipidique et hypoglucidique, soit P = 45 %, L = 20 %, G = 35 %. Chez un sujet à gros appétit, un régime hyperlipidique sera souvent hypercalorique à ses débuts, dans la mesure où 1 gramme de lipides vaut 9 kilocalories, alors qu'un régime hyperprotidique sera plutôt normocalorique, 1 gramme de protéines ne valant que 4 kilocalories. Mais dans les deux cas, après quelques semaines, compte tenu d'une part de l'écœurement dû à l'excédent de corps gras et d'autre part de l'effet satiétogène des protéines, les deux types de régimes deviendront hypocaloriques. Un régime hyperglucidique quant à lui sera presque toujours hypocalorique, autour de 1 000 kilocalories et aura une répartition du type, P = 7 %, L = 20 % et G = 73 %.

L'équilibre alimentaire ne se définit pas seulement en fonction des calories, quantité et provenance. Il nécessite également la couverture par l'alimentation de tous les autres besoins nécessaires et suffisants au développement, à l'activité, à l'entretien, à la reproduction et au vieillissement naturel de l'organisme. Ce qui pose le problème des risques encourus lors d'une modification importante de la ration alimentaire, non seulement sur la croissance, s'il s'agit d'un enfant ou d'un adolescent, mais aussi sur le vieillissement, autrement dit sur la qualité de fin de vie.

Nos besoins en protéines, en lipides, en glucides

On sait, par exemple, qu'il existe un besoin minimum en protéines de bonne valeur biologique, donc d'origine animale de préférence, de 0,80 gramme par kilo de poids corporel[5]. Cet apport permet d'assurer l'entretien et le renouvellement des tissus dans des conditions normales. Cela représente, quotidiennement, pour une personne de 70 kilos, 56 grammes de protéines, soit environ

280 grammes de viande, poisson ou volaille, ou 700 grammes de fromage blanc maigre, ou une douzaine de yaourts nature. Négliger ces apports nutritionnels conseillés risque de fatiguer et de diminuer le capital musculaire.

Les besoins en lipides sont d'un autre ordre. Tout régime pour mincir tend à les limiter puisque ce sont eux qui sont principalement en cause dans la surcharge pondérale. Toutefois, la graisse et plus particulièrement les acides gras qui la composent n'ont pas tous la même importance. Il existe des acides gras, dit polyinsaturés (AGPI) que l'organisme ne sait pas fabriquer et qui sont indispensables à la protection cardio-vasculaire. C'est le cas de l'acide alpha-linolénique, encore appelé oméga-3 (ω-3), qui empêche la formation de caillots dans le sang. Heureusement pour le régime, il en faut très peu, mais un apport de 2 grammes par jour est essentiel[6]. Les acides gras monoinsaturés (AMI) ont également une grande importance dans notre alimentation, compte tenu des effets favorables qui leur sont aujourd'hui reconnus, eux aussi, pour la prévention des maladies cardio-vasculaires. Par rapport aux polyinsaturés, indispensables, dont nous venons de parler et dont les besoins sont clairement définis, ils ont une fonction protectrice généraliste qui conduit à revoir les standards jusque-là définis sur la base des 3/3 (1/3 de saturés, 1/3 de monoinsaturés et 1/3 de polyinsaturés). En fait, il serait souhaitable qu'ils représentent désormais 50 % des apports en acides gras et que les saturés soient réduits à la portion congrue.

Cela fait la part belle aux poissons gras et semi-gras, riches en oméga-3 mais également en AGMI et aux huiles riches en AGMI comme l'huile d'olive (71 %) ou à la fois riche en oméga-3 et en AGMI (64,3 %) comme l'huile de colza. Dans la pratique, consommer 3 fois par semaine du poisson, gras de préférence (saumon, hareng, maquereau...), et assaisonner les crudités avec de l'huile de colza en alternance avec de l'huile d'olive est suffisant. Ce qui veut dire qu'un régime très hypocalorique ou hyperprotéiné n'assure pas la couverture nécessaire en oméga-3 et en AGMI.

Les glucides complexes sont, en général, les parents pauvres des régimes à la mode. Et c'est très regrettable, car ils ont un rôle d'épargne de la masse musculaire. Ils sont dits complexes par opposition aux sucres simples comme le saccharose contenu dans le miel ou la confiture, ou le sucre de table, parce qu'ils sont constitués de longs maillons d'amidon. Leur absorption est beaucoup plus lente ; il se passe jusqu'à huit heures avant qu'ils ne soient transformés à leur tour en sucres simples. On dit pour cette raison qu'ils sont le carburant de l'effort prolongé, le carburant idéal des sports d'endurance. Dans le cas d'une personne forte et sédentaire qui souhaite mincir, il y a de fortes chances pour que l'organisme brûle les glucides si le régime en contient trop, plutôt que la graisse de réserve. Mais si la ration n'en contient pas assez, l'organisme va d'abord se servir dans le capital musculaire et utiliser les acides aminés glucoformateurs[7] pour faire de l'énergie. L'expérience[8] a prouvé que, au-dessous de 50 grammes en moyenne quotidienne d'apports glucidiques, une personne peu active brûle ses muscles et que, au-dessus de 100 grammes, elle fabrique de nouveau du gras. En quantités d'aliments glucidiques, cela représente environ 250 à 500 grammes de pommes de terre, ou 90 à 180 grammes de pain blanc.

Et l'alcool ?

L'alcool est un nutriment à part entière, qui n'est utilisable ni pour le travail musculaire, ni, contrairement à ce que certains imaginent, pour lutter contre le froid. En quantité raisonnable, il est en partie éliminé dans l'air expiré (attention à l'alcootest) et en partie transformé en acide acétique qui fera à son tour du glucose ou du gras. En quantité importante, il est transformé en graisse, mais l'opération implique une oxydation des protéines, ce qui fait que, pour neutraliser l'alcool, l'organisme détruit aussi ses tissus. L'alcool est un nutriment vide de sens pour l'organisme. Il n'apporte rien que les illusions qu'il fait naître. Donc maigrir avec l'alcool, oui, quand les quantités absorbées sont telles qu'une fonte musculaire importante et qu'une cirrhose s'installent. Sinon, l'alcool ne fait qu'augmenter le tissu adipeux et le poids. Mieux vaut en rester à un verre de vin par jour, consommé pour ses propriétés antioxydantes, et qui ne fait jamais que 85 kilocalories. Mais attention aux régimes hypocrites comme celui dit « des buveurs »...

Nos besoins en minéraux

Le calcium, le fer et le magnésium sont les minéraux les plus abondants dans l'organisme, et ceux dont la carence risque d'entraîner les plus grands désordres. Décalcification ou ostéoporose, asthénie et anémie, ou encore nervosisme et anxiété, sont les signes les plus fréquemment observés après des régimes inadaptés poursuivis trop longtemps. Les régimes qui excluent les laitages ou les fromages peuvent être à l'origine d'une fragilisation osseuse. La nature malicieuse, en le combinant à l'acide phytique présent dans le fruit ou le légume, a voulu que le calcium des végétaux ne soit pas facilement absorbable par la cellule intestinale, l'entérocyte. Heureusement, il existe des eaux minérales riches en calcium, Contrexéville, Hépar, encore faut-il ne pas les oublier. Les besoins estimés d'un homme adulte sont de 900 milligrammes par jour[9]. C'est ce qu'apportent 2 litres de Contrex.

Le fer sert à la synthèse de l'hémoglobine. Il est récupéré après la destruction du globule rouge pour être réutilisé. Il fonctionne pratiquement en circuit fermé et les quantités éliminées chaque jour sont très faibles. Mais certains facteurs physiologiques, comme les règles ou une simple plaie, peuvent augmenter ces pertes. L'alimentation doit compenser ces pertes. Mais, comme pour le calcium, le fer des végétaux – on pense aux lentilles (plus qu'aux épinards !) – est moins bien assimilé que le fer contenu dans les produits carnés. Certaines boissons comme le thé, consommées en trop grande quantité, empêchent son absorption. Les apports conseillés sont de 9 milligrammes par jour pour un homme adulte et de 16 milligrammes pour une femme réglée. Ces chiffres ne peuvent être atteints que très difficilement avec des régimes qui excluent totalement les protéines animales. Par contre 100 grammes de foie ou de boudin noir couvrent très largement ces besoins quotidiens.

Les apports nutritionnels conseillés en magnésium sont de 350 milligrammes par jour[10], mais des études, tant en France qu'aux États-Unis et au Japon, montrent que ces chiffres sont loin d'être atteints par les populations observées. La consommation de produits raffinés, une alimentation moderne de type « snack », la diminution des apports énergétiques, chez les femmes en particulier, en sont responsables. De même, les cultures intensives « lavent-elles » les champs, et les produits céréaliers sont-ils aujourd'hui moins riches en magnésium qu'hier. Une alimentation riche en magnésium suppose la consommation de fruits oléagineux, amandes, cacahuètes, pistaches... (250 à 130 milligrammes de magnésium pour 100 grammes de produit), de produits céréaliers, type céréales à petit déjeuner (plus de 300 milligrammes pour 100 grammes) ou de cacao en poudre (467 milligrammes pour 100 grammes), denrées qui sont prohibées dans les régimes hypocaloriques. Demeurent alors les eaux minérales avec 110 milligrammes de magnésium par litre d'Hépar.

Les oligoéléments comme le zinc, le cuivre, le sélénium, le chrome et beaucoup d'autres, sont présents en très petites quantités dans l'organisme et, paradoxalement, les effets de leurs carences sont plus tardifs. Mais les perturbations du métabolisme induites relèvent surtout des mécanismes protecteurs antioxydants, qui perdent alors de leur efficacité. En clair, le vieillissement est accéléré. Seule une alimentation variée et diversifiée permet d'assurer à coup sûr des apports suffisants. Que penser alors d'un régime hyperprotéiné ou d'un régime basses calories ?

Nos besoins en vitamines

Certaines vitamines sont, elles aussi, indispensables et un déficit d'apport prolongé peut avoir pour le coup des conséquences graves.

Les trois grandes vitamines antioxydantes, A ou la vitamine A végétale, le bêtacarotène, C et E, ont une complémentarité d'action. En fonction de leur solubilité soit dans l'eau (la vitamine C) soit dans les lipides (la vitamine E et le bêtacarotène), elles sont susceptibles d'agir dans tous les compartiments de l'organisme. La vitamine C piège les radicaux libres du plasma, milieu aqueux, alors que la vitamine E et le bêtacarotène protègent les membranes cellulaires de nature essentiellement lipidique. La vitamine C, dont l'action antioxydante est peut-être moins décisive que celle de la vitamine E, a par contre un rôle de régénération de celle-ci lorsqu'elle est oxydée par les radicaux libres. Quant à l'association vitamine C-vitamine E-bêtacarotène, elle diminue les risques de décès par maladies infectieuses, diminue également par deux les taux de cancer et améliore les fonctions de mémorisation. Il est de fait que la mortalité est plus grande, toutes causes confondues, chez les sujets dont le statut en vitamines antioxydantes est bas. Cela concerne toutes les personnes dont les habitudes alimentaires laissent peu de place aux fruits et aux légumes ou qui suivent un régime alimentaire particulier. Un régime hyperlipidique riche en corps gras ne sera certainement pas carencé en vitamines A et E, mais en vitamine C à coup sûr. Un régime hyperprotéiné sera par contre déficient en vitamines A et E.

Les vitamines du groupe ou « complexe » B participent de tous les métabolismes. Elles interviennent soit comme catalyseurs, soit comme cofacteurs des réactions biochimiques permettant à la fois la libération de l'énergie, l'entretien et la réparation des tissus. Ces substances ont en commun d'être solubles dans l'eau, autrement dit dans le plasma, de ne pouvoir être synthétisées par l'organisme et par conséquent de devoir être apportées par l'alimentation. En fait, la notion d'essentialité et une meilleure connaissance des phénomènes métaboliques nous permettent de resserrer le groupe autour de cinq éléments dont l'absence, possible en cas de restrictions alimentaires, a des répercussions éventuellement graves : B1 ou thiamine, B3 ou PP ou niacine, B6 ou pyridoxine, B9 ou acide folique, B12 ou cyanocobalamine.

La thiamine (B1) joue un rôle essentiel dans le métabolisme des glucides et de l'alcool. Elle intervient au niveau de la transformation du glucose en énergie. Le béribéri observé en Extrême-Orient, suite à un déficit d'apport, est une maladie liée à la consommation quasi exclusive de riz poli et décortiqué, la vitamine se trouvant dans le son n'étant pas absorbée. L'affection se traduit par une grande faiblesse musculaire, une insuffisance cardiaque et des paralysies. Dans nos pays, hormis les troubles neurologiques graves que l'on trouve chez les grands alcooliques, un manque de vitamine B1 peut être responsable d'anorexie et de perturbations psychiques – irritabilité ou dépression. Comme cette vitamine interfère avec les autres vitamines du « complexe » B (B3, B6, B9), son déficit retentit sur le fonctionnement de l'ensemble. Un régime alimentaire qui exclurait les céréales complètes et les légumineuses risquerait d'être carencé en B1.

La niacine (B3) remplit également un rôle au niveau du métabolisme des glucides, mais aussi des synthèses des acides gras, du cholestérol et de ses dérivés, hormones stéroïdiennes et acides biliaires entre autres. Sa carence est responsable d'une maladie appelée « pellagre » qui se traduit au niveau de la peau par des taches, une démangeaison, un eczéma, mais aussi par des inflammations de la bouche, de la langue et de la muqueuse intestinale. La maladie s'accompagne encore de troubles nerveux, comme un mal à la tête ou encore des vertiges et des névralgies. Des signes *a minima* pourraient être observés chez des personnes pratiquant certains régimes dissociés type protéines-végétaux. Une consommation régulière de foie de veau les mettrait à l'abri de ce genre de carence.

La pyridoxine (B6) est associée à près d'une centaine d'enzymes participant au métabolisme des acides aminés, constituants des protéines. Il existe un lien entre la quantité de protéines consommées et les besoins en vitamine B6 et il pourrait apparaître des carences quand cette quantité de protéines tend à diminuer. Certains traitements, en particulier les œstroprogestatifs, peuvent entraîner une carence en B6, et il semblerait que 30 à 40 % des femmes sous pilule aient une carence de ce type se manifestant par un état dépressif. Hormis la levure et certaines préparations de céréales à petit déjeuner, les poissons gras sont de bons pourvoyeurs de B6. Imaginons une jeune femme sous pilule qui suit un régime hyperglucidique, type « riz »[11], il serait étonnant qu'elle mène à bien sa cure de réduction pondérale sans s'effondrer en larmes un matin.

L'acide folique (B9) joue un rôle dans la synthèse des acides nucléiques, ADN et ARN, et sa carence entraîne un ralentissement des divisions cellulaires, tant au niveau des globules rouges (anémie), que des cellules de l'immunité ou encore de l'absorption intestinale. Mais il intervient également au niveau du métabolisme cérébral dans la synthèse des neuromédiateurs[12]. La carence en vitamine B9 est plus fréquente qu'on ne pense et souvent méconnue. Elle résulte tant d'une insuffisance d'apport que d'une augmentation des besoins. Les régimes amincissants déséquilibrés militent en faveur de la première cause tandis qu'une consommation abusive d'alcool ou de tabac génère des besoins qui ne sont pas couverts. Des études ont montré qu'un déficit en acide folique s'accompagnait de troubles du comportement. Il existe, en particulier au plan intellectuel, une relation directe entre la capacité d'abstraction et le statut vitaminique. Un régime hyperprotéiné ne comportant ni produits céréaliers ni légumineuses, ou encore un régime basses calories, dans lequel les quantités sont comptées, risque d'entraîner rapidement une carence en B6, une anémie ou du moins un ralentissement des capacités intellectuelles.

La cyanocobalamine (B12) est la vitamine anti-anémique par excellence. Sa carence est responsable de la maladie de Biermer, également appelée anémie pernicieuse. Liée aux protéines, elle n'est présente que dans les aliments d'origine animale. Son absorption intestinale dépend de la présence d'une substance protéique sécrétée par l'estomac et appelée facteur intrinsèque. La pilule et l'alcool diminuent son absorption. Un régime strictement végétalien, c'est-à-dire dépourvu de toute source de protéines animales pourra à terme induire une carence, donc une anémie, d'autant plus s'il s'y ajoute un déficit d'apport en fer héminique[13].

Les bienfaits des fibres

Les fibres alimentaires sont pour la plupart des glucides complexes indigestibles. Leur rôle préventif est important, tant au niveau des cancers du côlon que de la tolérance au glucose et du profil lipidique. Ce sont essentiellement des constituants végétaux, pectines, lignine, cellulose, hémicelluloses, ou encore, alginates, carraghénanes ou gommes. Elles sont apportées par les céréales, les fruits, les légumes secs et les légumes verts de l'alimentation.

Leur grande capacité à retenir l'eau entraîne une augmentation de volume du transit intestinal et une accélération des matières, d'où un effet anticonstipation, mais également une prévention de l'apparition de diverticules, petites anfractuosités de la paroi, promptes à s'enflammer et à s'infecter. Cette augmentation de volume et l'accélération du transit qui en résulte permettent de diluer les substances cancérigènes de l'alimentation et de réduire leur temps de contact avec la muqueuse, d'où un effet protecteur contre les cancers du côlon. De même, une alimentation riche en fibres tend-elle à restreindre la consommation de corps gras et de sucres raffinés dont l'excès est associé naturellement au risque de cancer digestif.

En ce qui concerne le sucre dans le sang, les fibres abaissent l'index glycémique du repas où elles sont incorporées, c'est-à-dire limitent la sécrétion d'insuline qui en résulte normalement et, par conséquent, contribuent à normaliser la glycémie.

Sur le plan du métabolisme des graisses, 20 grammes de fibres par jour font baisser le taux de LDL-cholestérol[14] de 50 milligrammes par litre, en augmentant l'excrétion des sels biliaires. Il s'ensuit une synthèse hépatique accrue de ceux-ci et par conséquent des besoins en cholestérol plus importants car il s'incorpore à eux, d'où sa baisse dans le sang. Elles diminuent également l'absorption intestinale du cholestérol contenu dans les aliments.

L'intérêt des fibres dans l'alimentation, en termes de santé, de prévention et donc d'espérance de vie est considérable. Un régime hyperlipidique, qui supprime toutes les sources de fibres, n'est pas sans risques, surtout s'il est poursuivi pendant plusieurs mois.

Pourquoi faut-il boire beaucoup ?

L'eau, de tous les éléments, est sans doute le plus essentiel... Absence d'eau signifie absence de vie. Ne pas boire du tout conduit au bout de vingt-quatre heures à des troubles neurologiques graves puis au coma et à la mort, alors qu'il est possible de survivre plusieurs semaines sans manger. Elle représente en moyenne 60 % de la masse corporelle, dont 2/3 à l'intérieur des cellules. Un individu pesant 70 kilos renferme 42 litres, ou kilos, d'eau. Elle est un lieu d'échanges et un moyen de transport des substances à l'intérieur de l'organisme. Lieu de l'ensemble des réactions biochimiques, elle est à la fois le témoin et l'acteur de tous les phénomènes de transformation, tant dissolution qu'élaboration, des hormones et de l'énergie. Elle véhicule les nutriments et les déchets et tous les produits indispensables au fonctionnement du corps. Et aussi la chaleur, celle produite par le travail musculaire : c'est l'eau sécrétée à la surface de la peau par les glandes sudoripares qui permet, en s'évaporant, d'éliminer de la chaleur ; ce système de refroidissement de l'organisme est très efficace puisque, avec 1 litre de sueur évaporé, il est possible d'éliminer près de 600 kilocalories.

Il faut donc boire pour, en toutes circonstances, éliminer au moins 1,5 litre d'urine par jour, ce qui correspond à la quantité de liquide, excrétée au niveau du rein, susceptible d'évacuer efficacement les déchets du métabolisme, l'urée et l'acide urique entre autres. Ceux-ci peuvent être à l'origine d'infections urinaires ou de coliques néphrétiques et contribuent, s'ils ont été insuffisamment drainés, à ralentir la machine. Boire en quantité suffisante permet également, grâce aux eaux minérales, d'assurer des apports en calcium et en magnésium suffisants.

Des régimes comme la macrobiotique peuvent s'avérer dangereux dans la mesure où l'eau ne fait pas partie des recommandations principales.

Et les compléments, suppléments et substituts alimentaires ?

Par principe, tout régime qui fait appel à des spécialités pharmaceutiques pour compenser les manques qu'il occasionne est un constat d'échec. Échec parce que c'est admettre que la manipulation alimentaire proposée est nutritionnellement médiocre. Échec aussi parce que la vitamine ou l'élément minéral apporté en complément, pour ne pas dire en remplacement, n'est que difficilement absorbable dès lors qu'il est détaché d'un contexte alimentaire normal. En fait, proposer toute une gamme de produits d'accompagnement avec l'air de dire : « Au moins, on pense à votre santé ! » n'a rien de rassurant. Une liste de suppléments sous forme de préparations phytothérapiques ou de tisanes, épuratives, diurétiques, digestives, détoxifiantes, accompagnées d'enzymes brûleuses de graisse, nous suggère que le régime est bien peu efficace par lui-même puisqu'il lui faut tant d'adjuvants. Quant aux substituts alimentaires ou substituts de repas, ils créent une situation qui n'existe pas dans la nature et figent le consommateur dans une attitude dépendante tout autant du fabricant que de l'habitude prise, qui exclut tout retour à une alimentation normale... sauf à reprendre le poids perdu.

Faut-il pour autant considérer qu'il est inutile de prendre des vitamines ou des minéraux au cours d'un régime ? En théorie oui, dans la mesure où le régime est de bonne densité nutritionnelle, qu'il comporte des fruits et des légumes et que les apports caloriques sont suffisants pour garantir les quantités de micronutriments minimales nécessaires. Mais en pratique, si les choses se passent bien, la tendance sera à la diminution de l'appétit et des calories donc des apports en micronutriments. Il appartient au diététicien, à la diététicienne ou au médecin nutritionniste d'être attentif. En cas de besoin, une cure de quelques semaines de magnésium accompagné d'un comprimé de polyvitamines suffit largement à corriger les manques potentiels.

L'interdépendance des aliments

L'équilibre alimentaire se définit autour d'apports nutritionnels « naturels » qui permettent un optimum de fonctionnement et assurent une vie plus longue et de meilleure qualité. Deux principes le résument, l'interdépendance et la densité nutritionnelle.

L'interdépendance concerne les macronutriments dans leurs rapports les uns aux autres au centre des réactions biochimiques de l'organisme, mais elle existe aussi plus simplement au niveau de l'absorption des éléments minéraux et des vitamines par la cellule intestinale. L'absorption du fer sera facilitée, bien qu'il ne soit pas sous forme héminique, si l'aliment contient aussi de la vitamine C. C'est le cas de la pomme de terre. Dans le cas des lentilles, qui ne contiennent pas de vitamine C, le fer sera mieux absorbé si un agrume, riche en vitamine C, est consommé au cours du repas. La présence de protéines facilite l'absorption du calcium ; c'est la raison pour laquelle le lait et les produits laitiers en sont considérés comme d'excellents pourvoyeurs. À l'inverse, trop de fibres limite l'absorption des éléments minéraux. Pour résumer, l'alimentation équilibrée est une pièce de théâtre en un seul acte, une seule scène et où tous les acteurs jouent en même temps.

La densité nutritionnelle d'un aliment rend compte de ce qu'il apporte en plus de sa valeur énergétique. La densité énergétique ne concerne que les calories libérées. Un exemple simple : comparons un verre de 20 centilitres de lait et la même quantité de soda à base de cola. L'un et l'autre ont la même valeur calorique, environ 100 kilocalories, mais le premier apporte des protéines de bonne valeur biologique, du calcium et de la vitamine D, le second n'apporte rien que des sucres simples, l'équivalent de près de 5 morceaux de sucre ! Il y a les calories pleines d'un côté et les calories vides de l'autre. Aussi faut-il en toutes circonstances favoriser la densité nutritionnelle plutôt que la densité énergétique ; or seule le permet une alimentation diversifiée.

Un régime peut-il garantir la couverture des besoins nutritionnels ?

Un régime amincissant peut-il garantir le respect des apports nutritionnels conseillés, prendre en compte le principe d'interdépendance et assurer une bonne densité nutritionnelle ? On serait tenté de répondre non car, que l'on diminue de façon significative les apports caloriques ou que l'on minimise un nutriment par rapport aux autres, l'équilibre alimentaire est dans les deux cas aussitôt perturbé. Lorsque les AETQ descendent en dessous de 1 400 kilocalories, il devient impossible, en pratique, de faire figurer au menu tous les aliments indispensables. Les alimentations basses calories sont confrontées à ce problème. Imaginons par ailleurs un régime où les calories ne sont plus prises en compte mais où chaque jour n'est consommée qu'une catégorie d'aliments (c'est le cas d'un régime dissocié pur), qu'en est-il du principe d'interdépendance et de la bonne utilisation des micronutriments ? Leur absorption est certainement compromise. Autre question : quel peut être le statut vitaminique et minéral d'un régime hyperprotéiné ? *A priori*, faible à inexistant. À l'opposé, un régime hyperglucidique peut-il garantir des apports suffisants en protéines de bonne valeur biologique ? À l'évidence, non. Où est passée la vitamine C dans un régime hyperlipidique ? À la trappe...

Ne plus faire de régimes ? Le mieux serait effectivement de ne pas avoir besoin d'en faire. Facile à dire lorsqu'on est mince... Il n'existe pas malheureusement aujourd'hui d'autre moyen, hormis la maladie, de perdre du poids relativement rapidement. Aussi faut-il bien choisir son régime et prendre en compte ses points forts et ses faiblesses, en sachant que tout est affaire de compromis.

Heureusement, densité énergétique et densité nutritionnelle sont liées par une relation inverse. En général les aliments qui ont la plus forte densité nutritionnelle ont une densité énergétique modeste, comme les fruits, les légumes, les laitages, les pommes de terre, les lentilles ou le riz complet, les viandes et les poissons maigres. À l'opposé, des aliments à forte densité énergétique ont souvent une densité nutritionnelle faible, comme les pâtisseries, les barres chocolatées, les charcuteries grasses et les fritures. Malheureusement pour les gros mangeurs, force est de constater qu'une bonne densité nutritionnelle va en principe de pair avec une densité énergétique raisonnable. Diminuer les calories n'est donc pas obligatoirement synonyme d'appauvrissement de la ration alimentaire en micronutriments. Et certains régimes pauvres en graisses et en sucres simples pourront être riches en vitamines, en minéraux, et en fibres, et permettre des apports protidiques suffisants.

Qu'ils diminuent la masse maigre est un reproche souvent adressé aux régimes « miracles » qui ont tendance à confondre « un peu » avec « pas du tout ». La fonte musculaire est toujours en rapport soit avec une insuffisance d'apport en protéines, soit avec une absence de glucides complexes malgré la présence de protéines. Sont en cause les régimes hyperglucidiques et les régimes hyperprotéinés. Un régime hyperglucidique, bien que théoriquement dépourvu de protéines animales, peut malgré tout garantir un statut protéinique suffisant et préserver la masse maigre. Les protéines végétales sont déficientes en acides aminés soufrés, lysine ou méthionine, ce qui explique leur moins bonne valeur biologique. Il suffit d'associer celles qui sont déficientes en l'un avec celles qui sont déficientes en l'autre et le tour est joué – par exemple en associant des produits céréaliers avec des légumineuses. Un régime hyperprotéiné devra quant à lui être associé à des céréales ou à des légumineuses en petites quantités afin d'empêcher le catabolisme[15] musculaire. Que le régime soit hyperprotéiné ou hypoglucidique hyperlipidique, l'absence de glucides empêche la synthèse des lipides, et les acides gras libres en excès sont transformés en corps cétoniques qui sont à l'origine d'une diminution du pH sanguin, c'est-à-dire une acidification. Cette cétose[16] a un effet coupe-faim qui conduit à diminuer de plus en plus la ration alimentaire jusqu'à, parfois, un état de semi-jeûne, d'excitation et d'euphorie s'accompagnant d'un sentiment de puissance et de libération. D'un côté, l'impossibilité de faire du gras et la transformation de la graisse en produits susceptibles d'être utilisés pour faire de l'énergie est une opération souhaitable et bénéfique dans le cadre d'un régime amincissant, à plus forte raison s'il existe de surcroît un effet anorexigène. Mais, de l'autre côté, la restriction alimentaire qui s'ensuit a un effet désastreux sur le métabolisme, qui augure mal de la stabilisation ultérieure du poids.

Combien de temps ?

Chaque grand type de régime a ses qualités et ses défauts, ses avantages et ses inconvénients, mais, nous l'avons dit, le résultat au bout du compte est une diminution des apports caloriques. La contrepartie vient du métabolisme de base, qui a tendance à diminuer lui aussi, ce qui peut conduire à une situation aussi désagréable que paradoxale : être condamné à manger chaque fois un peu moins pour continuer à maigrir un peu plus. C'est là qu'intervient le facteur temps. Combien de temps un régime demeure-t-il efficace ? Si l'on excepte la lente diminution du métabolisme, deux éléments entrent en compte : la lassitude personnelle et la pression de l'environnement. La lassitude vient de la routine qui s'installe au quotidien et qui fait que les aliments finissent au fil des jours par revenir, semblables à eux-mêmes. La diversification n'est plus de mise et, l'ennui aidant, il n'est pas rare que des sucres simples pénètrent par effraction dans la ration alimentaire. Ces derniers vont entraîner des sécrétions irrégulières d'insuline génératrices de fringales et de compulsions. Le régime devient chaotique, les résultats ne sont plus à la hauteur des espérances, le doute s'installe. C'est le moment pour l'environnement de se manifester en se montrant plus pressant, quand justement la volonté tend à faiblir. Le fait que le candidat au régime ait failli donne des arguments à l'entourage pour suggérer des dérogations. De glissements furtifs en véritables transgressions, le régime cesse d'agir. Cette situation est à craindre quand la ration alimentaire commence à se désorganiser. La clé du succès n'est pas toujours dans la volonté, souvent inconstante, mais plutôt dans la capacité d'organiser ses repas, de prévoir la veille ce que l'on va manger le lendemain, accessoirement où et avec qui. De même, lorsque le petit déjeuner se restreint pour des raisons d'horaires ou que le déjeuner se réduit à un sandwich pour des raisons de travail, l'échec est à redouter.

Au bout de combien de temps ? Trois jours, six semaines, six mois ? Selon notre expérience, les meilleurs résultats sont obtenus sur quatre mois. Au-delà, les contraintes du métabolisme se font sentir, la motivation se fragilise, l'entourage reprend ses droits et le poids tend à se stabiliser. Il est vrai que ce n'est pas en quatre mois que l'on va perdre raisonnablement 30 ou 50 kilos ! De tels objectifs supposent une perte de poids étalée sur deux ou trois années, avec une densité énergétique modeste et une densité nutritionnelle élevée, en sachant que, sans une activité physique associée, l'effet sera inconstant et la reprise quasi obligée. Le drame de ces grands obèses qui, une vie durant ou presque, vont lutter pour se stabiliser sur une base de poids acceptable, après parfois plusieurs dizaines de tentatives, c'est de ne pouvoir s'octroyer la moindre dérogation sans que le prix pondéral à payer soit exorbitant. Cette condamnation à éparpiller ses haricots verts dans son assiette alors que les autres convives se régalent ne serait pas devenue une fatalité si les trop nombreux régimes entrepris précédemment avec plus ou moins de succès n'avaient été excessifs. Excessifs parce que exagérément restrictifs – régimes très basses calories ou exclusifs, régimes hyperprotéinés ou hyper lipidiques, ou simplement absurdes, *fad diets*. Chaque fois, il s'est ensuivi une perte de tissu adipeux mais aussi une perte de masse maigre. Quel que soit le poids perdu, si le rapport masse maigre-masse grasse demeure identique à celui du départ, la reprise est systématique, car le métabolisme a diminué un peu plus encore. Il ne faut pas rêver, c'est d'abord le muscle qui travaille, qui brûle de l'énergie donc du gras dans l'organisme. Le gras n'est qu'un tissu de stockage, un lest inerte. Plus la masse maigre, le muscle, est importante, plus le métabolisme est élevé et plus durable est la perte de poids.

Lorsque la réduction pondérale attendue n'excède pas 10 kilos, il est illusoire de poursuivre le régime au-delà de six mois, sauf à s'installer dans le déséquilibre à vie. Prétendre s'imposer un semi-régime au fil du temps, dans la mesure où justement le véritable régime n'est plus suivi ou n'agit plus, avec l'espoir au moins de ne pas reprendre, est inefficace et dangereux. Inefficace parce que ce qui fait que le régime ne fonctionne plus, le comportement, n'a pas changé et sera à l'origine d'une reprise de poids. Dangereux car, le plus souvent, les restrictions portent sur des catégories alimentaires comme les féculents ou les fruits alors que les sucres rapides ont repris leur droit de cité et que les graisses occupent à nouveau l'espace de cuisson. Le régime, par vocation, ne sert qu'à perdre du poids ; il n'en permet pas la stabilisation, sauf à faire un autre régime approprié. De même, faire carême chaque année pour tenter d'endiguer l'inflation pondérale revient à perdre un peu moins chaque fois et à reprendre, hélas, un peu plus. La perte de poids est du domaine provisoire de l'assiette, sa non-reprise relève du domaine durable du comportement.

Changer de comportement alimentaire

Un régime amincissant qui n'intègre pas un enseignement propice à modifier le comportement tant alimentaire que relationnel est voué à un échec à court terme. L'équilibre alimentaire, physiologique et biologique, tel que nous l'avons défini, est la substance même du « bien manger », mais si le régime n'y prépare pas ou ne permet pas d'y accéder spontanément, l'après-régime sera tout aussi désordonné que l'avant-régime.

Un régime à calories contrôlées mais de bonne densité nutritionnelle n'aura pas de peine à déboucher sur une alimentation équilibrée dans la mesure où il suffira simplement d'augmenter les quantités. Il en sera de même avec un régime hyperprotidique, utilisant les aliments protidiques naturels et contrôlant seulement les apports en hydrates de carbone et en lipides sans les exclure. Ce ne sera pas le cas avec un régime dissocié qui n'intègre pas la notion de complémentarité des nutriments. Les régimes axés sur un nutriment majoritaire, hyperprotéinés, hyperlipidiques ou hyperglucidiques, nécessiteront un total réapprentissage alimentaire.

Modifier la relation que l'on a à l'aliment est tout aussi indispensable. Cette relation dépend de nombreux facteurs qu'il est souvent difficile d'isoler les uns des autres, mais qui mènent tous à des conduites addictives[17] : du simple grignotage à l'accès boulimique en passant par l'envie irrésistible de manger – le *craving* anglo-saxon – et son assouvissement au travers de la compulsion. Ces facteurs d'ordre hédonique, affectif et émotionnel ou symbolique, psychologique, relationnel et culturel, ont des conséquences physiologiques. Les modifications successives de l'insulinémie induites par un comportement alimentaire anarchique amplifient en retour les troubles jusqu'à leur explosion en accès boulimiques où sont mêlés tout à la fois douleurs dans le ventre, vomissements, angoisse et honte.

Dans une telle situation, où les compulsions tout comme les accès de vomissement concourent à appauvrir la ration en nutriments essentiels, il vaut mieux envisager un régime à fort pouvoir satiétogène, selon lequel certains aliments pourront être consommés à volonté. Une structuration des prises alimentaires, autrement dit leur répartition en quatre ou cinq prises sur la journée, maintient une insulinémie basse et stable. En supprimant la composante physiologique de la compulsion, le travail psychologique est facilité. La régularité des prises alimentaires et un intervalle n'excédant pas quatre à cinq heures entre chacune d'entre elles permettra, en restaurant des conditions naturelles de sécrétion d'insuline, d'espacer les épisodes compulsifs dans le temps. Cela fait également partie de l'aspect pédagogique du régime. Imaginons, dans la même situation, de compter les calories avec parcimonie, d'accorder à chaque aliment une place incontournable et obligée en termes d'équilibre alimentaire. Comment tenir le coup durablement sans se précipiter pour engouffrer dans le temps le plus court possible la plus grande quantité de nourriture possible, au-delà de toute satiété et parfois même au-delà de la contenance gastrique ? C'est ça, la boulimie... Imaginons, d'une manière plus générale, les conséquences probables de ce même régime sur le comportement à venir. En imposant un modèle alimentaire présenté comme propice à l'amaigrissement à une personne psychologiquement fragilisée, on l'expose brutalement à un double désaveu d'elle-même, celui de son apparence parce qu'elle diffère des normes en vigueur et celui de son alimentation parce qu'elle est considérée comme mauvaise. Cette situation conduit à l'installation d'un état de restriction alimentaire volontaire et chronique, qui s'accompagne au fil du temps d'un sentiment de privation, puis de frustration, qui risque d'induire une conduite obsessionnelle. C'est ce qu'on appelle en termes savants la « restriction cognitive[18] ». Le résultat le plus fréquent est à l'inverse de celui qu'on attend, la désinhibition suit de près l'inhibition, et, au lieu de mincir et de mieux manger, la personne grossit et son alimentation se déstructure. Cela est la conséquence d'un régime antipédagogique.

Au-delà de la relation à l'aliment, il y a la relation à l'autre autour de l'aliment. La bonne chère a souvent tenu lieu, dans les familles, de conversation ; « Tais-toi et mange ! » dit-on à l'enfant. Une alimentation sucrée et grasse endort les colériques et calme les excités. Les maîtresses de maison contrôlent ainsi les mâles de la famille qu'elles gavent pour avoir la paix. Il ne faut pas chercher plus loin l'origine de certaines obésités. Mais il faut ajouter que la peur de la solitude peut conduire à multiplier les rencontres festives où l'aliment est l'élément clé de la relation, le truchement qui permet de tout dire et de ne rien dire, encore une fois l'élément désangoissant. Ce besoin éperdu de contact met à mal bien des régimes et prédispose à des surcharges rétives à toutes tentatives de réduction. Nous avons dit déjà que le poids isolait, dans tous les sens du terme et c'est bien un paradoxe qu'il faille manger et grossir pour pallier l'isolement. Dans ce cas, un régime qui peut être partagé, en préservant une vie relationnelle, sera sûrement plus efficace qu'un régime qui cantonne à la gamelle et confine au repliement sur soi. L'enseignement du régime est aussi de montrer que l'aliment n'est peut-être pas le seul moyen de communiquer avec l'autre.

Le succès à long terme dépend quant à lui de la capacité que l'on a de bouger plus. Ce qui signifie que si le régime lui-même ne prépare pas à une activité physique ultérieure, il vaut mieux ne rien entreprendre. Car entreprendre pour devoir un peu plus tard recommencer, tel Sisyphe et son rocher, conduit inévitablement à un échec définitif. À chaque régime, l'organisme s'adapte et, de pertes en reprises successives, la capacité à maigrir s'amenuise.

Les cinq questions à se poser avant de choisir

Gros à qui l'on ment, choisir un régime, c'est d'abord mettre toutes les chances de son côté !

Selon vos goûts ou votre tempérament, vous pouvez être tentés par des régimes à la mode qui promettent des résultats rapides sinon durables. Mais il convient avant toute décision de vous poser cinq questions :

— Ce régime épargne-t-il la masse maigre, c'est-à-dire mes muscles ?

— Ce régime ne présente-t-il pas des apports caloriques trop faibles ?

— Ce régime garantit-il des apports suffisants en calcium, en fer, en magnésium, en vitamines antioxydantes A, C et E, en fibres et en eau ?

— Ce régime fait-il la part trop belle aux compléments alimentaires ou aux substituts de repas ?

— Ce régime m'apprend-il quelque chose qui puisse modifier mon comportement ultérieur ?

Autrement dit, ce régime apporte-t-il des protéines de bonne valeur biologique ? A-t-il une densité nutritionnelle suffisante ? Comporte-t-il des hydrates de carbone ? Propose-t-il des produits laitiers, des fruits et des légumes, un peu d'huile, de l'eau à boire et permet-il de remanger normalement ensuite ?

Le mouton à cinq pattes n'existe pas, pas plus que le régime parfait. Mais la médecine n'a aujourd'hui rien d'autre à proposer pour perdre du poids, aussi faut-il faire avec. Ce qui n'empêche pas de réfléchir. Les sept grands types de méthodes amincissantes dont nous allons parler ont leurs avantages et leurs inconvénients, et toutes ne répondent pas nécessairement de façon convaincante aux questions que nous venons de nous poser. Toutefois, sous certaines conditions, elles peuvent garantir des pertes de poids significatives et, avec une pilule d'activité physique, permettre une stabilisation pondérale durable.

V

À l'heure du choix

Le plaisir de manger est le seul qui, pris avec modération, ne soit pas suivi de fatigue.

Anthelme Brillat-Savarin

Quel régime choisir ? Nous avions jusque-là l'embarras du choix. N'importe quelle méthode était la bonne pour peu qu'on en ait parlé dans les médias ou que la voisine ait maigri grâce à elle. Mais nous étions mal informés. Il se trouve que les recettes « miracles » ont tendance à occuper le devant de la scène alors que les méthodes plus sérieuses, moins dangereuses et éprouvées, n'ont pas les premières faveurs.

À présent, vous allez choisir votre régime, celui qui marche ou plutôt : celui qui a le plus de chances de marcher pour vous, selon votre typologie et des critères simples. Attention aux contre-indications médicales ! Il n'est pas très raisonnable d'entamer un régime alimentaire sans avoir vu au moins une fois son médecin. Qu'en pensez-vous ?

Quel type de mangeur(se) êtes-vous ?

Voici, pour commencer, une typologie dans laquelle vous allez sans doute vous reconnaître. Elle rend compte de comportements sociaux alimentaires tels qu'ils ressortent au travers d'études réalisées sur la population française[1] :

— *Les petites mangeuses diversifiées.* Elles mangent peu mais en général équilibré et de tout ; ce sont à 80 % des femmes ;

elles sont âgées de plus de 45 ans ; elles privilégient la densité nutritionnelle plutôt que la densité énergétique ; elles n'ont pas en principe de problème de poids mais elles se surveillent ; leur IMC (indice de masse corporelle) est inférieur à 25 ; elles représentent 15 % de la population ; les petits mangeurs diversifiés existent mais ne représentent que 20 % de ces 15 %.

— *Les gros mangeurs diversifiés.* Ils mangent de tout mais en trop grande quantité ; ce sont à 85 % des hommes ; ils appartiennent à la tranche d'âge des 25-54 ans ; densité nutritionnelle et densité énergétique sont au rendez-vous ; près de la moitié d'entre eux ont un IMC supérieur à 25 ; ils représentent 14 % de la population ; les grosses mangeuses diversifiées ne représentent que 15 % de ces 14 %.

— *Les mangeurs et les mangeuses standard.* Ils comptent autant d'hommes que de femmes, ont bon appétit, sont bons vivants et choisissent plutôt la cuisine de ménage, type blanquette ou bourguignon, que la cuisine moderne ; ils sont âgés de plus de 45 ans ; la densité énergétique a tendance à l'emporter sur la densité nutritionnelle ; près de 40 % d'entre eux ont un IMC supérieur à 25 ; ils et elles représentent 27 % de la population.

— *Les jeunes mangeurs.* Ils sont pour 60 % de sexe masculin ; ils sont adeptes de la restauration rapide type hamburger frites, barres chocolatées et boissons sucrées ; ils ont entre 18 et 34 ans ; la densité nutritionnelle est faible et la densité énergétique forte ; leur IMC est encore inférieur à 25, mais ils représentent les futurs gros ; ils comptent pour 14 % de la population et les femmes 40 % de ces 14 %.

— *Les petites mangeuses pressées.* Elles mangent volontiers dans la rue ou se contentent d'une salade composée avalée rapidement ; elles vont facilement grignoter une barre énergétique ou s'adonner à un substitut de repas ; elles ont moins de 40 ans ; la densité énergétique n'est pas très élevée mais la densité nutritionnelle non plus ; leur IMC est inférieur à 25, mais attention au poids, sitôt qu'elles cessent leur activité professionnelle ; elles représentent 18 % de la population et les hommes comptent pour 30 % de ces 18 %.

— *Les gros mangeurs monotones.* Masculins pour 90 %, ils doivent remplir leur estomac pour se sentir rassasiés et mangent toujours à peu près la même chose, souvent gras ; les boissons alcoolisées font en général partie du menu ; ils ont entre 25 et

54 ans et constituent le vivier de l'infarctus du myocarde ; la densité énergétique l'emporte largement sur la densité nutritionnelle ; l'IMC dépasse 25 pour près de la moitié d'entre eux ; ils représentent 12 % de la population et les femmes sont peu représentées dans ce groupe auquel elles n'émargent que pour 10 %.

Hormis les petites mangeuses diversifiées, tous les groupes alimentaires sont à risque sur le plan du poids à court ou à long terme. Trois groupes, gros mangeurs diversifiés, mangeurs et mangeuses standard, et gros mangeurs monotones, réunissent les tendances de plus de la moitié de la population française, Et cette moitié se caractérise pour plus de 40 % par un IMC supérieur à 25.

Vos spécificités

À côté de cette typologie des habitudes alimentaires des Français, il y a des spécificités qui peuvent également intervenir au niveau du choix du régime. Ce sont le goût, les aversions, l'appétit, le caractère, le lieu où s'alimenter, l'activité physique, le prix de revient de l'alimentation et les contre-indications médicales. En voici quelques exemples.

À chacun son régime

• Vous êtes plutôt une femme, et vous êtes préoccupée par votre santé, ou du moins souhaitez-vous rester longtemps en bonne santé. Vous êtes prête à faire attention à ce que vous mangez, l'équilibre alimentaire vous intéresse et le PNNS[2] est presque votre livre de chevet. Vous n'avez pas plus d'une dizaine de kilos à perdre. Vous êtes quelqu'un d'organisé, vous aimez compter, vous aimez l'exactitude et la précision. Vous êtes gourmande ou gourmette, mais la nourriture peut être également un refuge. Il vous arrive d'avoir des fringales, parfois des compulsions, mais vous aimez la variété et votre goût est fait autant au gras qu'au sucré. Que vous soyez en bonne forme physique ou au contraire fatiguée en ce moment, vous êtes quelqu'un d'actif ou même de sportif. Célibataire ou mariée, vous ne voulez pas vous embarquer dans un système alimentaire qui vous couperait de toute vie sociale. Vous voulez pouvoir manger aussi bien chez vous qu'à l'extérieur, au restaurant ou chez des amis. Pour peu que vous soyez une mangeuse standard ou une grosse mangeuse diversifiée n'hésitez pas, les régimes hypocaloriques (que nous signalerons par la lettre A) sont faits pour vous. De plus ils sont relativement bon marché. Allez directement au chapitre VI.

S'agissant des contre-indications médicales, pour peu que le régime ne soit pas inutilement restrictif, il n'y en a pas.

• Vous êtes un homme ou une femme, marié ou célibataire, vous avez entre 20 et 60 ans, et vous n'en êtes pas à votre premier régime. À chaque fois vous avez perdu et repris et, aujourd'hui, l'excédent excède les 10 kilos. Vous avez un appétit normal, mais qui n'exclut pas des épisodes de voracité. Vous êtes capable d'une certaine rigueur durant un certain temps, mais votre caractère volontiers inconstant ne vous met pas à l'abri d'un caprice. Vous prenez souvent vos repas aussi bien à domicile qu'à l'extérieur, vous n'aimez pas trop les produits laitiers ou les œufs, vous préférez la viande ou le pain. En fait, votre goût est mixte, salé-sucré. Vous ne recherchez pas la variété, et manger la même chose plusieurs fois de suite ne vous rebute pas. Vous êtes sédentaire ; bouger n'est pas votre habitude mais cela ne vous empêche pas d'être en bonne santé pour l'instant. Petite mangeuse pressée qui a pris du poids ou gros mangeur monotone, les régimes dissociés (que nous signalerons par la lettre B) peuvent vous aider. L'une trouvera plus volontiers son compte dans un dissocié protéines-végétaux, l'autre dans un différencié. Ces régimes n'ont pas un coût très élevé. Si vous vous sentez concerné, passez au chapitre VII.

Attention aux contre-indications médicales, insuffisance rénale et diabète. Les colopathes auront également intérêt à se méfier.

• Vous êtes un homme, célibataire, entre 30 et 50 ans ; vous aussi, vous n'en êtes pas à votre premier régime. Vous avez un gros appétit, volontiers vorace. Vous êtes très motivé aujourd'hui mais inconstant demain. Vous mangez aussi bien chez vous qu'à l'extérieur. Vous aimez plutôt le salé et le gras. Vous ne courez pas après les légumes verts, les laitages ou les œufs. Manger plusieurs fois de suite la même chose ne vous dérange pas, mais, surtout, vous ne voulez pas avoir faim. L'idée de devoir compter les calories vous rebute d'emblée. Vous êtes sédentaire ; vous aimez regarder un match de foot à la télé, dans un fauteuil, une bonne bière à portée de main. Vous avez des tonnes de poids à perdre et vous avez l'impression que la santé, ce n'est plus ça. Vous êtes, en définitive, un gros mangeur monotone. Le régime hyperlipidique (que nous signalerons par la lettre C) le régime Atkins en particulier, n'est pas un régime bon marché, mais il est sans doute fait pour vous, du moins dans un premier temps. Allez donc au chapitre VIII.

Mais prudence, les contre-indications sont nombreuses : diabète insulinodépendant, hyperuricémie, goutte, antécédents hépatiques, calculs de la vésicule biliaire, hypercholestérolémie, hypertension artérielle, insuffisance cardiaque ou rénale.

• Vous êtes un homme ou une femme en bonne santé, en général célibataire. Les kilos sont là et semblent s'installer pour longtemps. Vous avez entre 18 et 70 ans. Vous êtes motivé et pouvez être très rigoureux quand vous le décidez. Vous mangez surtout chez vous ou du moins avez-vous bien l'intention de différer toutes les invitations qui n'ont pas un caractère urgent. Vous n'aimez pas trop les crudités, mais par contre vous appréciez une bonne viande et vous ne détestez pas les laitages. Manger souvent la même chose ne vous rebute pas, surtout si c'est pour la bonne cause. Vous préférez le salé, vous avez bon appétit, mais sans excès. Vous êtes sédentaire ou au contraire actif, cela n'a pas beaucoup d'importance sauf qu'il faudra sans doute apprendre à bouger un peu plus dans le premier cas, pour ne pas reprendre le poids perdu. Vous êtes un mangeur ou une mangeuse standard, mais vous pouvez être aussi un gros mangeur diversifié qui trouve un goût de trop peu au régime hypocalorique, ou encore un gros mangeur monotone effrayé par son taux de cholestérol. Les régimes hyperprotidiques (que nous signalerons par la lettre D) ne sont pas bon marché mais ils devraient vous convenir. Allez au chapitre IX.

Ils ont toutefois des contre-indications qu'il convient de respecter : insuffisance cardiaque ou rénale et goutte.

• Les petits sachets de protéines aujourd'hui, l'alburone hier, la clientèle reste la même. Vous êtes une femme, célibataire et vous avez besoin d'un encadrement strict. Ce que vous mangez n'a pas beaucoup d'importance pour vous. D'ailleurs, vous mangez seule le plus souvent. Vous appartenez sans doute à la catégorie des petites mangeuses pressées qui prennent du poids rien qu'en respirant. Vous êtes en parfaite santé, adulte et responsable, mais, bien que toujours pressées, vous n'êtes pas sportive. Les protéines vous servent de substituts de repas. Elles remplacent avantageusement le déjeuner, d'où gain de temps et conservation de la ligne. Jusqu'au jour où ça ne marche plus... Alors il vaut mieux faire autre chose et visiter, par exemple, les chapitres IX ou XI.

Si toutefois vous êtes atteint d'obésité morbide, que vous ayez des tendances suicidaires, ou que votre IMC soit supérieur à 31 alors que vous devez subir une intervention chirurgicale à risque, ou que vous souffriez d'une hypertension artérielle rebelle à tout traitement, les régimes protéinés (que nous signalerons par la lettre E) peuvent momentanément vous sortir d'affaire. Allez directement au chapitre X. Des contre-indications il y en a, mais, dans les cas cités, l'urgence prime.

• Vous êtes un homme ou une femme, plutôt célibataire. Vous avez entre 20 et 60 ans. Vous n'êtes pas très motivé ou plutôt, vous avez l'habitude d'entreprendre un régime mais vous avez du mal à persévérer. Vous reconnaissez être inconstant et capricieux. Vous prenez vos repas surtout à domicile. Vous aimez de moins en moins la viande, les œufs, les produits laitiers, d'une manière générale tout ce qui est d'origine animale. Vous aspirez à une sorte de grand nettoyage, de purification. Tout ce qui est gras vous rebute. Vous tendez à plus de légèreté autant dans l'alimentation que sur la bascule. Il y a quelque chose de religieux dans votre démarche. Paradoxalement, vous n'aimez pas avoir faim et vous avez besoin de vous sentir rempli. Votre appétit est d'ordinaire vorace. Les féculents, les fruits et les légumes verts sont alors les bienvenus, surtout s'ils ne sont pas comptés. Vous êtes une petite mangeuse pressée qui a pris 2 kilos en ne mangeant rien ou au contraire vous êtes un gros mangeur monotone pris d'angoisse métaphysique et qui souhaite une seconde chance. Vous pouvez également être un jeune mangeur adepte du zen. Dans l'un ou l'autre cas, vous serez intéressé par les régimes hyperglucidiques. Rendez-vous directement au chapitre XI. Les régimes riz ou les monodiètes vous permettront de perdre en quelques jours 2 ou 3 kilos, tandis que des régimes plus structurés comme ceux de Pritikin ou d'Ornish conviendront à des surcharges plus importantes.

Il existe cependant des contre-indications : l'hypotension, le diabète insulinodépendant et les hypertriglycéridémies.

Vous n'êtes pas sûr de savoir quel régime vous convient ? Je vous propose de faire un test qui vous aidera à mieux vous connaître.

Faites votre test régime

Répondez aux questions suivantes (sans tenir compte, pour le moment, des lettres mentionnées).

1 – Votre état civil :

- ☐ 1a- vous êtes un homme — BCDF
- ☒ 1b- vous êtes une femme — ABDF
- ☐ 1c- vous vivez seul(e) — ABCDF
- ☐ 1d- vous vivez en couple — AB
- ☐ 1e- vous avez moins de 18 ans — ADF
- ☒ 1f- vous avez entre 19 et 30 ans — ABDF
- ☐ 1g- vous avez entre 31 et 50 ans — ABCDF
- ☐ 1h- vous avez entre 51 et 70 ans — AD
- ☐ 1i- vous avez plus de 70 ans — A

2 – Vous vous reconnaissez dans telle catégorie de mangeur :

- ☐ 2a- petit mangeur diversifié — A
- ☐ 2b- gros mangeur diversifié — AD
- ☐ 2c- mangeur standard — AD
- ☐ 2d- jeune mangeur — AF
- ☐ 2e- petit mangeur pressé — BEF
- ☐ 2f- gros mangeur monotone — BCDF
- ☐ 2g- aucune — AD

3 – Votre poids :

- ☒ 3a- vous avez moins de 5 kilos à perdre — AF
- ☐ 3b- vous avez entre 5 et 15 kilos à perdre — ABCDF
- ☐ 3c- vous avez plus de 15 kilos à perdre — BDEF

4 – Votre niveau d'activité :

☐	4a- vous êtes sédentaire	BCDF
☐	4b- vous êtes actif(ve)	ADEF
☐	4c- vous êtes sportif(ve)	AD

5 – Votre comportement alimentaire :

☐	5a- vous avez un petit appétit	EF
☐	5b- vous avez un appétit normal	ABF
☐	5c- vous avez « bon » appétit	CDF
☐	5d- vous êtes gourmet	A
☐	5e- vous êtes gourmand	AC
☐	5f- vous aimez la diversité	AF
☐	5g- vous préférez la répétition	BCDE
☐	5h- vous êtes vorace	BCD
☐	5i- vous êtes compulsif	AB

6 – Votre caractère :

☐	6a- vous êtes motivé	ACD
☐	6b- vous êtes rigoureux	AD
☐	6c- vous êtes inconstant	BCF
☐	6d- vous êtes capricieux	BF

7 – Le lieu de vos repas :

☐	7a- vous mangez plutôt à domicile	DEF
☐	7b- vous mangez plutôt à l'extérieur	ABC
☐	7c- vous mangez autant à domicile qu'à l'extérieur	AC

8 – Vos préférences :

☐	8a- vous préférez le salé : charcuterie, fromage...	CD
☐	8b- vous préférez le sucré : pâtisseries, chocolat...	F
☐	8c- vous aimez les deux	AB
☐	8d- vous aimez le gras	C
☐	8e- vous détestez les crudités	CE
☐	8f- vous détestez les produits laitiers	BCF
☐	8g- vous détestez les œufs	BCF
☐	8h- vous détestez la viande rouge	F

9 – Votre santé :

☐ 9a- vous avez de l'hypertension	ABF
☐ 9b- vous avez tendance à l'hypotension	BCDE
☐ 9c- vous êtes diabétique insulino-dépendant	AD
☐ 9d- vous avez une hypercholestérolémie	ABDEF
☐ 9e- vous avez une hypertriglycéridémie	ACDE
☐ 9f- vous avez de la goutte	ABF
☐ 9g- vous avez une insuffisance cardiaque	ABF
☐ 9h- vous avez une insuffisance rénale	AF
☐ 9i- vous avez des antécédents hépatiques	ABDF
☐ 9j- vous êtes enceinte	A
☐ 9k- vous êtes un(e) adolescent(e) en pleine croissance	AD
☐ 9l- aucune de ces contre-indications	ABCDEF

Une fois cochées les cases qui vous concernent, affectez à chaque réponse les lettres qui lui correspondent (comme dans les tableaux qui figurent plus bas, à la suite des exemples, page 94 et suivantes). Ensuite, comptez le nombre de fois que revient chaque lettre. C'est la lettre qui revient le plus souvent qui vous donne l'indication du type de régime qui peut vous convenir. Prêtez une attention particulière à la question 9 : « Votre santé ». Elle vous donne les contre-indications médicales pour chaque régime. Si la lettre qui correspond au régime qui semble vous convenir n'apparaît pas à la suite d'une case que vous avez cochée, c'est qu'il ne vous est pas indiqué (par exemple, si vous avez de l'hypertension, le régime C ne vous convient pas). Passez alors à la lettre suivante la mieux placée, et ainsi de suite si nécessaire.

Rappel :
A = Régimes hypocaloriques
B = Régimes dissociés
C = Régimes hyperlipidiques
D = Régimes hyperprotidiques
E = Régimes hyperprotéinés
F = Régimes hyperglucidiques

Trois exemples

Exemple n° 1. Vous êtes une femme mariée, vous avez 48 ans. Vous êtes une mangeuse standard. Vous avez 10 kilos à perdre. Vous êtes sédentaire. Vous avez bon appétit, vous êtes gourmande, parfois compulsive. Vous êtes motivée. Vous mangez plutôt à domicile.

Vous aimez le salé et le sucré, mais ne raffolez pas des crudités. Vous êtes hypertendue.

	A	B	C	D	E	F
1b	A	B		D		F
1d	A	B				
1f	A	B		D		F
2c	A	B				
3b	A	B	C	D		F
4a		B	C	D		F
5c			C	D		F
5e	A		C			
5i	A	B				
6a	A		C	D		
7a				D	E	F
8c	A	B				
8e			C		E	
9a	*A*	*B*				*F*
Total	**10**	9	6	7	2	7

Le régime hypocalorique (A) arrive en tête, et il apparaît comme n'étant pas contre-indiqué si vous faites de l'hypertension. Le régime dissocié (B) est également en bonne place et n'est pas contre-indiqué non plus. Il peut être une alternative.

Exemple n° 2. Vous êtes un homme, célibataire, âgé de 40 ans. Vous êtes un gros mangeur monotone. Vous avez plus de 15 kilos à perdre. Vous êtes sédentaire. Votre appétit est vorace et vous mangez souvent la même chose. Vous êtes inconstant. Vous mangez souvent à l'extérieur. Vous préférez le salé. Vous aimez le gras. Vous n'aimez pas les crudités. Vous avez des taux de cholestérol et de triglycérides élevés.

	A	B	C	D	E	F
1a **1c** **1g**	 A A	B B B	C C C	D D D		F F F
2f		B	C	D		F
3c		B		D	E	F
4a **5g** **5h**		B B B	C C C	D D D	 E	F
6c		B	C			F
7b	A	B	C			
8a **8d** **8e**			C C C	D		
9d *9e*	*A* *A*	*B*	 *C*	*D* *D*	*E* *E*	*F*
Total	5	11	13	**11**	5	8

Le régime hyperlipidique (C) arrive en tête, mais il n'est pas recommandé en cas d'hypercholestérolémie. Le régime dissocié (B) et le régime hyperprotidique (D) arrivent en seconde place *ex aequo*. Le régime dissocié (B) n'est pas recommandé en cas d'hypertriglycéridémie. C'est donc le régime hyperprotidique (D) qui convient le mieux.

Exemple n° 3. Vous êtes une femme, vous vivez seule, vous êtes âgée de 65 ans. Vous avez toujours fait attention à votre alimentation, en mangeant varié. Vous avez un petit appétit et vous êtes très active. En d'autres temps, vous avez été une petite mangeuse diversifiée. Depuis votre retraite à 60 ans, vous avez pris 4 kilos. Vous avez peur que le poids s'installe. Vous avez des envies sucrées que vous satisfaites de temps en temps de manière compulsive. Vous devenez capricieuse. Vous mangez le plus souvent chez vous, et vous aimez de moins en moins la viande, les œufs, et, d'une manière générale, les produits animaux. Vous êtes en bonne santé, mais vous avez le foie fragile.

	A	**B**	**C**	**D**	**E**	**F**
1B **1c**	A A	B B	 C	D D		F F
2a	A					
3a	**A**					F
4b	A			D	E	F
5a					E	F
6d		B				F
7a				D	E	F
8g **8h**		B	C			F F
9i	*A*	*B*		*D*		*F*
Total	6	4	2	5	3	**10**

Le régime hyperglucidique (F) se détache nettement des autres. Il est adapté à votre foie délicat. Quelques semaines tout au plus et le poids rentrera dans l'ordre.

Vous avez désormais une idée du type de régime qui pourrait vous convenir. Pour chacun d'entre eux, il existe des variantes que vous découvrirez au chapitre correspondant. Certaines vous paraîtront mieux adaptées à vos habitudes et à vos goûts. Dans ce cas, il ne faut pas hésiter. Il ne s'agit que de propositions ; chaque personne est un cas particulier. Si, malheureusement, vous connaissez ces régimes par cœur, parce que vous les avez déjà appliqués avec plus ou moins de succès et que vous êtes, c'est bien normal, un peu désabusé, rendez-vous au chapitre XII.

VI

Les régimes hypocaloriques, où le meilleur côtoie le pire

C'est en pensant et en agissant comme une personne mince qu'on devient et qu'on reste mince.
Dr Richard Stuart

Tous les régimes hypocaloriques ou restrictifs participent du même principe qui veut que l'on prenne du poids parce que l'on mange trop. L'argument massue a déjà été évoqué : pendant la guerre, personne n'était gros ! C'est sans doute vrai mais pas pour les raisons auxquelles on pense. Le proverbe chinois : « Quand les gros maigrissent les petits meurent » n'est pas à sa place ici. Car la vérité c'est qu'en période de disette les gros meurent et les petits survivent. Être gros ne donne pas un avantage sur les maigres lorsqu'il y a pénurie de denrées comestibles. Les grands obèses, dans les pays occupés pendant la Deuxième Guerre mondiale, n'ont pour beaucoup pas survécu au rationnement. Manger moins fait maigrir, mais, dans ce moins, il doit y avoir ce qu'il faut. C'est tout le problème des régimes hypocaloriques qui, lorsqu'ils ne s'intéressent qu'à la densité énergétique, passent à côté de l'essentiel, la santé.

Le modèle de tous les régimes hypocaloriques, le plus absolu : le jeûne !

Jeûner, c'est supprimer tout apport d'aliments sauf l'eau pendant une période indéterminée, soit par nécessité – disette absolue – soit par conviction religieuse ou philosophique, soit, plus prosaïquement, pour mieux se porter, et, en désespoir de cause, pour maigrir.

Il est extraordinaire de constater que, de toutes les espèces vivantes, l'homme est une de celles qui résistent le mieux aux effets du jeûne. Un maigre peut vivre près de trois mois sans absorber la moindre nourriture, sauf de l'eau. Un rat meurt au bout de six jours. Un homme enveloppé vivra plus longtemps encore, mais un obèse risque d'être emporté rapidement, malgré ses imposantes réserves lipidiques, du fait d'infections liées à la baisse des défenses immunitaires. C'est le revers de la médaille : si l'espèce humaine, au cours de son histoire, a vraisemblablement sélectionné les individus les plus aptes à résister aux famines, elle n'a pas eu l'occasion de sélectionner ceux qui, à l'inverse, étaient les plus aptes à résister aux excès. La pléthore d'aliments actuelle est un événement unique et n'est de toute évidence pas destinée à durer. Par voie de conséquence, les obèses non plus.

Que se passe-t-il, lorsque l'on jeûne ?

Durant la période nocturne, entre le dîner et le petit déjeuner, l'organisme n'est en principe pas alimenté, et, pourtant, la concentration de glucose dans le sang, la glycémie, demeure constante. C'est le foie qui, pendant le sommeil, fournit tout le glucose nécessaire au fonctionnement des organes et plus particulièrement du cerveau et des globules rouges. Il couvre 75 % des besoins à partir de son sucre de réserve, le glycogène. Les 25 % restants sont fournis par la transformation des acides aminés, constituants des protéines, en glucose. C'est la raison pour laquelle les nutritionnistes insistent pour qu'il y ait toujours une protéine au petit déjeuner, produit laitier ou œuf, pour remplacer la petite perte de masse maigre. Lorsque le jeûne se poursuit au-delà d'une douzaine d'heures, la participation des acides aminés à la formation de glucose devient de plus en plus importante, d'autant que la réserve en glycogène diminue. Elle est totalement épuisée au bout de dix-huit à vingt heures. La production d'acides aminés par le muscle est alors maximale, mais, dans le même temps, le tissu adipeux réagit et commence à libérer ses acides gras qui vont à leur tour fournir de l'énergie. Très rapidement les lipides deviennent les principaux fournisseurs d'énergie tandis que, au bout d'une quinzaine de jours, l'utilisation des acides aminés du muscle devient pratiquement nulle. C'est heureux, car une utilisation au-delà de ce délai de deux semaines serait responsable d'une telle dégradation musculaire que la vie deviendrait impossible.

Au cours de la transformation des acides gras en énergie, le foie produit des corps cétoniques en excès qui vont être responsables d'une acidité du sang, heureusement compensée, et d'une odeur particulière de l'haleine. En résumé, tout jeûne, qu'il soit simplement nocturne ou entretenu au-delà de la période naturelle de sommeil, entraîne une perte de protéines, donc une fonte musculaire. Cette dernière est corrigée sitôt que l'alimentation redevient normale et dans la mesure où l'absence d'aliments n'a pas excédé vingt-quatre heures. C'est la limite physiologique du jeûne. Au-delà, il existe un risque sérieux de fonte musculaire, qui, au bout d'une quinzaine de jours, est en général irréversible. Il faut alors penser que le cœur est aussi un muscle... L'acidocétose induite par la libération des corps cétoniques a pour conséquence une disparition de la faim et une forme d'exaltation propice à des états de transe. Ce qui explique que la plupart des sectes recourent au jeûne, dont les effets permettent de mieux contrôler les adeptes, de les rendre plus ouverts à un langage ésotérique et plus soumis au gourou. On en connaît que trop bien les conséquences ; les exemples ne manquent pas de disciples parvenus à des états de cachexie à défaut de nirvana. Le cas de l'écrivain anglo-saxon, Katherine Mansfield, décédée au prieuré d'Avon en 1923 après s'être adonnée aux techniques de méditation et de libération de l'esprit par le jeûne du pseudo-mage Gurdjieff, n'illustre que trop bien les dérives propres à ce type de pratique.

Le jeûne total présente-t-il un intérêt pour maigrir ?

S'il s'agit seulement de maigrir, la réponse est oui, car quelle autre méthode pourrait en deux à trois mois de temps permettre la perte de plusieurs dizaines de kilos ? Aucune, sauf que la fonte lipidique s'accompagne d'une dégradation des structures protéiques de l'organisme, muscles et organes, structures dont les besoins inhérents au fonctionnement ne sont plus assurés. Des cures sont pratiquées dans certaines cliniques – cure de sommeil et de mélanges vitaminiques prétendument destinés à assurer les besoins en micronutriments. Mais, outre que ces cocktails n'ont aucune utilité en dehors de leur substrat nutritionnel, le poids perdu en eau et en graisse est immédiatement repris après la cure, mais la masse maigre peu.

Certaines cliniques, en Allemagne, proposent, « après check-up », des jeûnes partiels en cure de trois semaines dont une dite de stabilisation. Pendant quinze jours, le rituel quotidien est inchangé :

— au lever : 1 lavement ;

— à 8 heures : 1 tasse de thé léger non sucré ;

— à midi : 1 tasse de bouillon de légumes non salée ;

— à 16 heures : 1 tasse de thé léger plus 1 cuillerée à café de miel ;

— à 20 heures : 1 grand verre de jus de fruits frais pressés.

La troisième semaine :

— 1er jour : jus de fruits et bouillon de légumes en alternance toutes les quatre heures ;

— 2e jour : *idem* plus bouillon de légumes à 10 heures et 22 heures ;

— 3e et 4e jour : *idem* mais, en plus, crudités et 2 tranches de pain complet à midi et 20 heures ;

— 5e, 6e et 7e jour : alimentation strictement végétalienne.

Il est recommandé ensuite de rajouter très progressivement un peu de viande, de poisson et d'œufs. Les 10 kilos perdus en moyenne sont souvent très vite repris sauf à poursuivre... le jeûne.

La minceur n'est pas, en général, l'objectif du jeûneur. On jeûne le plus souvent pour réconcilier le corps et l'esprit. Il s'agit d'une démarche spirituelle qui peut aussi s'accompagner du désir de se soulager de certains maux en pratiquant une technique d'épuration. Les adeptes revendiquent la guérison de maladies comme l'asthme, l'eczéma, la sinusite, la sédation des embarras digestifs propres aux colopathies, ou encore la disparition d'insomnies ou de migraines. Quand on connaît l'importance de l'alimentation dans les domaines de l'allergie et de la digestion, on ne peut guère mettre en doute l'affirmation de ces partisans du jeûne. Au moins en ce qui concerne l'atténuation des troubles. Mais le résultat est plus vraisemblablement le fait de l'éviction de substances présentes dans un type d'aliment auquel la personne est sensible. C'est certain qu'en les excluant tous...

La diétothérapie d'Hildegarde

Bernard de Clairvaux prêchait le jeûne en réponse aux excès d'un clergé qui avait perdu de sa crédibilité du fait, entre autres, de son intempérance. Nous avons déjà évoqué le régime cistercien. Contemporaine du grand homme, la grande mystique Hildegarde de Bingen jette les bases d'une diétothérapie étonnamment inspirée même pour l'époque.

Hildegarde, chanoinesse de Bingen, née en 1098 et disparue en 1179, a joui de son vivant d'un prestige extraordinaire dû à sa grande érudition, à ses talents de prédicatrice, de théologienne, à ses compositions musicales, ses poèmes et ses traités médicaux. Aucun domaine des connaissances de son époque ne lui était étranger. Elle a rédigé de nombreux ouvrages traitant tout autant des œuvres divines que des problèmes humains et des solutions qu'elle propose. Elle était en correspondance avec les personnalités les plus marquantes de son temps, y compris le pape Eugène III, ses successeurs, l'empereur Frédéric Barberousse et sans doute la plus haute autorité spirituelle de son époque, saint Bernard. Ce qu'il y a de plus étonnant, c'est que, religieuse et visionnaire, elle a également produit deux ouvrages à caractère scientifique qui comptent parmi les premiers traités de médecine et de thérapeutique de la chrétienté. Le premier, *Physica*, un livre de médecine naturelle, et le second, l'opuscule *Causae et curae* (les causes et les remèdes), proposent une approche novatrice de la maladie selon laquelle il n'est plus question de soigner les effets mais les causes. L'alimentation y tient une place importante et en particulier le jeûne. « Outre qu'il libère l'âme de ses vices et de ses préjugés, écrit-elle, il purifie également le corps de ses impuretés et poisons[1]. » Il est un préalable à la cure et dure six jours. Hildegarde recommande d'absorber chaque matin au réveil, en dehors de toute boisson, des petits gâteaux au gingembre[2] qui ont la propriété de nettoyer l'intestin. Au cours de la journée, l'absorption de quelques feuilles et graines de fenouil permet d'éviter la mauvaise haleine. Il est conseillé de boire un jour sur deux un verre à liqueur de vin à l'absinthe[3] qui « donne une vue claire, fortifie le cœur, prévient la faiblesse pulmonaire, réchauffe l'estomac, nettoie l'intestin et assure une bonne digestion[4] », le lendemain étant réservé au lavement. Après un certain laps de temps, on peut alterner le jeûne avec un régime appelé depuis le régime d'Hildegarde, qui fait une grande place à l'épeautre et aux céréales traditionnelles comme le blé, l'avoine, le seigle et l'orge, mais aussi aux châtaignes, aux haricots et aux pois chiches. Les fruits et les légumes ne sont pas en reste. Le poisson et la viande ne sont par contre consommés qu'une fois la semaine. Il s'agit d'un régime glucidique quasi végétalien, dans lequel la viande, les produits laitiers, les œufs et les graisses animales ont une place très secondaire. Il est à rapprocher du régime cistercien qu'Hildegarde ne pouvait ignorer, ayant correspondu avec Bernard de Clairvaux.

Avis aux gros mangeurs de charcuteries et de produits carnés, perte de poids assurée, santé retrouvée !

La cure du Dr Guelpa

Plus proche de nous, la cure du Dr Guelpa a connu, au début du XXe siècle, son heure de gloire. Et, compte tenu de l'ordinaire frugal qui sévit encore dans les hôpitaux, on peut penser que les idées de l'illustre praticien ont perduré bien au-delà de son époque. Sa théorie repose sur le constat que toute maladie évolue d'autant plus favorablement, jusqu'à la convalescence, que le malade perd plus rapidement et plus régulièrement du poids. Selon lui, « l'organisme est encombré par une quantité plus ou moins grande de liquides, de cellules, de tissus vieux et empoisonnés, qu'il doit éliminer pour que la maladie disparaisse... La sensation de faiblesse des malades n'est en réalité que l'expression d'un encombrement de produits toxiques et de déchets cellulaires, dont il faut au plus tôt, dans la mesure du possible, débarrasser l'organisme ». Il n'y a donc pour le patient qu'un seul traitement : le repos fonctionnel par le jeûne absolu et la désintoxication accélérée par la purge abondante[5]. En conséquence, le Dr Guelpa fait absorber aux malades des solutions salines à base de sulfate de soude ou de citrate de magnésie (60 grammes dans 75 centilitres d'eau), dont l'effet est renforcé par d'abondants lavements. Le jeûne total est de rigueur jusqu'à la convalescence, en général pendant huit à dix jours. La faim des jeûneurs (malgré eux), écrit Guelpa[6] « n'est que le cri de l'organisme gêné par l'intoxication et l'infection qui ont leur siège dans le tube digestif, et non pas l'expression du besoin de réparer les pertes de cet organisme ». Il expliquera également que cette faim disparaît spontanément au bout de deux jours. Selon lui, sa méthode guérit tout ou presque tout, diabète, asthme, arythmie cardiaque, migraines, maladie rhumatismale, sciatique, goutte, gastrite, ulcères, colopathies, affections cutanées, impuissance sexuelle, anémie et épilepsie (!?) et, bien sûr, obésité... Ce que le Dr Guelpa prend pour une guérison n'est cependant que l'amendement des signes fonctionnels qui accompagnent de nombreuses affections liées à l'alimentation, dont il a été question plus haut. Ils réapparaissent malheureusement sitôt reprises les anciennes habitudes alimentaires. Pour l'anémie, le résultat est plus douteux encore car, celle-ci étant en rapport avec une carence en fer, le jeûne ne l'améliorera pas. Quant à l'épilepsie, il apparaît que tout stress, tout surmenage et toute diète excessive peuvent déclencher une crise, aussi serons-nous tentés de nous méfier de la panacée du Dr Guelpa. L'obésité, enfin, qui nous intéresse ici, n'échappe pas à la vigilance du praticien, qui considère que « le jeûne sera excellent comme début de cure de l'obésité et facilitera l'institution d'un régime plus frugal d'après cure ». On redoute l'après-cure...

Nous sommes dans les années précédant la Première Guerre mondiale, et la médecine, qui se veut « moderne », est riche d'argumentaires scientistes. Cependant, en ce cas, la théorie est des plus discutables. La perte de poids du malade, en effet, n'est nullement due à l'expulsion des humeurs « peccantes », mais à la perte d'eau imputable à la fièvre et à la fonte musculaire causée par l'augmentation importante du catabolisme énergétique pour lutter contre l'agression microbienne ou virale. Que le malade ait faim en début de jeûne n'est pas pour surprendre, et qu'il n'ait plus faim au bout de deux ou trois jours, non plus. Les corps cétoniques libérés et l'acidocétose qui s'ensuit l'expliquent. Guelpa a raison sur un point. En cas de forte fièvre, outre qu'il est peu probable que la personne malade ait envie de se nourrir, il est certain qu'un afflux de nourriture viendrait entamer, du fait de la digestion, le capital énergétique nécessaire aux défenses immunitaires. Par contre, boire est indispensable. Signalons que la cure du Dr Guelpa a été abandonnée dans les services hospitaliers, mais que les idées ont la vie dure ; il n'est pas rare que la

« diète » à laquelle un patient est soumis se prolonge au-delà de sa fièvre.

Dans la foulée de Guelpa, le régime de Harrop, fort heureusement vite abandonné par le corps médical car considéré comme « fatigant et très déséquilibré », avait l'avantage de la simplicité et d'un faible coût de revient. Il consistait en un verre de lait et six bananes (sans doute pour le potassium...) par jour. L'histoire ne dit pas si le lait était écrémé.

Madeleine ou la béatification par le jeûne

L'après-Guelpa s'appelle Gesta. Ouf ! serions-nous tentés de dire, car après la dictature des purgations et des lavements, la cure de la diététicienne Madeleine Gesta paraît bien légère. En deux jours, elle libère l'organisme de ses toxines. Mais il n'est plus question d'intoxication-désintoxication – comme on dit action-réaction –, de privations ni de souffrances, ici tout est douceur et compréhension : « [...] Votre corps et votre esprit retrouvent, ou découvrent, des plaisirs et des goûts simples. En accord l'un avec l'autre, ils se sentent plus légers, plus ouverts. Votre pendule intime s'est remise à l'heure [...][7]. » La beauté est au rendez-vous, chacun est une star, les boissons tonifient et les poireaux purifient. La philosophie n'est pas à l'épuration mais à la béatification dans le jeûne qui efface toutes les taches qui ont fait du corps une poubelle alimentaire. Le discours est à la hauteur ; il évoque l'innocence et la légèreté perdues, l'oiseau des mers mazouté puis nettoyé et enfin libéré par la baguette magique de la fée Gesta. Le repos est de rigueur. Il occupe la journée, il est propice à la diurèse et à l'imagination qui recrée le corps, un corps de diva. Prévu initialement sur un week-end, disponibilité oblige, le régime Gesta prévoit, outre la phase purificatrice, une phase d'amincissement et une phase de stabilisation :

Préliminaires. Préparons le bouillon du week-end :
— 1 kilo de poireaux, 500 grammes de carottes, 500 grammes de tomates
— 1 branche de thym
Cuisson 20 minutes à l'autocuiseur

Il convient également de mettre en réserve :
— 4 citrons, 1 kilo d'oranges ou de pamplemousses
— 200 grammes de poisson maigre, 200 grammes de viande blanche
— 6 yaourts nature, 1 pot de miel
— 1 boîte de cacao
— 4 litres d'eau minérale non gazeuse
— estragon ou ciboulette

Première phase. Purification (ou désintoxication) :
Premier jour :

— réveil : 50 cl d'eau plate
— petit déjeuner : 1 bol de cacao
— 15 minutes plus tard : 1 jus d'orange ou de pamplemousse
— dans la matinée : 1 litre d'eau plate
— déjeuner : 200 grammes de viande blanche ou poisson cuits sans matières grasses ; 300 grammes de légumes verts (du bouillon)
— 2 heures plus tard : 1 yaourt nature et 1 cuillerée à café de miel
— vers 16 heures : 1 jus de citron et 1 cuillerée à café de miel
— vers 19 heures : 1/2 litre de bouillon de légumes verts en 3 prises espacées de 10 minutes
— dîner : 300 grammes de légumes verts (du bouillon) en 3 prises espacées de 10 minutes
— coucher : 1 yaourt nature et 1 cuillerée à café de miel

Deuxième jour. Alimentation en grande partie liquide, position allongée recommandée : ordre d'absorption sans importance :

— dans la matinée : 1,5 litre d'eau, 1 bol de caco, 2 oranges pressées, 1/2 litre de bouillon
— dans l'après-midi : 1 yaourt nature et 1 cuillerée à café de miel
— en fin de journée : 1 jus de citron et 1 cuillerée à café de miel
— dîner : 200 grammes de viande blanche ou poisson cuits

sans matières grasses ; 1 bol de bouillon de légumes + vinaigrette sans sel
— au coucher : 1 yaourt nature et 1 cuillerée à café de miel

Le moment est venu de nous recueillir, car la voix de notre grande prêtresse prend alors les intonations du Messie lui-même : « J'entends souvent : "Qu'il est agréable de boire de l'eau !" ou : "Qu'il est agréable de boire du chocolat avec du miel !" Ils se sont rapprochés de leur corps, lui aussi oublié ou méconnu ou qu'ils ne sentaient que lorsqu'il était inconfortable et douloureux. Il faut avoir vu le bonheur de ceux qui retrouvent l'usage de leurs fonctions après en avoir été privés par accident ou à la suite d'une maladie, pour avoir envie de se dire chaque matin : "Je vois, j'entends, je marche, je suis libre"[8]. »

Deuxième phase. Amincissement : les jours suivants jusqu'au prochain week-end.

Chaque jour est semblable au précédent, sauf que repas lactés et carnés alternent entre le déjeuner et le dîner d'un jour sur l'autre :

— réveil : 50 centilitres d'eau plate
— petit déjeuner : 1 bol de cacao
— dans la matinée : 1 litre d'eau plate
— déjeuner : un repas lacté : 250 grammes de fromage blanc à 0 % de matières grasses mélangés à un yaourt entier avec du miel
— vers 15 heures : 100 grammes de compote de pomme non sucrée
— entre 17 heures et 19 heures : un jus de citron et une cuillerée à café de miel
— dîner : 200 grammes de viande blanche ou de poisson ; 300 grammes de légumes cuits ; 2 cuillerées à soupe d'huile
— au coucher : 1 yaourt nature et 1 cuillerée à café de miel

Troisième phase. Confirmation (ou stabilisation). Écoutons l'oracle : « Encore deux jours d'élimination. Le premier week-end d'élimination a déclenché le processus, un deuxième week-end en tout point semblable au premier est nécessaire, pour affirmer et conforter les résultats. L'étape des dix jours se termine. Vous voilà démazouté. Comme le troisième jour, vous prendrez un repas lacté à midi. »

La perte de poids annoncée est de l'ordre de 3 à 5 kilos, ce qui, sur dix jours, n'est pas exagéré compte tenu de la perte de d'eau qu'entraîne toujours un jeûne ou un semi-jeûne.

S'il reste encore des kilos à effacer, l'auteur conseille de procéder par étapes, avec, entre deux séries, un retour « [...] dans le circuit communautaire, où l'on est plus social, plus convivial, tout en restant attentif jusqu'au moment où l'on atteint le poids désiré et permet, à 1 ou 2 kilos près, de manger de tout ».

Hormis les deux jours de jeûne relatif, ce régime n'est pas carencé tant en protéines qu'en micronutriments. Mais à qui s'adresse-t-il ? Selon Madeleine Gesta, il « [...] est valable pour tout le monde, pour les sportifs de haut niveau, les personnes surmenées, les trop maigres, les un peu forts, les trop forts, les gourmands invétérés las d'excès, les accros au tabac, au café, à l'alcool. Le but n'est pas seulement de perdre des kilos et des centimètres. Cette diète est une parenthèse pour l'organisme un peu trop sollicité dans la vie quotidienne. » Nous serons plus réservés en pensant qu'il s'adresse avant tout à des femmes qui n'ont que quelques kilos à perdre, pas plus de trois en tout cas. À des personnes sensibles aux notions de purification, de réconciliation du corps et de l'esprit, sous-jacentes au jeûne. Qu'en est-il des kilos perdus ? Il paraît difficile, dans les conditions indiquées, de perdre 3 kilos de gras en dix jours, à plus forte raison 5 ; donc la perte de l'eau est le principal responsable de la fonte sur la bascule. Ce régime ne comporte pas de grosses portions et ce goût de trop peu n'encourage pas les hommes à le suivre.

L'idée d'insérer des épisodes de vie « normale » entre deux cures est une fausse bonne idée, car, en raison de l'effort que nécessite la mise en route d'une diète de ce type, les arrêts puis les reprises rendues nécessaires par l'excédent de poids seront psychologiquement difficiles à supporter. Il n'existe pas non plus de stabilisation selon un plan précis de réintroduction des aliments. Il est même possible de remanger de tout, en respectant la quantité « souhaitable ». Laquelle ? Reconnaissons toutefois deux avantages à cette méthode : elle n'entraîne pas de déséquilibre majeur et les femmes qui l'ont suivie reconnaissent en général s'être senties mieux et plus motivées sur le plan diététique. Laissons à Madeleine Gesta le mot de la fin : « La diététique a ceci de merveilleux que beauté, minceur et énergie résultent de la même équation alimentaire. » Souhaitons qu'elle ait raison.

Deux Américains qui ont la vie dure

Les régimes hypocaloriques restrictifs sévissent particulièrement outre-Atlantique. Certains, vieux de plus de trente ans, ont la vie dure. Deux parmi d'autres les résument bien.

The Doctor's Metabolic Diet[9] recommande une journée de jeûne total par semaine et surtout pas de petit déjeuner, autrement dit rien à manger avant le déjeuner. L'auteur affirme que le petit déjeuner ne sert à rien. Il n'y a par conséquent que deux prises alimentaires par jour, toutes les deux frugales : peu ou pas du tout d'hydrates de carbone, pas de produits laitiers, portion congrue pour le reste, pas de sel, par contre thé ou café à volonté. Le régime est hypocalorique à moins de 900 kilocalories par jour, carencé en vitamines du groupe B, en calcium et en fer. Les premiers jours, la perte de poids est due à une augmentation de la diurèse mais par la suite, comme pour tous les régimes de ce type, le gain se fait au détriment de la masse maigre autant que de la masse grasse. La production de corps cétoniques coupe l'appétit. Stabiliser ou remanger normalement est malheureusement impossible sans reprise rapide du poids perdu, affaiblissement général en prime. Ce régime n'a aucun fondement scientifique.

Pour le Dr Alan Cott, auteur du livre *Fasting is a Way of Life*[10], le jeûne est le seul et unique moyen de maigrir. Il prescrit donc : une journée de jeûne total suivie d'une alimentation à 500 kilocalories par jour consommée sous forme de purées liquides, contenant peu ou pas du tout de viande ni d'hydrates de carbone. Et l'on recommence... Ce régime est cétogène, pauvre en protéines animales, en vitamines du groupe B et en fer. Ses effets attendus sont ceux d'un véritable jeûne et la fonte musculaire qui s'ensuit risque fort d'être irréversible. Cardiaques s'abstenir !

Les régimes hypocaloriques tels que prescrits en France par les diététiciens et les nutritionnistes n'ont rien de restrictif ni de dangereux. Ils sont à faible teneur en matières grasses, celles-ci ayant une valeur calorique importante. Les sucres simples et rapides sont comptés car ils provoquent des sécrétions d'insuline, qui transporte certes du glucose mais aussi de la graisse – ce qui fait dire avec raison que l'insuline est une « machine à faire du gras[11] ».

Le seuil calorique

Au fur et à mesure de l'évolution des connaissances en nutrition, science née avec Lavoisier mais qui n'a pris son essor que depuis une trentaine d'années, le régime hypocalorique a subi de nombreuses transformations. On ne peut plus ignorer de nos jours qu'il existe des moments plus opportuns que d'autres pour s'alimenter, et que laisser à chacun le soin de faire ce qu'il veut, du repas unique au grignotage permanent, du moment qu'il ne dépasse pas le seuil calorique, est irresponsable.

C'est pourtant le cas du plus simple des régimes hypocaloriques, le régime calories « strictes ». Une valeur est affectée aux apports énergétiques quotidiens et, sitôt le maximum fixé atteint, on s'arrête de manger jusqu'au lendemain. Dès lors que ne sont prises en compte que les calories, il est indifférent, si l'on aime le sucré, de consommer du sucré ou du gras si l'on préfère – sachant toutefois que cette option-ci est vite limitée par sa valeur calorique. Il s'agit de maigrir sans frustration en ne prenant en considération que la valeur calorique des aliments, les goûts que l'on préfère et l'importance qu'ils revêtent dans le quotidien affectif. L'efficacité du sucre et du chocolat dans la lutte contre la déprime n'est plus à démontrer. Le premier entraîne une sécrétion de neuromédiateurs, dont la sérotonine, qui calment l'angoisse, et le second combat efficacement le stress grâce au magnésium qu'il contient. Le goût salé est tout autre. Il ne s'agit pas à proprement parler du goût du sel, mais plutôt du sentiment de satisfaction que procure l'absorption d'aliments salés, qui fait de l'acte de manger un moment gratifiant. Cette gratification a le même effet, sur le plan psychologique, que le goût sucré.

Il existe ainsi deux variantes possibles, chacun consommant les aliments qu'il préfère, quand il le désire, et dans la limite des calories imparties.

Pour les becs sucrés

Le régime sucré fait surtout appel aux sucres lents, les hydrates de carbone complexes, qui ont le même effet sur la sérotonine mais n'entraînent pas de pic insulinique. Les céréales complètes (riz, pâtes, pain complet), les légumes secs (haricots blancs ou rouges, haricots mungo, flageolets, pois chiches, pois cassés), les pommes de terre, ont une valeur calorique modeste et une bonne densité nutritionnelle en fibres, oligoéléments et protéines végétales (l'association céréale-légumineuse étant conseillée). Cela permet de remplir... Les fruits frais pourvoient aux apports en vitamines et les fruits secs (figues et dattes) en quantité raisonnable font un dessert agréable. Les produits laitiers édulcorés à l'aspartam apporteront leur part de calcium et de protéines animales.

Précisons que l'aspartam, très critiqué, est certes un additif, c'est-à-dire une pure création chimique, mais sans doute le plus inoffensif de tous. Certains lui reprochent de faire sécréter de l'insuline, au même titre que le sucre de table. Cela est à rapprocher de la sécrétion anticipée d'insuline qui, rappelons-le, peut survenir avant même que l'aliment ne soit en bouche, par la seule imagination du plaisir que sa consommation va entraîner et qui ne concerne que quelques personnes. L'aspartam a donc, à notre sens, un rôle relais à jouer chez des candidats au régime à la bouche très sucrée que l'absence de goût sucré conduirait sans doute à l'échec. Le beurre et la crème sont à éviter, l'huile est à limiter à un assaisonnement par jour, les cuissons sont sans matières grasses, si l'on veut respecter le contrat calorique.

Une journée de régime « sucré » : 1 500 kilocalories, dont 16 % de calories protidiques, 20 % de calories lipidiques et 64 % de calories glucidiques :

— petit déjeuner : 60 grammes de pain complet, 10 grammes de beurre doux, 150 grammes d'ananas, 100 grammes de fromage blanc à 0 % de matières grasses, 2 dattes, thé ou café
— déjeuner : 200 grammes de crudités (betteraves, carottes râpées, concombre), 1 cuillerée à soupe d'huile d'olive et

vinaigre balsamique, 1 œuf dur, 200 grammes de semoule en poids cuit, 60 grammes de pois chiches, 20 grammes de raisins secs, 1 orange
— goûter : 1 yaourt maigre, 1 datte
— dîner : 1 grande assiette de soupe poireaux-pommes de terre, 150 grammes de pâtes aux œufs en poids cuit, 1 cuillerée à soupe de ketchup, 150 grammes de compote de pommes non sucrée
— boissons : 1,5 litre par jour d'eau non gazeuse ou tisane, en dehors des repas

Pour les becs salés

Le régime salé privilégie les viandes, les poissons, les volailles, les gibiers, les abats, les crustacés, choisis parmi les maigres. Les laitages allégés pourvoiront aux apports en calcium, et les légumes verts assureront une fonction de lest, tout en apportant des fibres, du carotène et des éléments minéraux. Les épices, les aromates et les condiments sont indispensables et à volonté. Mais, comme pour le régime sucré, le beurre et la crème sont à éviter, l'huile est à limiter à un assaisonnement par jour, les cuissons sont sans matières grasses. Toujours dans la mesure des calories disponibles, il est possible de consommer de temps en temps du fromage, du pain, de la charcuterie... À ceci près que, si le régime doit se limiter à une tartine de rillettes par jour, en raison de la contrainte calorique, la perte de poids sera peut-être au rendez-vous mais la santé risque d'en pâtir.

Une journée de régime « salé » : 1 500 kilocalories, dont 27 % de calories protidiques, 46 % de calories lipidiques et 27 % de calories glucidiques :

— petit déjeuner : 80 grammes de pain complet, 10 grammes de beurre doux, 1/2 pamplemousse, 1 yaourt maigre nature, 1 œuf à la coque, thé ou café
— déjeuner : 1 endive en salade, 40 grammes de gruyère, 1 cuillerée à soupe d'huile d'olive et de vinaigre balsamique, 130 grammes de blanc de poulet, 1 grande assiette de choux de Bruxelles

— goûter : 1 yaourt maigre, 1 tranche de pain complet
— dîner : 1 grande assiette de laitue, 1 cuillerée à soupe d'huile d'olive et de vinaigre balsamique, 175 grammes de saumon cuit à l'unilatérale, 1 grande assiette d'épinards à la vapeur, 200 grammes de salade de fruits frais non sucrée
— boissons : 1,5 litre par jour d'eau non gazeuse, ou tisane, en dehors des repas

Remarquons que ce régime « salé », bien que respectant scrupuleusement l'apport énergétique imposé, est déséquilibré par rapport aux standards : trop de protéines et de lipides, pas assez de glucides.

Faites vous-même votre budget calories

Chacun l'a compris, dans un cas comme dans l'autre, la seule obligation, c'est de tout compter. Heureusement, il existe des tables de valeurs caloriques simplifiées qui sont suffisantes pour ce type de régime. Celles-ci prévoient un intervalle de valeurs caloriques allant du plus faible au plus élevé par catégories alimentaires. Le classement par grandes catégories d'aliments (produits pêche et boucherie, œufs, féculents, légumes verts, fruits, charcuterie, pâtisseries...) permet les équivalences à condition de ne pas sortir de la catégorie. Encore faut-il aussi tout peser, ce qui peut s'avérer fastidieux pour certains. D'autres, par contre, seront prêts à s'impliquer dans une démarche de connaissance des règles de la diététique avec la conviction de devoir changer quelque chose dans leur mode d'alimentation afin de mincir durablement. La faim qui en général accompagne les premiers jours de régime passe rapidement dans la mesure où le « trou calorique » de l'alimentation n'excède pas 500 kilocalories par rapport à la dépense énergétique courante.

L'estimation de la quantité de calories à absorber pour maigrir se fait à partir de l'âge, du sexe, du poids, de la taille et avec l'aide de graphiques appropriés[12] ou de l'ordinateur. Ces divers critères permettent de calculer le métabolisme de base, c'est-à-dire la quantité d'énergie brûlée au repos. Selon que la personne est sédentaire, moyennement active ou très active, la valeur trouvée sera affectée d'un pourcentage de 20 à 50 % et plus pour

un sportif, de façon à obtenir le métabolisme d'activité. Il existe une formule simplifiée[13] qui ne prend en compte que le poids et le sexe. Il s'agit d'une valeur moyenne statistique calculée à partir d'un vaste échantillonnage de sédentaires, ce qui est souvent le cas des personnes souhaitant perdre du poids. Pour une femme, il suffit de multiplier le poids pesé en kilos par 11 et de rajouter 1 250 au résultat :
(Poids en kilos × 11) + 1 250 = métabolisme d'activité en kilocalories.

Pour un homme, il faut multiplier le poids pesé en kilos par 16 et rajouter 1 350 :
(Poids en kilos × 16) + 1 350 = métabolisme d'activité en kilocalories.

Il suffit en général de diminuer ce dernier de 500 kilocalories pour obtenir la valeur calorique du régime à prescrire dans la perspective d'une perte de poids de 500 grammes à 1 kilo par semaine.

Cette valeur de 500 kilocalories est estimée à partir de la composition du tissu adipeux. Celui-ci contient 80 % de lipides pour 20 % d'eau. Dans ces conditions, 1 kilo de « tissu gras » à 9 kilocalories le gramme de lipide vaudra : 800 × 9 = 7 200 kilocalories. Si l'on dépense chaque jour 500 kilocalories de plus que son métabolisme habituel d'activité sans augmenter les apports alimentaires ou si l'on retranche des apports alimentaires ces 500 kilocalories sans modifier son activité, ce qui revient au même, on devrait théoriquement brûler environ 70 grammes de lipide par jour, soit 490 grammes par semaine. En y ajoutant la perte d'eau, soit 490 × 20 % = 98 grammes, la bascule devrait enregistrer une perte de poids de plus de 500 grammes par semaine. Cela est vrai dans la mesure où on ne brûle que du gras et pas du maigre et que l'organisme n'est ni déshydraté ni en surcharge hydrique.

Il est peu souhaitable que la diminution calorique excède 500 kilocalories sous peine de contraindre l'organisme à diminuer son métabolisme de base. Il faut constamment compter avec lui, car la nécessité d'assumer les fonctions vitales peut conduire à des diminutions drastiques dans les prélèvements obligatoires que sont les dépenses propres à l'immunité ou encore à la thermogenèse. Un autre facteur doit être pris en compte, la perte de poids, car le métabolisme étant lié au poids, toute perte de poids doit théoriquement entraîner une diminution de ce dernier.

Imaginons une dame pesant 75 kilos et mesurant 1,55 mètre. Elle souhaite perdre 15 kilos. Sa dépense énergétique initiale est de : (75 × 11) + 1 250 = 2 075 kilocalories. Avec un régime à 1 600 kilocalories par jour, elle peut espérer perdre au moins 500 grammes par semaine. Au bout de 10 kilos perdus, sa dépense énergétique ne sera plus que de (65 × 11) + 1250 = 1 965 kilocalories, ce qui nécessiterait théoriquement de diminuer le régime de 100 kilocalories pour conserver la même vitesse de perte de poids. Mais le temps a passé, et cela fait maintenant cinq mois que le régime est entamé, le temps qu'il faut pour que le métabolisme s'adapte. Ce n'est plus 100 kilocalories qu'il faudrait retirer mais sans doute à nouveau 500 pour atteindre l'objectif de 60 kilos. Là est la limite de la restriction calorique. Au-delà d'une dizaine de kilos perdus sans trop de peine, le système ne peut plus continuer à fonctionner que par réductions caloriques importantes qui conduisent obligatoirement à des carences et à des fontes musculaires.

Toutefois l'intérêt de ce type de régime est de convenir à tous les goûts. À moins d'être incapable de se passer de vin ou d'alcool, chers en calories, ou d'avoir un appétit vorace, le gourmet peut y trouver son compte, tout comme l'indifférent à ce qu'il mange. Le revers de la médaille, c'est de n'apporter aucun enseignement diététique, en laissant chacun s'alimenter comme il l'a fait jusqu'alors. Cela peut même encourager certains à ne faire qu'un repas par jour, plutôt le soir que le midi, ou à éliminer les légumes verts, les fruits, au profit du pain ou des viennoiseries. Ce même repas peut devenir un stéréotype, inchangé d'un jour sur l'autre pendant toute la durée du régime. Deux composantes indispensables et récentes des régimes hypocaloriques ne sont pas prises en compte ici, la densité nutritionnelle dont nous avons déjà parlé et la chronodiététique.

Fabriquer de l'énergie

Pour illustrer l'importance de la chronodiététique, rappelons-nous le chancelier Bismarck et son régime fragmenté prescrit par le Dr Schweninger. On sait aujourd'hui que plus l'intervalle de temps entre deux prises alimentaires est important et plus la tendance est à la mise en réserve de l'énergie. Si cet intervalle excède sept à huit heures, le glucose, au lieu de se transformer en énergie et contribuer au bon fonctionnement des organes et des muscles, va suivre une autre voie dite, savamment, « voie des pentoses-phosphates ». Il ne s'agit plus ici de faire de l'énergie, mais des acides gras, ou plutôt de la graisse de réserve. Du fait de l'existence de cette voie parallèle du métabolisme, il faut impérativement s'astreindre à trois repas par jour au moins, plus une collation dans l'après-midi si l'heure du dîner est habituellement tardive, et, surtout, ne jamais sauter de repas. Le meilleur moyen de prendre du poids tout en s'affaiblissant est sans doute de ne faire qu'un repas par jour et le soir. Car toujours, pour des raisons de physiologie, nous brûlons plus le matin que le soir. Nous avons des sécrétions hormonales qui emballent le métabolisme au lever et le ralentissent au coucher. Sans vouloir faire de finalisme, il y a une logique à dépenser de l'énergie le jour puisqu'on travaille, et une même logique à la mettre en réserve la nuit puisqu'on est censé dormir.

L'hormone de croissance, que l'on sécrète même « grand », a une action lipolytique, c'est-à-dire qu'elle contribue à faire fondre les graisses. Cette action est plus importante dans la première partie de la journée. Le cortisol, hormone produite par les glandes surrénales, est très actif sur le métabolisme. Il est sécrété à son taux le plus élevé vers huit heures du matin. Ce taux décroît tout au long de la journée. Pour ces raisons, on ne grossit bien qu'à partir de six heures du soir...

À la lumière de ces connaissances, le petit déjeuner prend toute son importance ! Il doit être un véritable petit repas. Quant au dîner, il se doit de ne pas être trop copieux, au risque de faire plus de réserves que d'énergie. Le meilleur moyen de ne pas trop manger le soir, c'est de ne pas être affamé, dirait M. de La Palice. Et, pour ne pas avoir faim, il vaut mieux avoir mangé avant. La collation de dix-sept heures revêt donc un considérable intérêt stratégique.

La régularité des prises alimentaires dans le temps relève également de la chronodiététique, car, à la suite de l'acte de s'alimenter, toute une usine se met en branle pour assurer ce qui, avec la fonction de reproduction, garantit la pérennité du système. Dès que le regard se pose sur la nourriture ou dès que l'idée d'un mets effleure l'esprit, la digestion commence : de la salive, des sucs gastriques, des enzymes, des hormones, des neuromédiateurs et...

de l'énergie ! Car il faut de l'énergie pour transformer l'aliment, et donc en fabriquer à l'avance. Celle-ci dépend d'ailleurs du type de nutriment qui sera absorbé, et nous verrons plus loin tout le parti que les régimes hyperprotéinés ou hyperprotidiques tirent de cette propriété.

La mise en route peut être impromptue – une odeur évocatrice, une vitrine alléchante, un placard publicitaire –, et ne pas être suivie d'effet. Mais elle peut aussi être suivie d'une collation. Elle peut tout simplement préluder à ce qui sera un repas complet. Dans tous les cas, sur le plan énergétique, la programmation l'emporte sur l'improvisation. C'est-à-dire que le fait de manger tous les jours aux mêmes heures programme une fois pour toutes l'ensemble des opérations. Ce qui fera dire le lendemain à la même heure, même s'il n'y a rien sur la table : « J'ai faim, d'un seul coup ! » Le rendement énergétique sera moins bon s'il faut retarder les choses ou carrément les différer. L'organisme s'adaptera, et c'est heureux, mais le rapport entre énergie consommée et énergie stockée sera en faveur de la matière grasse.

Faire quatre repas par jour, ce n'est pas manger quatre fois plus, mais répartir l'alimentation pour satisfaire aux réels besoins de l'organisme. C'est aussi le meilleur et le seul moyen efficace d'éviter les fringales ou les envies incoercibles. Et pour faire un vrai petit déjeuner, il suffit sans doute de mettre le réveil cinq ou dix minutes plus tôt... Manger régulièrement, pouvoir dire : « Je mange à telle heure », et le faire, c'est prendre en main de façon volontaire son problème de poids ; c'est reconnaître à l'alimentation sa véritable importance, celle d'un acte essentiel ; c'est aussi le meilleur moyen de ne pas reprendre des kilos.

Les quatre formules du Dr Fricker

À ces exigences des régimes « modernes », diminution calorique, densité nutritionnelle, chronodiététique, le régime « associé[14] » du Dr Fricker ajoute celles de l'équilibre des apports caloriques selon les standards alimentaires (11 à 15 % de calories protidiques, 30 à 35 % de lipidiques et 50 à 55 % de glucidiques). Le régime s'appuie sur 7 règles simples : privilégier les glucides complexes, ne pas oublier les protéines, limiter les lipides, favoriser les fibres, boire suffisamment (de l'eau...), respecter les rythmes alimentaires, profiter sans culpabilité des moments culinaires exceptionnels mais en en modérant la fréquence. Ajoutons une règle 7 *bis* : garder l'esprit critique vis-à-vis des affirmations diététiques péremptoires. Souvenez-vous : « Gros, on vous ment ! »

Quatre formules sont proposées selon que l'on souhaite maigrir plus ou moins vite, selon qu'on a plus ou moins à perdre, selon qu'on est un homme ou une femme : 1 200, 1 600, 2 000 et 2 400 kilocalories. Si l'on souhaite perdre plus de 4 kilos par mois, que l'on pèse moins de 100 kilos et que l'on soit un homme, la formule 1 est tout indiquée. À l'inverse pour une femme et pour le même résultat, cette formule conviendra pour un poids supérieur à 100 kilos. Une femme pesant 65 kilos et souhaitant maigrir ne perdra que 3 kilos par mois avec la formule 1. Cela tient au fait que l'homme brûle naturellement plus que la femme, du fait de la différence de corpulence et également d'un rapport masse maigre-masse grasse à l'avantage du sexe masculin, 15 % de tissu adipeux pour l'homme contre 25 % pour la femme. En bref, pour un homme qui souhaite une perte de 3 à 4 kilos par mois : de 65 à 90 kilos, la formule 2 sera suffisante, de 91 à 115 la formule 3, et au-delà la formule 4. Pour une femme qui saurait se contenter d'une perte de 2 kilos par mois : de 45 à 60 kilos, la formule 1 sera la plus indiquée ; de 61 à 100 kilos, la formule 2 ; de 101 à 125 kilos, la formule 3 ; au-delà, la formule 4.

Une journée en formule 1 : 1 200 kilocalories, dont 24 % de calories protidiques, 31 % de calories lipidiques et 45 % de calories glucidiques :

— petit déjeuner : 1 grand verre de lait écrémé, 1/8 de baguette de pain, 10 grammes de beurre 41 % de matières grasses, 1 fruit de saison (150 grammes), thé ou café à volonté

— déjeuner : crudités à volonté, vinaigre et 1 cuillerée à café d'huile, 2 œufs, légumes verts cuits à la vapeur à volonté, 5 grammes de beurre 41 % de matières grasses, 100 grammes de fromage blanc à 0 % de matières grasses, 1 fruit de saison (150 grammes)

— dîner : soupe de légumes sans pommes de terre à volonté, 1 cuillerée à soupe de crème fraîche, 120 grammes de blanc de poulet, légumes verts cuits à la vapeur à volonté, 5 grammes de beurre 41 % de matières grasses, 1/6 de

baguette de pain, 30 grammes de camembert, 1 fruit de saison (150 grammes)
— boissons : 1,5 litre par jour d'eau non gazeuse ou tisane, en dehors des repas

Une journée en formule 2 : 1 600 kilocalories, dont 21 % de calories protidiques, 34 % de calories lipidiques et 45 % de calories glucidiques :
— petit déjeuner : 1 grand verre de lait demi-écrémé, 1/6 de baguette de pain, 10 grammes de beurre doux, 1 fruit de saison (150 grammes), thé ou café à volonté
— déjeuner : crudités à volonté, vinaigre et 1 cuillerée à café d'huile, 120 grammes de rumsteck, 200 grammes de pommes de terre, légumes verts cuits à la vapeur à volonté, 10 grammes de beurre doux, 100 grammes de fromage blanc à 20 % de matières grasses, 1 fruit de saison (150 grammes)
— dîner : soupe de légumes sans pommes de terre à volonté, 1 cuillerée à soupe de crème fraîche, 120 grammes de saumon, légumes verts cuits à la vapeur à volonté, 10 grammes de beurre doux, 1/6 de baguette de pain, 30 grammes de camembert, 1 fruit de saison (150 grammes)
— boissons : 1,5 litre par jour d'eau non gazeuse, ou tisane, en dehors des repas.

Une journée en formule 3 : 2 000 kilocalories, dont 17 % de calories protidiques, 33 % de calories lipidiques et 50 % de calories glucidiques :
— petit déjeuner : 1 grand verre de lait demi-écrémé, 1/3 de baguette de pain, 10 grammes de beurre doux, 2 cuillerées à café de confiture, 1 fruit de saison (150 grammes), thé ou café à volonté
— déjeuner : crudités à volonté, vinaigre et 2 cuillerées à café d'huile, 120 grammes de blanc de poulet, 200 grammes de pommes de terre, légumes verts cuits à la vapeur à volonté, 10 grammes de beurre doux, 100 grammes de fromage blanc à 20 % de matières grasses, 1 fruit de saison (150 grammes)
— dîner : soupe de légumes sans pommes de terre à volonté, 1 cuillerée à soupe de crème fraîche, 2 œufs, légumes verts cuits à la vapeur à volonté, 150 grammes de

riz en poids cuit, 10 grammes de beurre doux, 1/4 de baguette de pain, 30 grammes de camembert, 1 fruit de saison (150 grammes)
— boissons : 1,5 litre par jour d'eau non gazeuse, ou tisane, en dehors des repas

Une journée en formule 4 : 2 400 kilocalories, dont 15 % de calories protidiques, 31 % de calories lipidiques et 54 % de calories glucidiques :
— petit déjeuner : 1 grand verre de lait demi-écrémé, 1/3 de baguette de pain, 15 grammes de beurre doux, 2 cuillerées à café de confiture, 1 fruit de saison (150 grammes), thé ou café à volonté
— déjeuner : crudités à volonté, vinaigre et 2 cuillerées à café d'huile, 120 grammes de flétan, 200 grammes de pommes de terre, légumes verts cuits à la vapeur à volonté, 10 grammes de beurre doux, 1/3 de baguette de pain, 100 grammes de fromage blanc à 20 % de matières grasses, 1 cuillerée à café de sucre en poudre, 1 fruit de saison (150 grammes)
— dîner : soupe de légumes sans pommes de terre à volonté, 2 cuillerées à soupe de crème fraîche, 120 grammes de steak haché, légumes verts cuits à la vapeur à volonté, 150 grammes de pâtes en poids cuit, 10 grammes de beurre doux, 1/3 de baguette de pain, 30 grammes de camembert, 1 fruit de saison (150 grammes)
— boissons : 1,5 litre par jour d'eau non gazeuse, ou tisane, en dehors des repas

Extra autorisés

L'originalité du régime « associé », c'est de pouvoir se reposer de temps en temps en passant à la formule d'apports caloriques supérieurs, quitte à retourner à la précédente dès que le moral revient. Il prévoit également des extra types 200 ou 400 kilocalories :

Pour les petites faims : 200 kilocalories :
— 30 grammes de pain :
+ 30 grammes de fromage

ou + 2 rondelles de saucisson
ou + 10 grammes de chocolat + 10 grammes de beurre
ou + 20 grammes de jambon + 5 grammes de beurre
— 80 grammes de pain
— 200 grammes de féculents en poids cuit
— 1 éclair au chocolat ou au café
— 1 croissant au beurre

Il peut s'agir de collations, soit en milieu de matinée soit à l'heure du goûter. L'idée est que, si le choix s'est fixé sur un régime formule 2 (1 600 kilocalories), il suffit de suivre un régime formule 1 (1 200 kilocalories) et d'y ajouter 2 collations à 200 kilocalories pour avoir le compte tout en satisfaisant ses besoins ou ses appétits.

Pour les grosses envies : 400 kilocalories :
— 1 croque-monsieur, ou 1 hot dog, ou 1 part de quiche lorraine, ou de pizza
— 75 grammes de chocolat (3/4 de tablette de 100 grammes)
— 100 grammes de fruits secs ou 75 grammes de cacahuètes
— 2 crêpes au sucre ou à la confiture
— 2 verres de vin (ou champagne) accompagnés de 4 petits-fours
— 50 grammes de foie gras, 1 toast et 1 verre de vin
— 1 portion de plat restaurant type choucroute, paella, couscous ou cassoulet

Il s'agit ici de permettre la transgression sans culpabilité ni conséquences sur le régime, puisque l'extra est décompté. La théorie retenue est qu'il serait plus facile de reprendre son régime une fois l'obsession assouvie. L'intérêt en est également de pouvoir faire face à des sorties, tant professionnelles que relationnelles, qu'il est impossible de différer.

Apprentissage sur le tas

Le régime associé prône l'équilibre alimentaire, fait une grande place aux féculents, aux légumes verts, aux fruits et aux protéines et privilégie la densité nutritionnelle. Il permet un apprentissage sur le tas de la diététique. Il n'exclut pas des moments gastronomiques. Son schéma de stabilisation est simple puisqu'il suffit de passer à la formule immédiatement supérieure pour atteindre le niveau calorique correspondant à ses dépenses. Il s'agit dans tous les cas, à l'exception du régime 1 200 kilocalories, de formules amincissantes rassurantes sur le plan de la santé en général et de l'état cardio-vasculaire en particulier. On ne peut donc que le recommander, à condition toutefois de ne pas être trop pressé et de ne pas avoir plus de 10 kilos à perdre. Il convient à des personnes qui ont trop bon appétit et dont l'excédent calorique est responsable du poids.

Mais il existe aussi des personnes, en particulier des obèses, qui mangent déjà peu et dépensent peu. Pour elles, ce type d'alimentation risque de ne pas faciliter la diminution du tissu adipeux. Elle privilégie d'abord la forme, ainsi que l'acquisition de bonnes habitudes alimentaires, mais elle est trop orientée santé pour être réellement efficace sur la perte de poids. Les concessions faites aux extra ressemblent plus à de la complaisance qu'à un souci de réelle efficacité. L'expérience a trop souvent prouvé que la rupture même brève d'un contrat – le régime strict –, en cours de réalisation d'un projet – la perte de poids –, n'est propice ni à la poursuite de l'action ni à sa conclusion.

L'équilibre version outre-Atlantique

Le monde anglo-saxon ne produit pas que des *fad diets* ou des régimes outranciers. Même si les *low carb diets* jouissent d'un réel engouement du grand public, les milieux médicaux sérieux restent, avec raison, attachés au principe du régime hypocalorique équilibré. La fin des années 1970 voit les rayonnages des librairies se couvrir de livres de régimes tout public dont les méthodes raisonnables, souvent proposées par des nutritionnistes connus et sérieux, commencent à se frayer un chemin à la fois dans les mentalités et au milieu des publications racoleuses.

Le *Fat Counter Guide*[15] fournit une table des valeurs nutritionnelles de chaque aliment, permet d'établir une ration 500 kilocalories en dessous de la dépense énergétique quotidienne et oriente vers plus de glucides complexes et moins de graisses.

Le *Dietary Goals Diet* est la traduction grand public d'une étude[16] parue en 1979 dans une des principales revues américaines de diététique. Elle propose des menus standard autour de 1 300 kilocalories par jour. Bien qu'un peu monotone, elle a l'avantage d'inciter à consommer plus de produits céréaliers, de légumes verts et de fruits, que de produits carnés. Sans doute n'insiste-t-elle pas assez sur les produits laitiers.

Le *Wise Woman's Diet*[17] propose des menus équilibrés autour de 1 200 kilocalories par jour, publiés dans la revue du même nom et actualisés chaque saison. Des équivalences sont proposées pour un certain nombre de recettes. Des rubriques traitent des différentes difficultés rencontrées au cours du régime, ainsi que des techniques destinées à modifier le comportement alimentaire.

La véritable Mayo Clinic

Dans ce contexte, le « véritable » régime de la Mayo Clinic[18] prévoit une échelle d'apports caloriques, de 800 à 1 600 kilocalories, à partir d'aliments respectant autant que possible les goûts du patient, à l'exception des sucres rapides et de l'alcool. L'eau fait partie du contrat, avec 1,5 litre par jour.

Comme précédemment, la connaissance du métabolisme de base et l'estimation du métabolisme d'activité permettent en réduisant ce dernier de 500 kilocalories de déterminer les apports énergétiques quotidiens suffisants pour occasionner une perte de poids régulière et raisonnable.

Si la personne est de petite taille et inactive, il est probable que le régime proposé ne dépassera guère 800 ou 1 000 kilocalories par jour. Par contre, si elle est grande et sportive, le régime pourra même dépasser 1 600 kilocalories par jour.

L'indice de masse corporelle, le poids divisé par la taille au carré, IMC ou *Body Mass Index* (BMI), le pourcentage de masse grasse qui ne devrait pas excéder 25 % chez une femme et 15 % chez un homme, les graphiques taille-poids, permettent de proposer un objectif réaliste de perte de poids.

Le régime a pour base un certain nombre d'unités-portions de protéines, de gras, de laitages à 0 % de matières grasses, de produits amylacés, de légumes verts et de fruits, que l'on pourra additionner selon l'apport calorique déterminé. Chaque unité-portion se compose comme suit :

— pour les protéines : 30 grammes de viande, poisson ou volaille, ou 1 œuf ;

— pour le gras : 5 grammes de beurre, de lard, de bacon, d'huile, de mayonnaise ou de margarine, ou 8 grammes de fruits oléagineux (noix, noisettes, amandes...), ou 15 grammes de vinaigrette, de crème légère ou de crème de gruyère, ou 30 grammes d'avocat, ou 50 grammes d'olives ;

— pour les produits laitiers : 250 grammes de lait, de fromage blanc ou de yaourt maigre ;

— pour les produits amylacés : 20 grammes de céréales à petit déjeuner non sucrées ou de farine blanche ou 25 grammes de pain, de tapioca ou de germe de blé, ou 30 grammes de pommes de terre chips, ou 35 grammes de biscuits, muffins ou crackers, ou 40 grammes de pommes de terre frites, ou 50 grammes de sorbet, ou 60 grammes de patate douce, ou 100 grammes en poids cuit de riz, de pâtes, de pop-corn, de boulgour, de semoule, de pomme de terre, de légumes secs ;

— pour les légumes verts : 100 grammes pour la plupart, sauf : céleri, champignons, choux, choux-fleurs, concombre, cresson, endive, persil, radis, rhubarbe, salades vertes, qui peuvent être consommés à volonté ;

— pour les fruits : 15 grammes de fruits secs, ou 50 grammes de bananes, ou 75 grammes de raisin, ou 100 grammes d'abricots, d'ananas, de cerises, de figues fraîches, de framboises, d'orange, de pamplemousse, de papaye, de pêche, de poire, ou 200 grammes de melon ; ou pour les jus de fruits : 60 grammes de jus de raisin, ou 80 grammes de jus d'ananas, de jus de pomme, de nectar d'abricot, de nectar de pêche, ou 120 grammes de jus d'orange, de pamplemousse.

Les apports caloriques se calculent en nombre d'unités-portions :

— 800 kilocalories : 5 unités-portions protéines (5 UP-P) soit 150 grammes de viande, ou 5 œufs ;
0 unité-portion de gras (0 UP-G) ;
2 unités-portions de produits laitiers (2 UP-PL) soit 500 grammes de produits ;
1 unité-portion de produits amylacés (1 UP-PA) soit 20 à 100 grammes selon les produits choisis ;
2 unités-portions de légumes verts (2 UP-LV) soit 200 grammes sauf produits à volonté ;
3 unités-portions de fruits (3 UP-F) soit de 45 à 360 grammes selon les produits choisis ;

— 1 000 kilocalories : 5 UP-P + 2 UP-G + 2 UP-PL + 3 UP-PA + 2 UP-LV + 3 UP-F ;

— 1 200 kilocalories : 6 UP-P + 3 UP-G + 2 UP-PL + 4 UP-PA + 2 UP-LV + 3 UP-F ;

— 1 400 kilocalories : 7 UP-P + 4 UP-G + 2 UP-PL + 6 UP-PA + 2 UP-LV + 3 UP-F ;

— 1 600 kilocalories : 7 UP-P + 5 UP-G + 2 UP-PL + 7 UP-PA + 2 UP-LV + 4 UP-F.

L'unité-portion permet de simplifier le calcul des apports caloriques, tout en facilitant le retour progressif de la ration alimentaire à sa juste valeur énergétique sitôt atteint le poids souhaité. Les rations à 800 et à 1 000 kilocalories nécessitent un complément vitaminique et minéral, mais le régime, par ailleurs équilibré, autorise la variété et intègre même la notion de plaisir.

Les méthodes supprimant les hydrates de carbone entraînent à leur début une plus forte perte de poids du fait de l'augmentation de la diurèse, mais il est prouvé qu'un régime raisonnablement hypocalorique concourt à une perte de masse grasse au moins égale tout en préservant la masse maigre. Avec l'habitude, il devient facile de se jouer des équivalences et de faire bonne figure hors de chez soi. Par contre, ce régime n'étant pas cétogène du fait de la présence d'hydrates de carbone en quantité suffisante, une sensation de faim est fréquente la première semaine. Elle disparaît ensuite. Cela étant, l'organisme s'adapte à la réduction énergétique en consommant moins, sauf à y associer une activité physique régulière de type endurance douce, marche à pied, bicyclette ou natation, ce que recommande le régime Mayo.

Maigrir avec la thérapie comportementale

Son autre atout est de proposer un accompagnement sous forme de séances de thérapie comportementale. Il s'agit de cibler les habitudes alimentaires et de démonter les mécanismes qui sont à leur origine en partant du principe que le comportement de chacun est, dans sa plus grande partie, conditionné par l'environnement qu'il soit individuel ou social. Il est théoriquement possible de modifier une habitude sitôt qu'on en a identifié le point de départ. En changeant la nature de l'élément déterminant, on rompt en principe l'enchaînement de causes et d'effets qui mènent à un même comportement. L'exemple classique est celui de la jeune femme qui rentre chez elle après sa journée de travail, qui allume la lampe située à droite de la cheminée et s'en vient directement ouvrir la porte du réfrigérateur pour y trouver quelque chose à manger. Elle ne peut pas s'en empêcher alors qu'elle suit un régime pour perdre du poids. D'aucuns penseront que cette dame a légitimement faim après sa journée de travail, qu'elle est même en hypoglycémie pour peu qu'elle ait sauté le goûter ou bâclé le déjeuner. C'est sans doute physiologiquement vrai, mais un comportementaliste aguerri vous dira que c'est moins la physiologie qui est en cause que la lampe... Elle a une histoire, cette lampe. Ils l'ont achetée à deux, mais l'ami est parti il y a trois mois et la lampe est restée là où ils l'ont posée d'un commun accord. C'est le premier objet qu'elle voit en rentrant chez elle, un objet lourdement chargé d'affect. Le meilleur anxiolytique demeure l'aliment, aussi la voie du réfrigérateur est-elle toute tracée. Il a suffi d'une fois. Faut-il jeter la lampe ? Selon le comportementaliste, non, il suffit de la changer de place, ce que la dame a fait, et ça a marché.

Les techniques comportementales sont à la base de nombreuses autres méthodes amincissantes aux États-Unis, comme la *Behavioural Control Diet*[19] associant un régime hypocalorique équilibré, aux alentours de 1 500 kilocalories, de l'activité physique et la tenue d'un livre de bord prenant en compte les aliments consommés et les modifications du comportement.

Les Weight Watchers

L'approche psychologique fondée sur la dynamique de groupe est à la base du succès (ou de l'échec pour certains...) des Weight Watchers. Créée en 1963 par Jean Nidetch, cette entreprise qui a commencé en réunissant quelques personnes obèses dans une petite clinique ambulante de New York a pris un essor considérable. Sous l'impulsion de sa présidente et fondatrice, le mouvement a largement dépassé les frontières des États-Unis. Il est aujourd'hui implanté dans tous les pays un tant soit peu industrialisés, du Canada à l'Afrique du Sud, en passant par l'Europe et l'Amérique du Sud. Le groupe revendique depuis sa création d'avoir fait maigrir plus de 25 millions de personnes dans le monde. En France depuis 1973, les Weight Watchers existent au travers de 480 centres répartis sur l'Hexagone.

Le régime est hypocalorique, varié, équilibré. Il autorise des extra car rien n'est interdit, mais tout est limité. Des menus très précis pour chaque jour de la semaine sont proposés aux membres de l'association. On ne compte pas officiellement les calories, mais les menus lorsqu'ils sont suivis avec rigueur n'apportent guère que 1 600 à 1 700 kilocalories pour les hommes et 1 200 à 1 300 kilocalories pour les femmes. Il suffit donc de suivre les instructions. Jusqu'en 2000, le programme diététique reposait sur une classification des aliments en trois groupes. Le premier, le groupe vert, recensait les fruits et les légumes verts consommables à volonté. Le deuxième, le groupe orange, prenait en compte les aliments devant être consommés chaque jour à raison de 10 portions, les viandes, les poissons, les volailles, les laitages, les fromages, le pain, les céréales, les féculents et les légumes secs. Enfin le dernier groupe, le groupe rouge, concernait les aliments plaisirs dont la consommation ne saurait être quotidienne, mais plutôt hebdomadaire, le chocolat, les pâtisseries, la charcuterie, le vin.

Le nouveau programme FlexiPoints affecte à chaque aliment un certain nombre de points. À chacun de respecter le nombre de points auquel il a droit. La valeur en points de l'aliment repose sur la formule conçue par les Weight Watchers :

Valeur en kilocalories de la portion/50 + quantité de lipides en grammes de la portion/12 – quantité en grammes de fibres alimentaires de la portion/5. En clair, 100 grammes de chocolat au lait vaudront :

541/50 + 32/12 –1,3/5 = 13,2 points

100 grammes de pain complet : 234/50 + 1,8/12 – 7/5 = 3,4 points

100 grammes d'ananas : 47/50 + 0/12 – 1,4/5 = 0,7 point

De fait, le gras est un élément pénalisant alors qu'au contraire les fibres améliorent le score en diminuant le total.

Le quota de points attribué à chacun dépend du poids de départ :

— moins de 68 kilos : 18 à 23 points ;
— de 68 à 79 kilos : 20 à 25 points ;
— de 80 à 89 kilos : 22 à 27 points ;
— de 90 à 99 kilos : 24 à 29 points ;
— de 100 à 112 kilos : 26 à 31 points ;
— de 113 à 124 kilos : 28 à 33 points ;
— de 125 à 134 kilos : 29 à 34 points ;
— de 135 à 144 kilos : 30 à 35 points ;
— de 145 à 159 kilos : 31 à 36 points ;
— 160 kilos et plus : 32 à 37 points.

L'appartenance au groupe permet de disposer de recettes établies, qu'il suffit de suivre comme précédemment. L'introduction des points permet plus de fantaisie et de liberté dès lors que l'on souhaite assumer pleinement son alimentation. Enfin, une activité physique régulière permet de gagner des points. Elle est mesurée en fonction de sa durée et de son intensité, et le poids de la personne qui la pratique. Ainsi, une personne de 68 kilos qui bouge modérément pendant 20 minutes gagnera 1 point qui peut être échangé contre de la nourriture ou bien mis en réserve.

Exemple de menu pour une journée à 18 unités points : 1 100 à 1 200 kilocalories :

Petit déjeuner à 5 unités points :

— 20 centilitres lait écrémé
— 6 cuillerées à soupe de corn flakes

— 4 cuillerées à soupe de fruits au sirop
— Thé ou café à volonté

Déjeuner à 7 unités points :

— radis à la croque au sel
— 1 cuisse de poulet rôti (100 grammes)
— 200 grammes de pommes de terre sautées avec 1 cuillerée à café d'huile
— 1 petit-suisse à 0 %

Dîner à 6 unités points :

— potage de légumes sans pomme de terre
— 1 filet de cabillaud (120 grammes) en papillote avec julienne de légumes
— 1 cuillerée à café d'huile d'olive, citron, herbes, aromates
— 1 tranche de pain de campagne (50 grammes)
— 2 Saint-Morêt Ligne et Plaisir

Exemple de menu pour une journée à 22 unités points : 1 400 à 1 500 kilocalories.

Petit déjeuner à 6 unités points :

— 1 pain au lait de boulangerie
— 2 cuillerées à café de beurre à 41 % de matières grasses
— 1 barquette de fromage blanc à 0 % de matières grasses
— framboises fraîches ou surgelées
— thé ou café à volonté

Déjeuner à 8 unités points :

— endives au jambon : 2 endives cuites avec 1 tranche de jambon
— 3 cuillerées à soupe de béchamel et 20 grammes de gruyère
— 1/5 de baguette
— 1 crème dessert allégée à la vanille

Collation à 1 unité points :

— 1 pomme cuite avec 1 sachet de sucre vanillé
— 2 biscuits à la cuillère

Dîner à 7 unités points :

— salade de mâche et betterave avec 1 cuillerée à café de vinaigrette
— 1 escalope de dinde (100 grammes) cuite avec 1 cuillerée à café de margarine
— 1 cuillerée à soupe de crème fraîche à 15 % de matières grasses
— champignons
— 100 grammes de spaghettis
— 1 petit-suisse à 0 %
— 2 clémentines

Exemple de menu pour une journée à 26 unités points : 1 700 à 1 800 kilocalories.

Petit déjeuner à 4,5 unités points :

— 2 tranches de pain de mie
— 2 portions de fromage fondu allégé
— 1 barquette (ou 3 cuillerées à soupe) de compote non sucrée (100 grammes)
— thé ou café à volonté

Déjeuner à 8 unités points :

— concombre en rondelles
— sauce faite avec 1/2 yaourt nature, moutarde, sel, poivre, vinaigre
— 1 cuisse ou 1 blanc de pintade cuisiné avec 20 grammes de bacon
— 1/2 cuillerée à café d'huile, oignon, bouquet garni
— chou
— 2 petites pommes de terre
— 3 cuillerées à soupe de riz au lait avec 1 cuillerée à soupe de raisins secs

Collation à 4,5 unités points :

— 1/5 de baguette viennoise
— 15 grammes de chocolat

Dîner à 9 unités points :

— salade avec carottes râpées
— 4 cuillerées à soupe de lentilles
— 1 boîte de thon au naturel (100 grammes)
— 2 cuillerées à café d'huile, vinaigre, sel, poivre
— 30 grammes de gruyère en morceaux
— 1 poire

Les réunions de groupe : la marque de fabrique des Weight Watchers

Le régime alimentaire des Weight Watchers est un régime peu différent des précédents. Semblable dans ses effets à celui de la Mayo Clinic (le vrai), il est certainement plus efficace que le régime associé. Ce qui contribue à différencier la méthode, ce sont les réunions de groupe et leur cérémonial fondé sur une forme de thérapie comportementale.

Le groupe doit beaucoup au Dr Richard Stuart[20; 21], directeur psychologique de Weight Watchers International Inc., qui a vulgarisé dans plusieurs ouvrages les techniques comportementales destinées à permettre aux adeptes de mieux se connaître pour mieux maîtriser leurs pulsions, leur stress et acquérir une idée plus gratifiante d'eux-mêmes. Sa phrase clé – « C'est en pensant et en agissant comme une personne mince qu'on devient et qu'on reste mince » – résume sa philosophie positive. Sa méthode diffère peu de celle de la Mayo Clinic quant à son fondement, qui est de reconnaître à l'environnement qu'il soit familial ou professionnel, une part prépondérante dans le conditionnement du comportement individuel. Mais il est à l'origine de techniques qui permettent effectivement de changer d'opinion sur soi-même, de mieux contrôler ses émotions, de modifier le rapport à la nourriture, d'adapter les réactions vis-à-vis de l'entourage et, enfin, de se réconcilier avec son corps.

Il propose tout d'abord la tenue d'un journal où sont consignées toutes les envies de manger, les heures, et si l'on a effectivement mangé quelque chose, ce qui permet de cerner le problème. La seconde étape s'attaque aux idées négatives ; elle procède en relativisant les choses, en acceptant que tout ne soit pas blanc ou noir mais nuancé, que le négatif ne l'emporte pas systématiquement sur le positif ; elle permet de regarder les tentations en face et de se demander comment les maîtriser plutôt que de se poser la question du pourquoi on y a cédé, de ne pas penser que les choses vont nécessairement s'arranger avec le temps, de ne pas céder au fatalisme.

Il s'agit ensuite d'apprendre à maîtriser ses émotions en prenant conscience que l'on n'est pas jugé par les autres sur des intentions mais sur des actes ; accepter la responsabilité de ses actes – sa propre responsabilité dans le surpoids – est un préalable à la maîtrise de soi. Il convient également de ne pas faciliter l'accès à la nourriture, donc de n'avoir dans son réfrigérateur que ce qu'autorise le régime et pas autre chose. Comme le disait Oscar Wilde, « On résiste bien à tout sauf à la tentation ! » Se créer d'autres activités, remplir son temps au mieux permet également de prendre ses distances avec l'obsession alimentaire. Il faut neutraliser les éléments déclenchant l'envie de manger alors qu'ils n'ont aucun rapport avec elle en faisant de l'acte de s'alimenter une activité à part entière. Ne pas lire en mangeant, attendre deux minutes, montre en main, avant d'entamer un plat, reposer fourchette et couteau entre chaque bouchée, mâcher lentement en se concentrant sur la nourriture, sa saveur et sa consistance. Anxiété, dépression, ennui et colère peuvent déclencher une envie de manger. Pour s'en prémunir, il faut prévoir des moments de détente et de relaxation dans la journée. Il n'est pas inutile de faire un journal dans lequel seront consignées les heures de plus grande tension de façon à faire coïncider les moments de repos. Ceux-là peuvent être remplis par une activité physique, qui a également le mérite de diminuer l'appétit. Enfin, il faut refuser la routine et être prêt au changement.

Collationner des faits à partir de journaux tenus chaque jour, les analyser pour agir avec efficacité et précision, est une démarche qui convient bien au public anglo-saxon. Les Latins que nous sommes se montrent dans leur ensemble moins précis, moins rationalistes. C'est sans doute la limite de l'efficacité des Weight Watchers, dans les pays dont les natifs sont peu enclins à s'imposer ce type de contrainte alors que le régime en est déjà une en lui-même. De même, exposer ses problèmes à la cantonade relève d'une culture propre aux États-Unis, où les groupes associatifs le pratiquent couramment. La technique de culpabilisation reposant sur le diptyque récompense-sanction et la forme d'infantilisation qui en découle ne sont pas forcément bien vécues en Europe. C'est une forme d'aliénation selon laquelle hors du groupe point de salut, donc pas d'espoir de pouvoir un jour gérer soi-même son problème de poids.

La dynamique de groupe est-elle réellement efficace en matière de poids ?

Les techniques comportementales le sont certainement, en particulier pour les personnes très dépendantes de l'opinion des autres, facilement influençables, promptes à s'autodéprécier, ayant peine à s'organiser[22]. Mais exprimer devant d'autres ses incertitudes personnelles, même si ces autres connaissent les mêmes affres, est-ce un moyen efficace d'avancer vers plus de maîtrise de la situation ou n'est-ce pas, à terme, se conforter dans l'idée qu'il n'y a pas de véritable solution au problème ? Car il existe autant de problèmes de poids qu'il y a de personnes en surpoids. Chacun est une entité à part entière, une expérience unique dans le vécu de sa surcharge. C'est d'ailleurs ce qui fait la complexité du problème et qui est à l'origine de bien des rechutes. Nul ne peut endosser réellement la personnalité d'un autre. Autrement dit, l'expérience de l'autre ne sert qu'à lui.

Le groupe lève par contre l'isolement dans lequel s'enferme volontiers la personne désespérée par son apparence physique. Mais ne voir autour de soi que des semblables dans l'embonpoint, est-ce vraiment motivant ? C'est sans doute rassurant mais cela conduit-il nécessairement à une salutaire réaction de prise en main personnelle du problème ? On peut en douter, surtout lorsque le nombre de participants à un groupe s'élève à trente, ce qui est le cas chez les Weight Watchers. Cette organisation laisse peu de temps à chacun pour exposer ses problèmes et moins encore au personnel d'encadrement pour apporter une réponse adaptée et personnalisée, à raison d'une séance hebdomadaire. Surtout lorsque ce personnel d'encadrement est une « ancienne » qui a « réussi » ou du moins fait comme si. Ce n'est un secret pour personne que reprendre du poids signifierait pour elle perdre son emploi. Il en est qui ont été conduites, pour le retrouver, à prendre rendez-vous chez un nutritionniste. Il faut savoir également que ces animatrices ne sont ni diététiciennes ni psychologues, qu'elles n'ont pas de formation officielle et que leur expérience est celle d'une « passée grosse », expérience respectable mais notoirement insuffisante. La question est donc posée : groupe ou pas groupe ?

Richard Stuart répond en partie à la question[23] en comparant les pertes de poids observées dans deux groupes distincts, l'un suivant en clinique un programme conventionnel de réduction pondérale, l'autre de type Weight Watchers, utilisant à la fois la dynamique de groupe et les techniques comportementales. Les résultats du second groupe sont meilleurs : une moyenne de 730 grammes y ont été perdus par semaine contre 590 grammes. Quinze mois après que les membres du second groupe avaient atteint leur objectif de poids, 1/4 de l'effectif du premier groupe se maintenait en dessous du poids souhaité, 1/3 se trouvait légèrement au-dessus, le reste était au-dessus ou franchement au-dessus, ce qui n'est pas en soi un mauvais résultat.

Ce qui explique vraisemblablement la différence entre le groupe « santé publique » et le groupe « commercial », c'est le tout prêt à consommer qui constitue les menus et les recettes fournis aux membres adhérents. L'ensemble est équilibré, bien conçu et calibré à la calorie près – en cela les Weight Watchers sont de vrais professionnels. Pour peu que l'on ne sorte pas du chemin tracé, la perte de poids est assurée, et supérieure à un régime « médical ». Le groupe est un lieu d'échange de recettes et de bons tuyaux. Il est très efficace sur ce point. Mais la vitesse de perte de poids n'est pas un critère déterminant dans la mesure où le véritable problème est le maintien dans le temps des résultats obtenus. Les chiffres avancés par le Dr Stuart ne sont pas significativement différents de ceux obtenus lors de suivis individuels tant auprès de la diététicienne que du médecin nutritionniste, mieux formés en psychologie et plus disponibles pour un conseil personnalisé.

Le groupe peut convenir à certains pour peu que la surcharge pondérale ne soit pas trop importante. Il peut être une bouée de sauvetage le cas échéant, mais il aliène plus qu'il ne libère ou n'autonomise. Les thérapies comportementales sont utiles, mais elles ne règlent pas tout. Leur plus grande qualité est de permettre d'adapter efficacement son comportement à un environnement vulnérant. Leur plus grand défaut est de faire d'une expérience individuelle une généralité.

À qui s'adressent les régimes hypocaloriques ?

Les résultats sont-ils meilleurs en poids perdu et en maintien dans le temps qu'avec ce que nous appellerons pudiquement les régimes fantaisistes ? Pour surprenante qu'elle soit, la réponse est non. L'amaigrissement est, dans ce cadre, indéniablement plus sûr en matière de santé mais guère plus durable ni plus confortable. Le vrai problème reste celui de la stabilisation. Il s'agit d'augmenter progressivement les apports alimentaires en occultant la réalité qui est que, malheureusement, il faut une fois pour toutes manger moins qu'avant et différemment sous peine de voir le poids remonter aussitôt, à plus forte raison si la perte est importante et que le régime a duré plus de quatre mois. La pilule est dure à avaler même si, quelque part, on s'en doutait un peu. Qu'il s'agisse d'augmenter prudemment et quotidiennement le nombre d'unités-portions (Mayo Clinic), ou d'extra (régime associé), ou d'unités-points, ou encore, selon le choix sucré ou salé, ajouter du beurre ou de la confiture (mais certainement pas une saucisse ni une religieuse au chocolat), le régime continue encore et pour longtemps. Sinon, il est inévitable que le poids revienne, avec le risque de s'engager dans le cercle vicieux des carêmes annuels au terme desquels le poids perdu sera moindre que la fois précédente et la reprise ultérieure plus importante.

Ne désespérons pas, le régime hypocalorique a tout de même ses indications, que je vous rappelle :

Vous êtes une femme, vous avez moins de 10 kilos à perdre, vous êtes méticuleuse, vous aimez la précision, vous vous intéressez à l'équilibre alimentaire, vous êtes soucieuse de votre santé. Vous êtes plutôt orientée pain, féculents, légumes verts et fruits. Vous êtes gourmande, ou la nourriture est surtout un refuge pour vous. Vous souhaitez pouvoir vous alimenter aussi bien à la cantine, au restaurant qu'à la maison. Alors, quel que soit votre âge, mais à plus forte raison si vous êtes une adolescente ou au contraire une dame respectable ayant dépassé les soixante-dix printemps, n'hésitez pas, ces régimes sont pour vous et vous réussirez. Et si l'idée d'extra vous traverse la tête, pensez aussitôt qu'il existe un merveilleux médicament qui tous les compense (ou presque) : prenez chaque jour une pilule d'activité physique !...

VII

Les régimes dissociés, ou une façon de voir le problème

Ceux qui ne veulent pas prendre de poids ne doivent pas réunir dans leur assiette ce que la nature a séparé !

Dr William H. Hay

Les régimes dissociés sont *a priori* les plus simples à suivre puisqu'ils n'imposent ni de peser les aliments ni de compter les calories. Ils reposent sur le postulat, jamais démontré comme tout postulat, que les aliments ne font pas grossir par eux-mêmes mais par les combinaisons qu'ils forment entre eux. Ainsi un aliment consommé seul, même en grande quantité, n'aurait pas d'incidence sur le poids.

Le Dr Hay : un honnête homme

Il semble que la paternité du principe de dissociation des aliments revienne de plein droit au Dr William Hay. Né en 1866 à Hartstown, Pensylvanie, et mort en 1940, à l'âge de soixante-quatorze ans, celui-ci n'était pas destiné à vivre aussi vieux. Atteint à la mi-temps de son existence – il a alors quarante et un ans et seize ans d'expérience professionnelle – d'une sévère hypertension artérielle, d'une dilatation cardiaque et d'une néphrite chronique, il n'a guère d'illusions sur son pronostic vital. Il se tourne alors en désespoir de cause vers la naturopathie et reprend à son compte un certain nombre de règles de non-association des aliments. Ces principes, qui seront plus tard, avec

Shelton, le credo des hygiénistes, reposent sur la conviction que le corps humain est conçu pour n'absorber qu'un seul type de denrée à la fois. L'association des aliments au cours d'un repas serait une habitude récente, que n'avaient pas nos ancêtres. De plus, Pavlov a montré que les chiens mettaient deux heures à digérer complètement des féculents, quatre heures des protéines mais treize heures un mélange des deux, ce dont Hay conclut qu'associer les unes et les autres déclenche une fermentation et une production excessive de déchets acides qui, à la longue, s'accumulent et dépassent les capacités d'élimination de l'organisme. Ce ne sont ni le germe ni le virus qui sont responsables de la maladie mais le déséquilibre chimique induit par les excédents acides. Le Dr Hay décide donc de manger, selon son mot, « fondamentalement ». Trois mois plus tard, les symptômes de la maladie ont disparu et William Hay a perdu 20 kilos.

Comment a-t-il fait ? Il a appliqué les cinq principes suivants :

1. Les apports en fruits et en légumes doivent être majoritaires et représenter près de 60 % de la ration quotidienne, consommés frais et nature.
2. Les aliments protidiques et glucidiques ne doivent jamais être absorbés ensemble ; il faut respecter un délai de quatre heures entre chaque.
3. Ces mêmes aliments protidiques et glucidiques doivent être consommés en moins grandes quantités.
4. Tous les produits raffinés ou transformés doivent être retirés de l'alimentation. Les céréales et les légumineuses sont consommées sous forme complète.
5. Le lait est consommé à part et en petite quantité.

Dans la pratique, selon Hay, il existe trois catégories d'aliments.

Première catégorie : les aliments protidiques et assimilés :

— les viandes, les volailles, les poissons, les coquillages, les crustacés, les gibiers, les abats, les œufs, le fromage, les laitages (fromages blancs et yaourts), le lait (il ne doit pas être consommé en même temps que la viande), le lait de soja ;

— les fruits : les abricots, les agrumes (oranges, pamplemousses, citrons, etc.), l'ananas, les fruits de la passion, les fruits rouges, la goyave, les litchis, le kiwi, la mangue, le melon (à consommer seul), les poires, les pommes, les prunes, le raisin ;

— les légumineuses : lentilles, soja, haricots blancs, haricots beurre, pois chiches, haricots rouges, flageolets, mogette, etc ;

— certaines boissons alcoolisées : vin rouge, vin blanc et cidre.

Deuxième catégorie : les aliments neutres :

— les oléagineux : noix, noisettes, amandes, cajou, pignons, pistaches, etc., sauf les cacahuètes ;

— les graisses (beurre, crème fraîche, huile d'olive, jaune d'œuf) ;

— les légumes verts et apparentés : artichauts, asperges, aubergines, betteraves, blettes, brocolis, carottes, céleri branche, champignons, chou, chou-fleur, choux de Bruxelles, cœurs de palmier, concombres, courges, courgettes, endives, épinards, fenouil, haricots verts, navets, oseille, poireaux, poivrons, radis, salades vertes, germes de soja, tomates, sauf la pomme de terre et le topinambour ;

— certaines boissons alcoolisées : whisky et gin.

Troisième catégorie : les aliments glucidiques :

— les céréales : blé, orge, maïs, avoine, millet, riz, farine et pain ;

— les fruits secs : bananes séchées, dates, figues, raisins secs ;

— les tubercules : pomme de terre, topinambour, patate douce, citrouille et potiron ;

— certaines boissons alcoolisées (bière).

À partir de cette classification, la règle est simple : ne jamais associer les aliments des catégories 1 et 3. En revanche, ceux des catégories 1 et 2 ou ceux des catégories 2 et 3 peuvent être consommés ensemble sans problème.

Les fruits et légumes, y compris les agrumes au goût pourtant acide, donnent après digestion des résidus alcalins. Les aliments riches en protéines, viande ou fromage, génèrent des résidus acides, ainsi que les aliments riches en hydrates de carbone, céréales ou légumineuses, mais non les fruits.

Dès 1911, le Dr Hay n'aura de cesse de faire profiter sa clientèle de sa miraculeuse expérience. Cependant, il ne s'agit à aucun moment dans son esprit d'un régime pour maigrir. Il est persuadé d'avoir trouvé un traitement efficace contre les effets du diabète et, surtout, le moyen de prévenir la plupart des maladies. Il publiera en 1927, à la demande de ses admirateurs,

The Medical Millenium, ouvrage dans lequel il résume sa méthode, sans oublier l'intérêt du bain quotidien, de l'exercice au grand air et de l'exposition au soleil. Il prône le *mens sana in corpore sano* des Anciens et résume ainsi sa philosophie : « Quand le corps et l'esprit sont en harmonie, c'est seulement alors que se présente l'opportunité d'un développement spirituel ; pour cela il faut penser que l'homme spirituel est le premier, le mental le deuxième, et le physique le troisième ; ce n'est que lorsque le deuxième et le troisième sont en harmonie que le premier peut réellement exister[1]. »

La démarche de Hay ne sera jamais une démarche mercantile. C'est un homme honnête qui croit sincèrement à ce qu'il fait et propose une approche préventive avant l'heure. En dépit du succès de sa méthode auprès de malades souvent très atteints, le corps médical le considère avec scepticisme pour ne pas dire méfiance. Les critiques sont vives de la part d'une médecine très conservatrice, axée sur la théorie du germe origine de la maladie et sur l'usage intensif du médicament. Sa méthode ne sera remise au goût du jour qu'une quarantaine d'années après sa mort, avec la sortie du livre *Food Combining for Health*[2] (la santé par les combinaisons alimentaires) de Doris Grant et Jean Joyce. D'autres ouvrages signés des mêmes auteurs suivront, tous orientés « poids et biseness ». *Fit for Life*[3] (en forme pour la vie) en particulier, appropriation sans pudeur des travaux de Hay, atteint une deuxième place au palmarès des meilleures ventes aux États-Unis en 1986 et totalise plus de trois millions d'exemplaires. Tout cela grâce à une théorie scientifique erronée... L'histoire illustre la puissance du marketing et l'irrationnel des engouements du grand public en matière d'amaigrissement.

Qu'en est-il sur le fond ?
La méthode du Dr Hay fait-elle un bon régime ?

Ne pas avoir à compter ni à peser, ne pas être limité sur les quantités, cela va plutôt dans le sens de la facilité. À condition de bien connaître la composition des aliments pour être sûr de respecter la règle de non-association. Est-ce facile à suivre en société ? Sans doute pas. Si l'on en croit Hay, il s'agit d'un mode d'alimentation pour la vie !

Ce n'est certes pas dans un quelconque bien-fondé de la théorie des résidus acides qu'il faut chercher l'origine de la perte de poids obtenue mais plus simplement dans les difficultés pratiques de la réalisation des repas, qui conduisent à terme à moins manger, donc à maigrir. Suivi plus de trois mois, ce régime conduit à des carences surtout si les apports caloriques chutent en dessous de 1 500 kilocalories. Quant à la perte de poids, elle n'est pas supérieure à celle qui suit un régime hypocalorique, mais la reprise certaine et rapide sitôt le régime arrêté.

William Hay appartient à cette catégorie de médecins du début du XXe siècle, au même titre que Guelpa en Europe, qui posent honnêtement la question de la validité d'une médecine officielle pleine de certitudes et de dogmatisme. Mais il tend à confondre opinion et faits, expérience personnelle et vérité scientifique. À son époque, la physiologie était ignorante des subtilités de l'absorption et de la digestion des aliments, mais aucune étude scientifique ultérieure n'est jamais venue valider la théorie de Hay, qui n'en a pas moins été reprise par d'autres et a encore des adeptes de nos jours[4]. L'argument contemporain des naturopathes est que, physiologie ou pas, les personnes souffrant de goutte, de diabète insulinodépendant ou de rhumatismes se portent mieux en adoptant une alimentation allégée en résidus acides. Les témoignages existent de guérisons ou du moins de rémissions – sans pèlerinage à Lourdes. Il faut en tenir compte, car, aujourd'hui comme hier, la médecine ne sait pas tout. Nous dirons même, en paraphrasant le biologiste Jean Rostand, qu'elle sait qu'elle n'en sait pas plus que ce qu'elle sait et qu'elle en ignore davantage encore[5]. Dès lors que les apports énergétiques sont adaptés de façon à ne pas entraîner de déperdition calorique excessive, du moins en dessous de 1 600 kilocalories par jour et que les principes nutritifs sont tous présents sur une journée à défaut de l'être sur un seul repas, le régime de Hay mérite d'être essayé.

Les hygiénistes reviennent

Tandis que Hay apparaît comme le promoteur modeste du régime dissocié aux États-Unis, Shelton est le véritable artisan de son succès.

Herbert MacGolfin Shelton est né en 1895 dans l'État du Texas, un jour de grande tempête, comme le précise son hagiographe[6] avec un grand sens de l'épique. C'est un bébé prématuré, chétif, à peine 1,3 kilo que l'on mettra en couveuse dans une boîte à cigares près d'un poêle. Il survivra et vivra même quatre-vingt-dix ans sans jamais recourir à la médecine officielle malgré une maladie de Parkinson qui l'invalidera, à la fin de sa vie. Dès l'adolescence, il se passionne pour les théories des hygiénistes du XIXe siècle, lancées en 1822 par les Drs Isaac Jennings et Sylvester Graham et développées par le Dr Russel Trall (1812-1877)[7].

L'hygiénisme est un mouvement de santé recommandant l'entretien physique et la guérison par les thérapies naturelles : hydrothérapie, contrôle du poids, jeûne, crudivorisme, entre autres. Il part du postulat que l'organisme tend spontanément vers la guérison et que l'élimination des substances nocives se fait naturellement. Tout traitement médical (excepté pour certains cas graves et urgents) est inutile et dangereux. Ce n'est pas le microbe qui est à l'origine de la maladie mais l'intoxication (ou toxémie) due à un mode de vie contraire à la nature, dont une alimentation inadaptée. Une bonne alimentation est végétarienne, car elle apporte des nutriments dont la qualité permet la meilleure restauration possible des tissus usés. Le médicament n'aide pas à la guérison, car il traite les symptômes sans traiter les causes. Au contraire il entrave le processus naturel d'autoguérison. L'élimination est un concept fondamental de l'hygiénisme. Les toxines provenant de l'extérieur doivent être éliminées. Mais si l'alimentation est incorrecte, l'élimination se fait sous forme de rejets (diarrhées ou vomissements), de maladies respiratoires (rhumes, asthme ou infections pulmonaires), de réactions d'intolérance (herpès, sinusites, allergies, acné). Le médicament ne fait qu'aggraver les choses. Le jeûne est par contre le meilleur traitement possible (revoilà le Dr Guelpa !).

Shelton s'applique à lui-même ces principes. Il consomme moins d'aliments cuits et plus de fruits, de légumes verts et de noix. Il poursuit avec passion ses études de naturopathie et décroche en 1921 deux diplômes de docteur, l'un en naturopathie et l'autre en littérature naturopathique. Dans le même temps, il radicalise ses positions en prenant conscience qu'il existe bien deux systèmes de santé incompatibles, celui de la médecine officielle et celui revendiqué par l'hygiénisme. Mais ce dernier a besoin d'un sérieux dépoussiérage ; il en prend alors la responsabilité et crée ainsi le sheltonisme. Il se différencie de la naturopathie en refusant même les remèdes naturels comme les plantes médicinales ; selon lui, la phytothérapie est moins nocive que l'allopathie, mais elle s'attaque elle aussi aux effets et non aux causes.

Correspondant du magazine *Physical Culture* qui tire alors à un million d'exemplaires aux États-Unis, il critique ouvertement la médecine officielle. Il obtient une chronique journalière dans le *New York Evening Graphic* où il dispense des conseils hippocratiques sur l'art de bien vivre, de bien dormir, de bien manger et, surtout, engage à ne pas prendre de médicaments. Cela lui vaut d'être condamné à trois reprises, par l'État de New York, au cours de la même année, en 1927, pour exercice illégal de la médecine. Il sera emprisonné pendant un mois en 1932 pour le même motif associé à celui de publicité pour pratiques médicales illicites. Entre-temps il a déjà rédigé et édité sept volumes de son œuvre princeps *The Hygienic System*. Ces publications répétées ainsi que des conférences inlassablement données pour un public de plus en plus large et passionné feront beaucoup pour la renommée de Shelton et de ses théories. Gandhi lui-même se passionnera pour les travaux de Shelton sur le jeûne et l'invitera à venir travailler avec lui en Inde. La guerre interrompra ce projet.

L'après-guerre n'est pas facile pour les hygiénistes, qui continuent d'être poursuivis, Shelton lui-même étant tourné en ridicule par la science officielle. Mais, en 1949, est constituée l'American Natural Hygiene Society dont Shelton devient le président. Riche de quatre cents membres, cette société savante lui donne une forme de caution morale qui lui permet de poursuivre son œuvre de vulgarisation. Il publie la même année les *Basic Principles of Natural Hygiene*. Malgré une maladie de Parkinson qui se déclare en 1972, Herbert Shelton continuera d'animer la Dr. Shelton's Health School, secondé par sa collaboratrice et admiratrice le Dr Vivian V. Vetrano, et de publier. Il s'éteint en 1985 à l'âge de quatre-vingt-dix ans. Il faut croire que le sheltonisme, ça conserve !

Le sheltonisme en quelques conseils alimentaires

Que recommande le Dr Shelton ?

— De ne pas consommer les aliments acides (protéines) avec des aliments alcalins (hydrates de carbone) ; l'acide neutralise le milieu alcalin nécessaire à la digestion de l'amidon et il en résulte une fermentation et une indigestion ; inversement, les aliments protidiques nécessitent un milieu acide pour leur digestion.

— De consommer un seul type d'aliment protidique par repas.

— De ne pas consommer les aliments protidiques avec des aliments acides (fruits) ; l'acide des aliments acides empêche la sécrétion des sucs digestifs acides nécessaires à la digestion des protéines ; celles-ci, insuffisamment digérées, entraînent une prolifération bactérienne et une décomposition avec production de toxines.

— De ne pas consommer les graisses et les aliments protidiques au cours du même repas ; les noix, par exemple, qui contiennent plus de 50 % de lipides réclament plusieurs heures pour être digérées.

— De ne pas associer les fruits et les aliments riches en hydrates de carbone au cours du même repas ; les fruits qui ne nécessitent pas de digestion dans l'estomac y sont retenus s'ils sont absorbés avec des aliments pour qui elle est nécessaire.

— De consommer le melon seul ; il ne peut s'associer avec aucun autre aliment.

— De ne plus consommer de desserts ; absorbés à la fin d'un repas, ils ne sont pas digérés et fermentent, produisant de l'alcool, du vinaigre et de l'acide acétique.

Il suffit de reprendre les catégories de Hay ; le système de dissociation des aliments de Shelton est sensiblement le même, en un peu plus sévère puisque l'alcool et les boissons alcoolisées sont proscrits. Le système tel qu'il est conçu conduit à faire chaque jour un repas de fruits, un repas glucidique et un repas protidique, qu'importe l'ordre, mais les fruits sont toujours consommés seuls.

Une journée de régime dissocié Shelton

Petit déjeuner :
— fruits à volonté
Déjeuner :
— salade de betteraves, noix, huile vierge
— pâtes et coulis de tomates
Dîner :
— soupe de légumes verts
— cabillaud
— ratatouille
— crème anglaise

Bien entendu, les quantités sont théoriquement *ad libitum.*

Le régime des hygiénistes est un peu différent, puisqu'il sous-entend qu'il ne faut manger que lorsque l'on a réellement très faim. C'est le reproche qu'ils font à la plupart des malades en puissance que de manger sans faim et par habitude.

Une journée d'hygiéniste

Petit déjeuner : attendre d'avoir une vraie fringale et la satisfaire avec une seule variété de fruits frais ; attendre d'avoir à nouveau faim pour absorber une autre variété de fruits frais.

Déjeuner : un saladier de crudités variées, carottes râpées, céleri, concombre, poivron, tomate, 1 avocat, 5 noix, 10 olives noires, 1 jus de citron, 1 yaourt

Goûter : fruits frais variés

Dîner : en alternance, soit :
— pommes de terres, aubergines, poivrons, oignons (1 kilo en tout)
— salade verte, crème fraîche liquide
Soit :
— 1 kilo de légumes verts variés
— 2 jaunes d'œufs crus

À tout prendre, Shelton paraît plus rassurant...

Que penser alors du régime de Shelton ?

La physiologie donne tort à Shelton ; ses conclusions ne sont pas celles des spécialistes contemporains de la nutrition. Les ANC, par exemple, recommandent la variété et la diversité au cours d'un même repas pour favoriser la synergie d'absorption entre les différents micronutriments. Ce n'est pas un phénomène de bonne ou de mauvaise digestion qui est à l'origine des pertes de poids constatées au cours d'un régime Shelton mais simplement la déperdition calorique induite par la composition des menus et la lassitude qui s'installe à terme, diminuant l'envie de manger tant les repas « sheltoniens » finissent par être tristes et monotones.

Il est en revanche exact que ce type d'alimentation, tout comme le régime de Hay, peut apporter, du moins momentanément, une rémission des symptômes accompagnant un certain nombre de maladies dites fonctionnelles comme les colopathies et peut-être amender les terrains allergiques et rhumatisants. Mais la limitation des produits laitiers, du fait qu'ils ne doivent pas être consommés aux trois repas, peut être cause d'une insuffisance d'apport en calcium. De même, une seule source de protéines animales par jour, cela ne suffit pas à assurer un statut protidique suffisant. Des carences en vitamines du groupe B et en zinc sont à craindre.

Notons que Shelton ne s'est intéressé au poids en tant que tel, hors du cadre plus large de l'hygiénisme, que sur le tard. Ce qui revient à dire que ce mode d'alimentation n'est pas à l'origine une méthode pour perdre du poids mais, dans l'esprit de son concepteur, un moyen de vivre plus longtemps en meilleure santé.

Et le sport ? Shelton est plutôt orienté jeûne et bains de soleil, et considère la pratique sportive, comme tous les hygiénistes, avec une certaine méfiance. Pour lui, l'effort physique n'aide pas à l'élimination, qui demeure en suspens tant que l'énergie est accaparée par les muscles...

Les régimes dissociés en France

Le terme « dissocié » est une adaptation française de l'expression anglaise *combining food diet*, littéralement « régime par les combinaisons alimentaires ». Cette interprétation révèle la différence de mentalités. L'une voit la bouteille à moitié pleine, l'autre à moitié vide. L'une pense positif, l'autre négatif. Associer, c'est construire, dissocier, c'est démolir. C'est dire qu'en pays latin un régime n'est jamais bienvenu. Il faut d'ailleurs attendre les années 1960 pour qu'en France on parle de régime dissocié. Le mot avait été réservé jusque-là à des thérapeutiques de choc selon lesquelles la dissociation consistait à faire avaler au patient un seul type d'aliment pendant quelques jours puis un autre, et ainsi de suite. C'était le cas du régime du Dr Maurel[8] qui, en 1881, recommandait un programme de son cru pour soulager les colites spasmodiques : pendant cinq jours un régime ne comportant que du lait, puis pendant cinq jours un régime strictement végétarien. Le sujet maigrissait tandis que ses ennuis intestinaux étaient censés s'arranger. Appliqué à des obèses désireux de maigrir, ce régime était mal supporté et a donc été abandonné.

Le régime du Dr Albert Antoine[9], présenté par son livre : *L'Art de maigrir par l'alimentation dissociée*, paru en 1969, est sans doute le premier régime dissocié pour perdre du poids introduit en France. Il est extrêmement simple puisqu'il s'agit de ne consommer qu'un seul type d'aliment par jour, et de changer chaque jour de façon à goûter à toutes les catégories alimentaires en répartissant les apports recommandés non pas sur un repas ou sur une journée mais sur une semaine. Précisons que les aliments qui font grossir, les sucres rapides et les graisses, sont prohibés et que les cuissons sont sans matières grasses. Le régime se fait par cures d'une semaine par mois.

Une semaine de régime du Dr Antoine

Lundi : poisson.
Petit déjeuner : café, tisane ou thé nature, sans sucre.
Déjeuner, collation et dîner : poisson maigre grillé ou poché.
Mardi : légumes.
Petit déjeuner : café, tisane ou thé nature, sans sucre.
Déjeuner, collation et dîner : légumes verts et apparentés (tomates, carottes, betteraves, etc.), crus et cuits.
Mercredi : laitages.
Petit déjeuner : café, tisane ou thé nature, sans sucre.
Déjeuner, collation et dîner : fromage blanc, yaourt et lait.
Jeudi : fruits.
Petit déjeuner : café, tisane ou thé nature, sans sucre.
Déjeuner, collation et dîner : fruits frais et fruits cuits.
Vendredi : œufs.
Petit déjeuner : café, tisane ou thé nature, sans sucre.
Déjeuner, collation et dîner : œufs.
Samedi : viande.
Petit déjeuner : café, tisane ou thé nature, sans sucre.
Déjeuner, collation et dîner : viande grillée ou rôtie sans matières grasses.
Dimanche : riz.
Petit déjeuner : café, tisane ou thé nature, sans sucre.
Déjeuner, collation et dîner : riz cuit à l'eau ou à la vapeur.

Chacun comprendra que ce régime est générateur de carences sérieuses pour les raisons de synergie d'assimilation que nous avons déjà évoquées. Il est illusoire d'imaginer que, selon ce système, les besoins au quotidien soient satisfaits puisque les micronutriments sont eux-mêmes dissociés les uns des autres. Les apports en protéines animales risquent de ne pas être suffisants, puisqu'il y a les jours avec et les jours sans. Quelles que soient les quantités d'aliments protidiques consommés sur une journée, il y a une limite d'assimilation pour l'organisme, qui transforme automatiquement l'excédent en déchets azotés. Celui-ci ne peut donc pas être considéré comme une avance prise sur les jours maigres. Quant à la perte de poids, il faut là aussi la chercher dans la lassitude qui s'installe rapidement et le manque d'appétit qui finit par l'accompagner. Le poids peut être vite perdu, mais il sera aussi vite repris.

Régimes dissociés : toutes les variantes

Les régimes dissociés ont inspiré les « inventeurs », qui se sont engouffrés à la suite du Dr Antoine pour proposer leur interprétation des principes de dissociation. La période des années 1970-1980 a vu ainsi fleurir de nombreuses déclinaisons. Toutes les combinaisons sont envisageables. De l'application dogmatique stricte et monoalimentaire au régime élargi en passant par la simple dominante d'une catégorie sur les autres, il y a de la place pour tout le monde. Hay et Shelton n'associaient pas au cours d'un même repas les aliments protidiques et assimilés aux aliments glucidiques, Antoine n'en propose qu'un seul type par jour, d'autres vont imaginer de ne consommer qu'une seule catégorie alimentaire par jour. Il est alors indifférent de manger du pain au petit déjeuner, des pommes de terre au déjeuner, des pâtes au goûter et du riz au dîner, du moment que l'on reste dans la famille des glucides complexes. Certains proposent également de ne consommer qu'un type d'aliment par repas, du riz blanc seul au petit déjeuner, de la viande seule à midi, un type de fruits au goûter, des légumes verts seuls au dîner. La seule règle impérative pour tous demeure le maintien d'un écart d'au moins quatre heures entre chaque repas.

Une variante plus subtile consiste à opposer protéines animales et aliments végétaux[10], en ne les associant jamais au cours d'un même repas.

La catégorie « animale » regroupe des aliments que nous connaissons déjà bien : viandes, volailles, poissons, coquillages, crustacés, gibiers, abats, œufs, fromages, laitages (fromages blancs et yaourts), lait.

La catégorie « végétale » : les fruits – abricot, agrumes (orange, pamplemousse, citron, etc.), ananas, fruits de la passion, fruits rouges, goyave, litchis, kiwi, mangue, melon, poire, pomme, prunes, raisin, mais pas la banane.

Les légumineuses : lentilles, soja, haricots blancs, haricots beurre, pois chiches, haricots rouges, flageolets, mogette, etc.

Les légumes verts et apparentés : artichaut, asperge, aubergine, betterave, blette, brocolis, citrouille, carotte, céleri branche, champignon, chou, chou-fleur, choux de Bruxelles, cœur de palmier, concombre, courge, courgette, endive, épinards, fenouil, haricots verts, navet, oseille, poireau, poivron, potiron, radis, salade verte, germes de soja, tomate.

Les céréales : blé, orge, maïs, avoine, millet, riz, farine et pain.

Les tubercules : pomme de terre, topinambour, patate douce.

Sont à éviter :

— les oléagineux : noix, noisettes, cacahuètes, amandes, cajou, pignons, pistaches, olives ;

— l'avocat ;

— les fruits secs : banane séchée, dates, figues, raisins secs ;

— les graisses : beurre, crème fraîche, huiles (sauf 1 cuillerée à café d'huile d'olive par jour), charcuterie grasse ;

— le sucre : sucreries, sirops, chocolat, boissons sucrées, sodas, glaces, sorbets, biscuits secs, viennoiserie, pâtisseries, entremets ;

— toute boisson alcoolisée.

Il ne faut pas pour autant oublier de boire au moins 1,5 litre par jour d'eau ou de boissons hydriques, thé, café léger, tisane ou infusions.

Il est, de plus, recommandé de consommer des portions raisonnables, plutôt des viandes et des poissons maigres, des laitages à 0 % de matières grasses nature, d'éviter les fromages gras et de limiter les féculents.

Deux journées de régime dissocié protéines animales/aliments végétaux

Lundi.

Petit déjeuner :

— café ou thé, au lait ou nature, aspartam si nécessaire

— camembert ou brie (1 portion)

— 2 tranches de jambon de dinde

Déjeuner :

— 1 bel artichaut et 1 cuillerée à café d'huile d'olive et vinaigre balsamique

— ratatouille sans huile

— riz complet (utiliser épices, aromates et condiments selon convenance)
— 1 pomme au four

Goûter :
— 1 assiette de soupe de poireaux-pommes de terre

Dîner :
— 1 douzaine d'huîtres fines de claires (n° 3 ou 4) et 1/2 citron
— 1 escalope de veau grillée
— fromage blanc maigre nature

Mardi.

Petit déjeuner :
— café ou thé, nature, aspartam si nécessaire
— 1/2 pamplemousse
— 2 tranches de pain complet

Déjeuner :
— 2 tranches de jambon de poulet
— 150 grammes de gambas grillées (herbes de Provence)
— 1 yaourt nature

Goûter :
— 1 tisane

Dîner :
— 1 assiette de soupe de poireaux-pommes de terre
— choux-fleurs en salade et 1 cuillerée à café d'huile d'olive et de vinaigre balsamique
— ananas

Mercredi et jours suivants...

Le schéma est le même.

Les aliments sont interchangeables au sein d'une même catégorie. Il est recommandé d'observer l'alternance aliments « animaux » et aliments « végétaux » d'un repas sur l'autre. Il faut éviter de consommer toujours les mêmes aliments, il faut varier, diversifier, afin d'assurer des apports suffisants en nutriments essentiels.

Ce régime est facile à suivre. Il n'y a pas besoin de compter les calories. Les préparations sont simples et quelqu'un de pressé trouvera tout ce qu'il faut au rayon surgelé. Les protéines et les fibres ne sont pas comptées, donc la faim n'est pas au rendez-vous. Mais que reste-t-il du régime dissocié ?

Les catégories ne sont pas celles de Hay : il n'y en a plus que deux. Les aliments manquants sont ceux qui ont été rayés des listes en tant qu'agents potentiels de prise de poids. *Exit* les graisses, les sucres simples et l'alcool... Ce régime peut être très efficace sur le poids, trop même, car il devient à terme fortement hypocalorique. Les apports en lipides sont très faibles, d'où le risque d'une sécheresse de la peau mais aussi d'un déficit en acides gras essentiels, avec de possibles problèmes cardio-vasculaires à la clé. Il présente les inconvénients d'un régime restrictif et ceux du régime dissocié de Hay ou de Shelton, sans les avantages. La non-association immédiate des acteurs principaux de l'équilibre alimentaire contrarie la bonne absorption des vitamines, des minéraux et des micronutriments, comme dans tout régime dissocié, même si, par ailleurs, l'intervalle d'absorption des deux catégories antagonistes n'est que de quelques heures. Le fait d'exclure les graisses, les fruits secs et les oléagineux remet en cause le principe fondamental de la méthode qui est justement de n'imposer aucun interdit ni aucune limitation dès lors que sont respectées les règles de non-cohabitation.

Un régime dissocié équilibré ?

Dans la même mouvance, le régime dissocié « équilibré »[11] fait perdre un peu plus de leur spécificité aux régimes dissociés. Il ne s'agit plus d'éviter les rencontres fâcheuses et de ne prendre en compte qu'une seule catégorie alimentaire mais de privilégier une catégorie « dominante » au cours de la journée. Bien sûr, plus la catégorie sera représentée et plus le régime est censé être efficace. Mais les restrictions, en fait, sont les mêmes que pour le régime précédent avec quelques variantes : il permet un peu de sucre, mais pas plus de 1 morceau par jour ou 1 cuillerée à café rase de miel ou de confiture ; un peu de pain mais pas plus de 2 tranches par jour ; 10 grammes de beurre (une petite plaquette) ou une cuillerée à café d'huile d'olive. Pour le reste, il exclut les fruits secs et les bananes, les fruits oléagineux, les pommes de terre, les petits pois et les légumineuses (lentilles, haricots secs...), les boissons alcoolisées, les graisses et les aliments gras (charcuteries grasses, fromages gras...), et tous les aliments riches en sucres simples. Que reste-t-il ? des journées consacrées aux œufs, aux fruits, aux produits laitiers, aux légumes, aux poissons, aux viandes et on recommence.

Journée des œufs (lundi).

Petit déjeuner :

— café ou thé, nature ou au lait à 0 % de matières grasses

— 1 tranche de pain complet et 1 cuillerée à café de confiture

— 10 centilitres (1 verre de cuisine) de jus d'orange ou de pamplemousse

Déjeuner :

— tomates et concombres en salade (200 grammes) et 1 cuillerée à café d'huile d'olive et de vinaigre balsamique

— 2 œufs à la coque, 1 tranche de pain complet et 10 grammes de beurre

— 1 belle poire

Goûter :

— 100 grammes de fromage blanc à 0 % de matières grasses et nature (aspartam)

Dîner :

— 2 œufs mollets

— purée de céleri et de carottes

— 1 mangue

Au coucher :

— 1 tisane

Journée des fruits (mardi).

Petit déjeuner : le même que précédemment.

Déjeuner :

— carottes râpées et betteraves en salade (200 grammes) et une cuillerée à café d'huile d'olive et de vinaigre balsamique

— 1 tranche de pain complet

— fruits frais à volonté (sauf interdits)

Goûter :

— 100 grammes de fromage blanc à 0 % de matières grasses et nature (aspartam)

Dîner :

— choucroute nature (200 grammes)

— salade de fruits mélangés sans sucre ajouté

Au coucher :

— 1 pomme

Journée des laitages (mercredi).
Petit déjeuner : le même que précédemment.
Déjeuner :
— 50 grammes de tomme de Savoie à 20 % de matières grasses
— 1 tranche de pain complet ;
— gâteau de riz au lait écrémé (200 grammes) sans sucre ajouté
Goûter :
— 1 yaourt nature (aspartam)
Dîner :
— purée de pommes de terre au lait écrémé (200 grammes) et une cuillerée à café d'huile d'olive
— 250 grammes de fromage blanc à 0 % de matières grasses et nature (aspartam)
Au coucher :
— 1 yaourt nature (aspartam)

Et toujours, ne pas oublier de boire !

Les autres jours de la semaine peuvent être dédiés l'un aux légumes verts, l'autre au poisson, le troisième à la viande. Le dimanche, jour du Seigneur, est aussi celui du repos et de la détente, donc pas de régime, mais attention, tout redémarre le lundi... jusqu'à obtention du poids désiré.

Il s'agit d'un avatar parmi d'autres du régime dissocié, mais un avatar qui ressemble de bien peu au modèle originel. Il n'a d'équilibré que le nom et présente sensiblement les mêmes inconvénients que le précédent. Il est, dans son application, hypocalorique. Les apports énergétiques quotidiens se situent entre 900 et 1 000 kilocalories, et les apports en vitamines A, E, B1 et B6 sont souvent défaillants. Il est à redouter qu'il devienne encore plus restrictif au fil des semaines. L'écueil est alors le même que celui des régimes hypocaloriques.

Le Dr Ziegelbaum traque l'insuline

Le régime « différencié » du Dr Albert Ziegelbaum[12] complique ou affine au contraire la méthode de dissociation en introduisant une autre théorie, celle de la non-association des glucides et des lipides. L'idée est de limiter au maximum les risques de sécrétion d'insuline, hormone qui permet l'entrée du sucre dans la cellule musculaire, mais favorise également celle du gras dans l'adipocyte. S'il n'y a pas de sécrétion d'insuline, le gras ne peut pas être mis en réserve. L'insuline n'est sécrétée qu'en présence du sucre apporté par l'alimentation. Donc un régime où sucre et gras ne seraient pas présents en même temps éviterait une mise en réserve du second. Dans la période où l'organisme serait privé de sucre, il serait obligé de transformer la graisse en glucose pour subvenir aux besoins énergétiques courants. C'est l'originalité du Dr Ziegelbaum de ne pas supprimer les glucides, comme dans un régime hyperlipidique, mais de les conserver en petite quantité pourvu qu'entre leur consommation et celle de corps gras, le temps nécessaire à leur absorption digestive soit observé.

Les dix préceptes du régime différencié selon le Dr Ziegelbaum

— Ne pas associer aliments glucidiques et aliments lipidiques au cours d'un même repas ;

— patienter 8 heures après un repas comprenant des lipides avant d'absorber des glucides ;

— attendre 5 heures après un repas contenant des glucides pour consommer des lipides ;

— supprimer les glucides à saveur sucrée (miel, confiture, sucre, etc.) ;

— les aliments protidiques peuvent être consommés à volonté ;

— consommer des corps gras, mais raisonnablement ;

— grignoter si nécessaire des aliments protidiques ou lipidiques mais jamais glucidiques ;

— veiller à absorber au moins 1 gramme de calcium par jour (fromage, laitages, eaux minérales...) ;

— faire 3 repas par jour à heures fixes ;

— boire 1,5 litre d'eau par jour.

Les aliments autorisés dès lors qu'ils sont consommés seuls :

— aliments dits « lipidiques » (viande, poisson, charcuterie, jaune d'œuf, fromages, laitages non maigres, beurre, margarine et toutes les huiles) ;

— aliments dits « glucidiques » (pain, biscottes, viennoiserie, farine, pâtes, pommes de terre) ;

— produits céréaliers, légumineuses, fruits, fruits secs, laitages maigres.

Les aliments interdits :

— aliments « glucidiques » (confiture, miel, sucre, bonbons, chocolat au lait, glaces, sorbets) ;

— boissons sucrées, sodas (sauf light), fruits confits, gelée, sirop ;

— aliments glucido-lipidiques (tous les abats, les œufs en poudre, le lait en poudre, la crème fraîche, tous les entremets, les pâtisseries, le cacao, le chocolat noir, le foie gras, les sandwiches, les frites, les chips et les pommes de terre cuites avec un corps gras, les pâtes aux œufs, les pois chiches, le soja sous toutes ses formes, le maïs, les farines de maïs et d'avoine, le germe de blé, le gluten, tous les fruits oléagineux).

Les trois repas quotidiens du régime différencié sont répartis de la façon suivante, en alternance un jour sur deux :

— un jour : petit déjeuner glucidique, déjeuner glucidique, dîner lipidique ;

— l'autre jour : petit déjeuner lipidique, déjeuner lipidique, dîner glucidique.

Lundi.

Petit déjeuner glucidique :

— café noir sans sucre (édulcorant)
— pain complet ou biscottes, sans beurre
— 1 yaourt maigre aux fruits
— 1/2 pamplemousse nature

Déjeuner glucidique :

— pommes de terre en robe des champs
— laitue et vinaigre balsamique
— 100 grammes de fromage blanc maigre
— 50 grammes de pain complet
— 1 verre de vin

Dîner lipidique :

— escalope de dinde à la crème
— salade d'endives et huile d'olive
— 40 grammes de camembert

Mardi.

Petit déjeuner lipidique :

— thé au lait entier sans sucre (édulcorant)
— 2 œufs à la coque (ne pas manger le blanc)
— 100 grammes de fromage blanc 40 % de matières grasses

Déjeuner lipidique :

— 150 grammes de viande froide et mayonnaise
— scarole, huile d'olive et vinaigre
— 50 grammes d'emmenthal

Dîner glucidique :

— purée de pois cassés
— salade de tomates vinaigre balsamique
— 1 yaourt maigre aux fruits
— 1 verre de vin

Le mercredi reprend le schéma du lundi en modifiant les aliments à l'intérieur de la même catégorie, et le jeudi celui du mardi, etc.

Ce régime différencié n'a pas le côté débonnaire du régime Antoine, mais il est plus réaliste, tant que les apports caloriques ne descendent pas au-dessous de 1 000 kilocalories par jour. Au départ, une journée à deux services glucidiques apporte entre 1 100 et 1 200 kilocalories, une journée à deux services lipidiques, entre 1 500 et 1 600 kilocalories. Il n'existe en principe pas de risques de carences majeures sauf si, avec la lassitude, l'appétit diminue et les portions aussi. Son plus grand défaut ressort de la longue liste des interdits, quelque peu antinomique de la notion de dissociation qui est ici double : glucido-lipidique et également calorique, apports plus faibles les journées à majorité glucidique, apports plus importants les journées à majorité lipidique. Il est très efficace sur les gros appétits et moins sur les petits. Les arguments scientifiques invoqués par le Dr Ziegelbaum sont pertinents, mais la physiologie digestive les invalide. Son régime, tout comme celui de Montignac dont nous allons parler, est efficace un moment parce qu'il est ou devient hypocalorique.

Le dernier en date : Montignac

Le régime Montignac[13] est emprunté à celui d'Albert Ziegelbaum. Seul change l'habillage, fait de considérations scientifiques souvent erronées.

Selon l'auteur, Michel Montignac, la prise de poids dépend directement de la consommation de mauvais glucides qui entraînent une sécrétion trop importante d'insuline, et donc un stockage accéléré de graisse. L'insuline est donc la principale coupable, et les mauvais glucides responsables de sa sécrétion excessive sont les complices. C'est ce qu'avait expliqué en son temps le Dr Ziegelbaum, même si la notion d'index glycémique lui était alors inconnue. L'index glycémique d'un aliment glucidique est la capacité qu'il a d'augmenter plus ou moins rapidement la quantité de sucre (glycémie) présente dans le sang et, en même temps, d'entraîner une sécrétion plus ou moins importante d'insuline. Cette notion révolutionnaire en son temps[14] a fait l'objet de mises au point successives de la part de la communauté scientifique, tendant à réduire sa portée sur le plan nutritionnel. Il faut rappeler en effet que, dans une alimentation normale, les aliments ne sont pas consommés seuls mais en association. Les associations graisses-glucides ou protéines-glucides ralentissent le processus de vidange gastrique, donc retardent l'absorption au niveau intestinal des glucides, donc diminuent l'index glycémique. Cela bat en brèche un des postulats de la méthode Montignac qui préconise de ne jamais associer les glucides à index glycémique élevé avec des aliments lipidiques.

La méthode Montignac en résumé

— Il est interdit de consommer conjointement graisses et mauvais glucides (sucre, pain blanc, pommes de terre frites, pâtes, riz blanc, maïs, carottes cuites, fèves cuites, potiron, pastèque, bière...) ; donc sont interdits également les aliments mixtes (chocolat, biscuits secs, viennoiseries, pâtisseries, entremets, lait entier ou demi-écrémé, boissons sucrées, foie, fruits oléagineux...) ;

— il est par contre possible d'associer protéines et lipides ; on peut donc manger des œufs, des fromages, des viandes, des poissons, des matières grasses sans limitation de quantité ;

— l'association protéines-glucides n'est possible qu'avec les bons glucides (pain complet, riz complet, lentilles, légumes verts) ;

— les fruits doivent être consommés seuls et en dehors des repas ;

— les produits céréaliers doivent toujours être complets et non raffinés.

Les trois phases du régime

Phase 1 : perte de poids. Il faut un respect absolu des principes de non-association : les repas et les journées reprennent à l'identique le programme du régime différencié.

Phase 2 : équilibre pondéral. Les associations deviennent progressivement possibles avec les « bons » glucides ; le label « bons glucides » recouvre, selon Montignac, tous les aliments auxquels il affecte un index glycémique bas, inférieur à 50, soit moitié moins que le glucose :

— index 50 : patate douce, pâtes complètes, petits pois en boîte, riz Basmati long, riz brun, spaghettis *al dente* ;

— index 40 : banane pas mûre, céréales complètes non sucrées, dattes, figues sèches, flocons d'avoine, haricots rouges, jus de fruits frais sans sucre, pain de seigle complet, pain 100 % intégral, petits pois frais, pumpernickel (pain noir de Westphalie) ;

— index 35 : abricots secs, figues fraîches, riz sauvage, quinoa ;

— index inférieur à 30 : amandes, carottes crues, chocolat noir, flageolets, fruits frais, germes de soja, haricots blancs, haricots secs, haricots verts, laitages, lentilles brunes, lentilles vertes, noisettes, noix, pois cassés, pois chiches ;

— index 20 et moins : ail, aubergines, avocat, cacahuètes, courgettes, légumes verts, oignons, salades vertes, tomates.

Phase 3 : stabilisation. Manger de tout à l'exception des mauvais glucides... mais à vie !

La méthode conviendra certainement aux gros mangeurs qui, au restaurant ou chez leurs amis, pourront ne pas se priver pourvu qu'ils ne touchent pas au pain et aux desserts et qu'ils évitent certaines sauces accompagnant les viandes et les poissons. Le régime est riche en fibres et permet des apports en protéines largement suffisants. Il n'est pas immédiatement dangereux pour la santé, mais, à terme, il est permis de douter.

Comme tout régime qui limite les hydrates de carbone et autorise en théorie une consommation *ad libitum* de lipides, il est à craindre une fatigabilité plus grande et des troubles en rapport avec l'excédent d'apports graisseux. Les risques existent de voir survenir une hypercholestérolémie chez les personnes prédisposées, mais également une pathologie de la vésicule biliaire associant spasmes ou dyskinésies et calculs. Cette conséquence dans le temps est d'autant plus probable qu'à l'arrêt du régime, le goût pour le « gras » persistant, l'inflation lipidique ne soit plus contrôlée par les contraintes liées à la règle de non-association. La valeur calorique importante des graisses explique également la reprise de poids souvent constatée. Cette inflation pondérale est par ailleurs favorisée par la fonte inévitable de masse maigre qui accompagne les régimes pauvres en glucides sitôt qu'ils sont poursuivis au-delà de quelques semaines.

La perte de poids constatée initialement est réelle, mais elle a la même origine que celle qui suit tout régime dissocié : la diminution progressive des apports caloriques du fait de la monotonie de l'alimentation, et de la perte de palatabilité. La baisse est de 22 % en moyenne selon une étude canadienne. Dans les faits, les rations des adeptes montignaciens dépassent rarement 1 200 kilocalories par jour.

Que peut-on reprocher à ce régime ?

Rien de plus ni de moins qu'à un autre régime dissocié. Nous dirons même, qu'importe le régime s'il n'est pas très dangereux et si sa formulation est suffisamment astucieuse pour convaincre quelqu'un de s'y tenir et de manger moins. La méthode Montignac répond à ces deux exigences avec des succès incontestables.

Il est paradoxal de constater que le plus grand ennemi de ce régime, véritable best-seller, en est le promoteur lui-même. Que n'a-t-il su taire ses certitudes ? Ni médecin ni nutritionniste, cet ancien gros, ex-directeur des ressources humaines dans un laboratoire pharmaceutique et déçu par l'inefficacité des méthodes habituelles, a « inventé » sa propre méthode. Elle lui réussit et il veut en faire profiter tout le monde, ce qui est plutôt sympathique et louable. Mais il l'accompagne de considérations scientifiques souvent erronées qui desservent la démonstration plus qu'elles ne l'appuient, surtout lorsqu'il accuse les scientifiques d'ignorance. Du fait scientifique à la « recette » érigée en vérité, il y a l'intervalle qui sépare les résultats d'années d'observation et le « on dit » ; la distance qui sépare le spécialiste du marchand d'illusions. La méthode Montignac est le fruit d'une opinion personnelle qui, de surcroît, se modifie au gré des critiques et du temps qui passe[15], ce qui laisse à penser que son promoteur, à l'image de certains constructeurs automobiles et leurs voitures, laisse aux usagers le soin d'essuyer les plâtres, de roder la machine qu'il ajuste après coup.

Parmi les affirmations, l'hyperinsulinisme. Il n'a jamais été la cause de l'obésité, mais une de ses conséquences passagères, qui disparaît sitôt les kilos perdus. Il s'agit d'une anomalie fonctionnelle bénigne touchant plutôt les jeunes femmes et les sportifs d'un naturel anxieux, qui n'ont pas pour autant des problèmes de poids. Il y a donc une confusion qui consiste à prendre l'effet pour la cause et à élever en règle générale ce qui n'est qu'un cas particulier.

L'affirmation « les fruits en fin de repas sont un véritable poison », parce que assimilés très rapidement et la présence des autres aliments nuirait à leur digestion en provoquant une fermentation gastrique, reprend les allégations des hygiénistes du début du XXe siècle. Les thèmes chers à Shelton, comme les maladies dues aux mauvaises associations, cancer colique, ulcères, acné, cellulite, alopécie, etc., viennent également à l'appui de la méthode.

Les bonnes et les mauvaises notes attribuées aux « bons » et aux « mauvais » glucides sont surprenantes. Les pommes de terre n'ont jamais été de mauvais glucides, bien au contraire, pas plus que le riz ou les pâtes, qui sont indispensables à l'énergétique musculaire et n'ont jamais fait grossir personne, sauf si on les trempe dans l'huile.

Un autre des slogans laisse perplexe : « Maigrir sans faire de sport[16]. » Il n'intègre que la première partie d'une réalité scientifiquement démontrée – « le sport ne fait pas maigrir » – et oublie sciemment de faire état de la précision qui l'accompagne « mais empêche le poids de revenir ». La méthode repose sur des données scientifiques adaptées à des opinions au détriment des faits. Nous aurons l'occasion de reparler des activités physiques et sportives, mais il n'est pas inutile de rappeler dès à présent que, si le coût énergétique quotidien d'une activité physique d'une durée de moins d'une heure ne représente que 10 % à 15 % de plus que l'énergie habituellement dépensée par une personne au repos, elle maintient cependant une masse maigre métaboliquement active et préserve d'une diminution du métabolisme de base. L'exercice physique ne crée pas la perte de poids seul mais, associé au régime, il la facilite en épargnant la masse maigre. Décourager les personnes d'avoir une activité physique, alors qu'elles en ont déjà parfois peu, c'est les priver non seulement d'un moyen efficace de ne pas reprendre le poids perdu, mais aussi des nombreux avantages qui y sont associés sur le plan santé.

Un dernier point regrettable : le régime est également recommandé pour les enfants et les adolescents. Vous comprendrez, si vous tenez à ce que vos enfants, y compris ceux en surpoids, aient une croissance harmonieuse, qu'il vaut mieux vous adresser à un spécialiste, nutritionniste ou diététicien(ne).

À partir de principes scientifiquement établis accompagnés de sentences en forme d'exclusives et dépourvues de toutes références sérieuses, la méthode entretient la confusion, et véhicule des idées fausses. La nutrition est une science ; elle avance à petits pas mais a établi au moins une chose, c'est que l'on ne peut pas faire ou dire n'importe quoi. On l'aura compris, il ne s'agit pas ici de science mais de bluff... Et à qui profite le bluff ?

Pour le coup, gros on vous a menti – et bien eus !...

Du côté des Scandinaves

Autre thérapeutique de choc, si l'on peut dire, le régime dissocié scandinave.

Précisons que ce n'est pas un régime pour maigrir mais qu'il illustre parfaitement le principe de dissociation appliqué à la performance physique. Il s'adresse à des sportifs très entraînés aux disciplines d'endurance comme le marathon, et qui souhaitent améliorer leurs performances. Proposé en 1967 par une équipe de chercheurs suédois[17], ce régime est destiné à augmenter la quantité de sucre de réserve, le glycogène, présente dans le muscle, quantité dont dépend la capacité d'effectuer un effort de longue durée. Les scientifiques ont remarqué à la suite d'une expérience faite sur des sportifs que, si l'on parvenait à vider complètement le muscle de son glycogène à l'aide d'un régime sans hydrates de carbone accompagné d'un entraînement intense, le muscle présentait alors une véritable avidité pour le glycogène. Il suffisait donc de faire suivre cette période d'entraînement intense d'une période d'activité physique modérée accompagnée d'un régime hyperglucidique pour obtenir un remplissage du muscle en glycogène deux à trois fois supérieur à la normale.

Dans la pratique, il faut procéder comme suit.

J – 6, – 5 et – 4 avant la compétition : entraînement intense, alimentation exclusivement protidique et lipidique, et 2 litres d'eau en dehors des repas, pour un apport quotidien de 2 800 kilocalories (P = 27 %, L = 61 %, G = 12 %).

Petit déjeuner :
- — 30 centilitres de lait entier et café (selon le goût), sans sucre
- — 60 grammes d'emmenthal
- — 1 œuf au plat
- — 1 tranche de jambon de Paris
- — 1 tomate crue

Déjeuner :
- — 100 grammes de saumon fumé
- — 200 grammes de steak haché cuit
- — 300 grammes de haricots verts et un morceau de beurre (10 grammes)
- — 60 grammes de tomme de Savoie

Goûter :
- — une portion de crème anglaise sans sucre (utiliser édulcorant)

Dîner :
- — salade verte,15 grammes d'huile d'olive et de vinaigre

— une cuisse de poulet rôti
— aubergines frites
— 250 grammes de fromage blanc à 40 % de matières grasses
— 1 orange

J – 3, – 2 et – 1 avant la compétition : entraînement modéré, alimentation exclusivement glucidique, et 2 litres d'eau en dehors des repas, pour un apport quotidien de 2 800 kilocalories (P = 12 %, L = 10 %, G = 78 %).

Petit déjeuner :
— 30 centilitres de lait écrémé et café ou thé (selon le goût) sucré
— 75 grammes de baguette de pain
— 12 centilitres de jus d'orange
— 200 grammes de gâteau de riz au lait écrémé
— 4 cuillerées à café de confiture

Déjeuner :
— 300 grammes de spaghettis
— coulis de tomates
— 30 grammes de baguette de pain
— 200 grammes de compote de pommes
— 150 grammes de biscuit de Savoie

Goûter :
— 50 grammes de baguette de pain et 2 cuillerées à café de confiture

Dîner :
— 300 grammes de salade composée (laitue, carottes râpées, betteraves, cœur de palmier, maïs, germes de soja), vinaigre balsamique
— 250 grammes de purée de pommes de terre
— 200 grammes de gâteau de semoule
— 4 cuillerées à café de confiture
— 150 grammes de salade de fruits frais

Cette méthode, très populaire dès les années 1970, était à l'origine de nombreuses contre-performances liées à des problèmes digestifs. Elle tend aujourd'hui à être abandonnée, mais conserve encore quelques adeptes qui voient en elle un moyen de se mettre en conditions psychologiques avant un challenge important. Outre le fait qu'elle est mal supportée, elle ne tient pas ses promesses, car la réserve glycogénique du muscle a ses limites. L'excédent glucidique est transformé en gras, ce qui n'est pas l'objectif recherché. Ce régime, qui n'a rien d'amincissant, nous surprend par contre, par l'association qu'il fait d'une alimentation hyperlipidique puis hyperglucidique dans un cadre dissocié. Heureusement qu'il ne dure que six jours, car, autrement, il cumulerait les inconvénients des trois systèmes. Dans sa phase protido-lipidique, il est cétogène donc facteur d'acidose, c'est-à-dire de contre-performance chez l'athlète. Il est déshydratant et augmente le taux d'acide urique dans les urines. Il augmente également les fractions lipidiques donc la cholestérolémie. Dans sa phase glucidique, il attaque la masse maigre, ce qui n'est jamais bon chez le sportif, et, dans le même temps, il favorise la mise en réserve des graisses dans le tissu adipeux.

Un système de chicane réducteur

De Hay à Montignac et sur près d'un siècle, les régimes dissociés ont occupé une place de choix dans le palmarès des méthodes amincissantes à succès. Il faut dire qu'ils séduisent au premier abord par leur simplicité apparente. Ce n'est qu'à l'usage que l'adepte s'aperçoit qu'il s'est engagé dans un système de chicanes qui réduisent rapidement les choix alimentaires et par conséquent les quantités absorbées et les apports caloriques. C'est la seule raison, répétons-le, de la perte de poids qu'ils occasionnent. Les justifications scientifiques de leurs promoteurs s'effondrent toutes à mesure que les connaissances en physiologie digestive progressent.

Ce qui paraît le plus étonnant, c'est encore une fois l'irrationnel qui marque leur histoire, la passion, le facteur humain dans son besoin effréné de croire au-delà des faits. Admettons avec Shelton que les excédents acides empêchent la bonne absorption des aliments alcalins. Admettons avec les hygiénistes qu'il faille avoir réellement faim pour être dans les meilleurs conditions d'absorption des principes nutritifs. Alors, pourquoi maigrit-on en favorisant la bonne digestion et la bonne absorption des nutriments ? Selon les théories en question, ce devrait être au contraire une cause de prise de poids puisqu'on stocke mieux en digérant bien. Admettons que Montignac ait raison en affirmant que l'insuline est responsable de la prise de poids puisqu'elle participe à la mise en réserve des graisses de l'alimentation. Que deviennent alors les graisses en excès que génère le type d'alimentation qu'il préconise ? Elles ne se volatilisent pas plus qu'elles ne s'échappent dans les selles ; glucides ou pas, elles font du gras, à plus forte raison si l'activité physique est faible.

Les régimes dissociés sont une manière astucieuse d'obtenir de chacun qu'il mange moins. Qu'importe alors la façon, si le résultat est au bout, à condition toutefois que le capital santé ne soit pas altéré et que la stabilisation soit possible. Or, dans la plupart des cas, le poids ne peut être maintenu qu'en pratiquant la méthode à vie, ce qui impose des privations et un changement en profondeur des habitudes alimentaires. D'accord pour le changement, mais pas pour les privations surtout quand elles sont arbitraires. C'est la limite des régimes dissociés.

Cela étant, si vous êtes en bonne santé, et bon vivant, si vous avez entre vingt et cinquante ans, et bon appétit, que vous preniez plus d'un repas sur deux à l'extérieur, que vous sortiez beaucoup, que votre volonté vacille parfois ou même souvent, un régime dissocié vous conviendra mieux qu'un régime ouvertement contrôlé en calories. Une femme, en général, s'accommode plus facilement du dissocié protéines-végétaux et un homme du différencié mais, encore une fois, il s'agit de choix personnels. Ces deux régimes ne sont pas parfaits, mais ils ont l'avantage d'être moins drastiques que les autres et de tempérer la reprise de poids après arrêt, à condition que les apports caloriques demeurent suffisants. Les conseils d'un spécialiste sont alors indispensables tout autant que l'est une activité physique.

VIII

Les régimes hyperlipidiques, quand l'excès fait maigrir

Les lipides sont brûlés au feu des hydrates de carbone.

Aphorisme de lipidologue

Les régimes hyperlipidiques ont connu des fortunes diverses. Régimes « cultes » aux États-Unis tout au long des années 1970, ils ont subi une éclipse de plus de vingt ans avant de revenir en force sur le devant de la scène. Les critiques justifiées sur les risques cardio-vasculaires encourus par les candidats au régime Atkins et l'action vigoureuse de l'American Heart Association semblaient avoir mis un terme au gras à volonté. Mais, comme tout n'est qu'un éternel recommencement et que, en matière de régime alimentaire pour mincir, les techniques « éprouvées » ne sont pas si nombreuses, on tend à reprendre les vieux modèles en en modifiant la forme mais pas le fond. Les régimes hyperlipidiques ont donc resurgi sous l'étiquette *Low carb diets* autrement dit « régimes à faible proportion de glucides », ce qui signifie exactement la même chose puisqu'on peut manger de tout, y compris du gras sans compter, à condition de ne pas absorber d'aliments contenant des glucides, qu'ils soient simples ou complexes. L'argument scientifique est que, en l'absence de sucre, d'une part l'organisme ne peut stocker les graisses et d'autre part il est obligé de brûler du gras pour assurer son fonctionnement, donc double bénéfice. Cette allégation sur laquelle nous reviendrons, qui a la vie dure, a pris naissance il y a un peu plus de cent quarante ans. Elle a permis aux régimes hyperlipidiques d'occuper dans l'histoire de l'alimentation une place unique, leurs promoteurs s'opposant point par point aux méthodes hypocaloriques, les ridiculisant souvent, et provoquant des controverses qui contribueront à faire évoluer de manière significative la connaissance des processus amincissants.

Le manifeste du régime gras

Nous connaissons bien l'origine des régimes hyperlipidiques grâce au travail de Theodore Berland et Lawrence Frohman[1]. Tout commence avec William Banting. En 1862, à soixante-six ans, cet Anglais pèse 91,6 kilos pour une taille de 1,64 mètre. Après trente années de tentatives infructueuses pour maigrir, survient le miracle ! Un miracle dont il publiera deux ans plus tard le détail à compte d'auteur, dans ce qu'on peut appeler le manifeste du régime gras : la *Lettre sur la corpulence*[2]. Son ouvrage rencontre un succès considérable en Angleterre et aux États-Unis puisqu'il sera tiré à plus de soixante mille exemplaires et qu'il sera traduit en français et en allemand.

William Banting est entrepreneur de pompes funèbres. Il raconte lui-même ses tribulations en une relation pertinente dont les accents ont quelque chose de très actuel. Il s'est mis à grossir vers l'âge de trente ans. Un de ses amis chirurgiens lui a conseillé une activité physique intense pour venir à bout des kilos excédentaires. Le remède est pire que le mal car, après s'être astreint à deux heures d'aviron par jour, il voit son appétit décupler, prend encore un peu plus de poids et en conclut que l'activité physique, en ce qui le concerne, ce n'est pas le meilleur remède. Il lui apparaît en revanche évident qu'il faille réduire de façon significative les quantités ingérées ; aussi se soumet-il à des diètes de sa manière, sur lesquelles il ne s'étend pas, mais qui le conduisent à l'hôpital pour des problèmes infectieux.

Le poids continue de monter. Il reprend l'activité physique, marche beaucoup, nage presque tous les jours, monte régulièrement à cheval, avale selon ses dires « des gallons[3] de potions médicales et de liqueur de potasse », multiplie les cures thermales, devient adepte des bains turcs et du jeûne. Il ne perd pas un gramme et s'affaiblit. Il consulte médecin après médecin, s'entend prescrire plus d'activité physique, plus de bains de vapeur, plus des massages et encore plus de potions. Rien n'y fait et, à soixante-six ans, il envisage de baisser les bras. Il a mal aux hanches et aux genoux, il s'essouffle dans les escaliers, ne peut plus lacer ses souliers, est handicapé par une hernie ombilicale et, comme un bonheur n'arrive jamais seul, il devient sourd. Pour cette raison, il consulte un premier spécialiste des oreilles qui se contente de les lui nettoyer et de lui prescrire des ampoules d'huile en instillation. La situation, qui ne s'améliore guère, le pousse au mois d'août 1862 à consulter un deuxième spécialiste, le Dr Harvey, membre du Collège royal de chirurgie. Il se trouve que ce praticien a été impressionné, lors d'un récent congrès médical tenu à Paris, par une intervention de Claude Bernard[4] sur le sucre et le diabète. Le célèbre physiologiste préconisait la suppression de tous les aliments à saveur sucrée. Harvey voit en Banting l'occasion de mettre en pratique les théories de Claude Bernard et, sans plus s'occuper de l'oreille, met son patient au régime. Un régime de plus, mais pas n'importe lequel, puisque William Banting peut manger des viandes, des poissons, des volailles à volonté pour peu qu'il ne les accompagne pas ni de sucreries, ni de pâtisseries, ni de pommes de terre.

Il est bien difficile, même aujourd'hui, d'affirmer que l'obésité était la seule cause des problèmes d'audition de M. Banting. Un taux de lipides sanguin excessif, comme paraît le penser Harvey, ni un diabète de maturité, n'entraînent forcément de presbyacousie. Une remarque s'impose également au sujet de la pomme de terre. C'est la première fois qu'elle apparaît comme un aliment à exclure pour maigrir. On a le sentiment que son éviction, encore préconisée de nos jours par un certain nombre de nutritionnistes, de diététicien(nes) ou d'« inventeurs de régimes », ne l'est que par imitation, habitude et non par réflexion. À l'époque du Dr Harvey, la pomme de terre gardait quelque chose de sa mauvaise réputation d'antan, qui n'avait rien à voir avec son contenu nutritionnel. Les préjugés ont la vie dure. Un siècle auparavant, les Anglais pensaient que l'indolence qu'ils prêtaient aux Irlandais était due à leur consommation excessive de pommes de terre. En France, en 1632, le parlement de Besançon en avait interdit la consommation sous le prétexte qu'elle donnait la lèpre. C'est tout dire...

Une nouvelle méthode est née

Quoi qu'il en soit, à Noël 1862, M. Banting a déjà perdu 8 kilos, n'a plus de problèmes d'audition, se sent à nouveau plein d'entrain. L'été suivant, avec 20 kilos et 30 centimètres de tour de taille en moins, il ne tarit plus d'éloges sur son médecin et sa méthode amaigrissante. Il s'agit du premier régime hyperlipidique dont on ait le détail grâce à l'enthousiasme communicatif du patient, qui affirme ne s'être pas senti aussi bien depuis plus de vingt ans. Il reconnaît que l'ordonnance du Dr Harvey l'a dans un premier temps beaucoup perturbé car, auparavant, son alimentation, plutôt légère pour l'époque – régimes obligent –, était surtout sucrée, faite de pain et de pâtisseries en particulier. Mais, très rapidement, il y a pris goût et spontanément ses menus se sont établis comme suit :

Petit déjeuner :
— 130 grammes de viande (sauf porc), de volaille, d'abats ou de poisson (sauf saumon), froids ou grillés
— 1 petit biscuit ou 30 grammes de pain grillé
— 1 grande tasse de thé nature sans sucre

Déjeuner :
— 150 grammes de viande (sauf porc), de volaille, d'abats ou de poisson (sauf saumon), froids ou grillés
— légumes à volonté (sauf pommes de terre)
— 30 grammes de pain grillé
— 2 ou 3 verres de vin de bordeaux, de sherry ou de madère

Goûter :
— 100 grammes de fruits
— 1 ou 2 tranches fines de pain grillé
— 1 grande tasse de thé nature sans sucre

Dîner :
— 130 grammes de viande (sauf porc), de volaille, d'abats ou de poisson (sauf saumon), froids ou grillés
— 1 ou 2 verres de vin de bordeaux

Collation nocturne :
— 1 petit verre à liqueur de gin, de whisky ou de brandy

Notons en passant que, comme pour la pomme de terre, le saumon pâtit d'un préjugé défavorable, dû sans doute parce que, à l'époque, c'est un poisson de pauvre. Autre concession aux connaissances de l'époque : le porc et le beurre sont exclus, car on pensait alors qu'ils contenaient des sucres complexes.

Le régime de Harvey-Banting est hyperprotidique, hyperlipidique et hypoglucidique. Tout aliment ou toute recette contenant des hydrates de carbone est éliminé, hormis un peu de pain grillé et très peu de fruits. Il est également hypocalorique, du moins totalise-t-il 5 ou 600 kilocalories de moins que de ce que l'homme consommait avant sa rencontre avec le Dr Harvey. La perte de poids est d'ailleurs en moyenne de 400 grammes par semaine.

En 1869, la quatrième édition de la *Lettre sur la corpulence* inclut le témoignage de lecteurs qui ont mis en pratique avec succès la méthode préconisée. La publicité faite autour des deux hommes, le médecin et son patient, suscite une polémique que les autorités médicales de l'époque, mises indirectement en cause, vont alimenter, jusqu'à mettre Harvey en difficulté. Un pneumologue allemand, Félix von Niemeyer[5], tentera de venir à sa rescousse en proposant une explication en forme d'ajustement au régime. Comme l'ensemble des spécialistes de l'époque, il exclut l'hypothèse qu'une méthode où les graisses seraient permises à volonté puisse entraîner une perte de poids. Il reformule la prescription en proposant que les viandes retenues soient choisies maigres et dégraissées, solution élégante sur le fond mais qui transforme le régime hyperlipidique en banal régime hyperprotidique. Fort de son expérience, Banting proteste et affirme qu'il n'a jamais retiré le moindre gras de son alimentation. Il contestera jusqu'à la fin de sa vie, qui sera longue puisqu'il mourra à l'âge de quatre-vingt-un ans et en « pleine forme », le bien-fondé de l'intervention de Niemeyer. En 1872, Harvey essaie de se justifier auprès de la profession par le biais d'une publication : *Sur l'embonpoint, en relation avec la maladie, avec quelques observations sur le régime*[6]. Il en ressort, il faut bien le reconnaître, qu'il est incapable d'apporter une argumentation scientifique aux résultats obtenus par son patient. La méthode décrédibilisée auprès de l'autorité médicale n'en suivra pas moins son chemin. C'est tout le mérite de l'ouvrage de William Banting que d'avoir fait partager son enthousiasme et sa conviction au lecteur au point de faire des adeptes au-delà des frontières du Royaume-Uni, aux États-Unis en particulier.

De nombreux praticiens américains vont appliquer à leurs patients obèses, et avec succès, le régime d'Harvey-Banting. Certains en font état, s'opposant à l'orthodoxie médicale de leur époque. C'est le cas de Helen Densmore qui, dans les années 1890, attaque ses confrères hostiles à la méthode. L'ayant suivie elle-même avant de la prescrire à ses patients, elle relate qu'elle a constaté une perte de poids de l'ordre de 4,5 kilos à 7 kilos le premier mois, puis de 3 à 4 kilos les suivants. La recette est simple : éviction de tous les aliments à saveur sucrée ou contenant des hydrates de carbone, et apports recommandés d'environ 500 grammes de viande, poisson ou volaille par jour, les légumes verts étant à volonté.

En cette fin de XIXe siècle, le principe du régime hyperlipidique est admis et la méthode gardera toujours des adeptes, tout comme le régime dissocié après Hay et Shelton. Mais le régime gras ne rencontrera la faveur du grand public que dans les années 1950, grâce au Dr Albert Pennington.

Les Esquimaux à la rescousse

Entre-temps, les expéditions polaires du début du XXe siècle lui ont apporté de manière inattendue des arguments scientifiques. Elles posent en effet la question de l'alimentation des Esquimaux, sachant que la banquise ne produit ni céréales ni légumineuses, encore moins des fruits et des légumes verts. L'anthropologue et explorateur canadien d'origine islandaise Vilhjalmur Stefansson a pu en témoigner : en raison d'un rendez-vous manqué avec son équipe, il a passé les six mois d'hiver arctique en compagnie d'Esquimaux[7] à ne consommer que de la viande et du poisson – que ces derniers mangent cru, simplement rincé à l'eau. Soucieux d'améliorer le goût de son ordinaire, Stefansson a d'abord entrepris de griller ses prises avant de se rendre compte que la méthode entraînait des carences alimentaires qui le rendaient malade. Il s'est résolu alors à manger lui aussi le poisson et la viande crus pour en conserver tous les principes nutritifs et s'est porté aussitôt mieux. C'est ainsi qu'il a acquis la conviction, tout comme Banting en son temps, qu'un régime riche en produits céréaliers, féculents et sucres, et pauvre en protéines animales n'est pas la meilleure solution alimentaire possible. Il renouvellera l'expérience en séjournant quatre années durant dans le Grand Nord canadien avec un collègue, ne mangeant que les produits de leur chasse ou de leur pêche. En 1928, les deux hommes se prêtent à une expertise médicale à l'hôpital Bellevue de New York, sous la direction du Dr Eugene F. DuBois, directeur médical de la Russell Sage Foundation. Il s'agit, devant un aréopage d'éminents scientifiques, de déterminer si leur aventure n'a pas eu des effets délétères sur leur santé. En particulier, présentent-ils des signes de scorbut, de déminéralisation ou d'atteinte vasculaire ? Une alimentation essentiellement carnée peut-elle être à l'origine d'une maladie cardiaque ou rénale ? L'intestin peut-il supporter sans conséquences une alimentation dépourvue de fibres ?

La publication des résultats, en 1930[8], établit l'état de parfaite santé des deux explorateurs tant sur les plans cardiaque que digestif. Les deux cobayes reconnaissent eux-mêmes ne s'être jamais si bien portés. La communauté scientifique de l'époque se montre surprise, et parfois même dubitative, quant à l'authenticité de l'alimentation annoncée, mais, à l'aune de nos connaissances actuelles, ces résultats n'ont rien de surprenant. En fait, l'être humain est parfaitement omnivore et donc son organisme est capable de faire feu de tout bois. Lorsqu'il n'y a pas d'hydrates de carbone, l'énergétique musculaire est assurée par les produits de dégradation des acides gras, les corps cétoniques. On sait également que ce type d'alimentation entraîne très vite un état de satiété. Par ailleurs, Stefansson et son associé ont eu une dépense énergétique régulière et importante due, d'une part à l'activité de chasse et de pêche, d'autre part au froid des hivers polaires. Stefansson estimera que leurs apports énergétiques quotidiens, très variables, se situaient entre 2 000 et 3 000 kilocalories. Ils ont entretenu leur masse musculaire par l'activité physique, mais ils ont aussi sans doute dépensé plus de calories qu'ils n'en ont absorbé, d'où une perte de poids. Le foie, en l'occurrence celui des animaux tués, contient de la vitamine C, jusqu'à 30 milligrammes par portion, ce qui est suffisant pour éviter le scorbut. La baisse du taux de cholestérol s'explique par la composition en acides gras polyinsaturés des graisses de poisson.

Ces constatations n'auront que peu de retombées à l'époque,

étant alors entendu qu'il ne saurait y avoir de perte de poids sans diminution drastique des apports caloriques, et que, les graisses étant ce qu'elles sont, il est inimaginable de prescrire un régime où elles seraient absorbées sans compter. Un cardiologue new-yorkais, le Dr Blake F. Donaldson, s'entretiendra toutefois avec l'explorateur à la fin des années 1920, suffisamment pour en sortir convaincu qu'un régime à base de viande seule non seulement ne présente aucun danger pour la santé de ses patients obèses mais peut également leur permettre de perdre du poids. Il est désormais certain qu'il n'y a que deux aliments parfaits, la viande grasse et l'eau. Sa théorie est que seuls les acides aminés essentiels comptent ; les quantités de viande doivent être recommandées en fonction d'une estimation des apports minimaux nécessaires. En conséquence, il en prescrit une consommation d'au moins 180 grammes, cuite avec 60 grammes de corps gras, trois fois par jour. Dans la mesure où le ratio trois portions de viande pour une de gras est respecté, les quantités n'ont de limite que la tolérance du sujet. Il autorise une demi-tasse de café sans sucre à chaque repas et impose 6 grands verres d'eau entre. Il recommande fortement de marcher une demi-heure tous les matins avant le petit déjeuner. La méthode du Dr Donaldson serait sans doute passée inaperçue s'il n'avait publié un livre[9] sur le tard dans lequel il faisait état d'une expérience acquise auprès de 15 000 patients obèses avec 70 % de réussite, du moins dans la phase perte de poids. L'histoire ne dit pas si ces personnes ont repris ou non le poids perdu.

En 1951, le Dr Alfred W. Pennington, chef du service médical de DuPont de Nemours à Wilmington, dans le Delaware, s'intéresse de près à l'embonpoint des employés de la firme. Il leur prescrit lui aussi un régime riche en graisses. Sa théorie est que les personnes en surpoids présentent une anomalie métabolique qui ne leur permet pas de mener à bien la transformation des hydrates de carbone en énergie. Chez elles, l'opération s'arrête à une étape intermédiaire qui est la transformation en acides gras. D'où son idée de supprimer les glucides du régime alimentaire en reprenant à son compte les conclusions de l'expérience faite en 1928 à la Russel Sage Foundation. Les ratios restent les mêmes, trois portions de viande maigre contre une de gras, ce qui revient à autoriser la consommation à volonté de viande grasse. Bien entendu, les hydrates de carbone sont réduits à la portion congrue. Encore une fois, la méthode marche et le régime de Pennington sera popularisé sous le nom de « régime duPont[10] ». Les méthodes hypocaloriques en prennent un sérieux coup. Le grand public se tourne de plus en plus vers ces régimes qui autorisent la viande à volonté dans un pays où, justement, elle est synonyme de force et de réussite sociale, ces régimes qui rassasient au lieu d'affamer.

Le Dr Richard Mackarness[11] est quant à lui anglais mais son concept de *stone age diet* – littéralement « alimentation de l'âge de pierre » – vient à point nommé apporter une justification paléontologique à ces régimes. Il ne se situe pas du tout dans la lignée des nutritionnistes passionnés par l'alimentation des Esquimaux. Il est allergologue, et sa conviction est que l'alimentation, tout autant que l'environnement, est responsable des perturbations de l'immunité – cela en raison du mode de vie contemporain. L'homme préhistorique avait peut-être des soucis de santé, dit-il, mais pas celui-là. Il étend bientôt son raisonnement à l'obésité. Son idée est que celle-ci est apparue il y a huit mille ans, avec le début de l'agriculture, notamment des cultures céréalières, opinion qui sera reprise, nous l'avons vu, par Ray Audette[12]. Auparavant, et pendant quatre millions d'années, l'homme a été un chasseur dont le métabolisme était parfaitement adapté à un régime carné. L'adaptation à un régime riche en produits céréaliers est trop récente pour qu'elle puisse être parfaite. C'est pourquoi il existe deux types de personnes, celles dont le métabolisme a fini par s'accommoder et qui restent minces, et celles qui auront tendance à prendre du poids car incapables de métaboliser complètement les hydrates de carbone. Ces personnes-ci ont tout intérêt à adopter le régime alimentaire de l'homme de l'âge de pierre et à éviter les produits céréaliers, surtout raffinés – la farine blanche, selon le Dr Mackarness, devrait, à l'instar de la cigarette, faire l'objet d'une mise en garde gouvernementale.

Les règles sont simples :

— pas d'hydrates de carbone ou le moins possible, en tout cas jamais plus de 60 grammes par jour ; dans certains cas, il est même recommandé de n'en consommer que 50 grammes ou moins ;

— les protéines et les lipides doivent être consommés en

quantité suffisante pour toujours rassasier, selon des rapports de 3 pour 1, en poids ;

— sauf contre-indication médicale, quelques jours à une semaine de jeûne sont souhaitables avant de commencer le régime à proprement parler.

En pratique, il existe trois catégories d'aliments.

À ne jamais consommer : biscuits, céréales à petit déjeuner, confiseries, confitures (sauf celles préparées avec un édulcorant), entremets, farine de blé, farine de maïs, fruits au sirop, fruits secs (dattes, figues, raisins secs, bananes séchées, abricots secs), gâteau de riz, glaces, légumes secs (pois, haricots, lentilles), miel, pain, pâtes, pâtisseries, potages et sauces contenant de la farine, semoule, sorbets, sucre, sucreries, tapioca, viennoiseries ;

— à consommer une fois par jour seulement et en petites quantités : bananes, betteraves, châtaignes, citrouille, lait, marrons, panais, poireaux, pommes, pommes de terre, potiron, riz, rutabagas et certaines saucisses faites avec du pain ou de l'amidon ;

— peuvent être consommés à volonté : toutes les viandes, y compris, les abats, le bacon et le jambon, tous les poissons et surtout les poissons gras comme le hareng, les maquereaux, les sardines et le saumon ; tous les légumes (sauf ceux à consommer en petites quantités) ; tous les fruits (sauf ceux à consommer en petites quantités) ; tous les produits laitiers (beurre, fromage, crème fraîche, sauf le lait) ; les œufs ; les gras des viandes, le lard, les huiles y compris en friture.

Exemple de menu pour une journée

Petit déjeuner :

— jus d'orange pressée ou un demi-pamplemousse
— œufs frits au bacon
— ou omelette avec jambon, rognons ou foie
— ou œufs brouillés avec beaucoup de beurre
— 2 petits pains à teneur réduite en amidon avec beurre ou margarine
— café ou thé, avec ou sans crème
— édulcorant si nécessaire

Déjeuner :
— 150 à 180 grammes de viande de bœuf en ragoût et légumes verts
— ou de viande grasse hachée ou de langue
— ou de thon ou de sardines à l'huile, ou de saumon, ou de coques
— ou d'anguille en gelée
— cœurs de laitue et tomates, vinaigre et huile d'olive
— ou haricots verts au beurre
— 1 fruit frais avec de la crème (fruits rouges en saison)
Goûter :
— fromage, beurre de cacahuètes, noix, pomme et yaourt
— thé avec un nuage de lait (si nécessaire)
Dîner :
— 1 assiettée de soupe de légumes
— 200 à 230 grammes de viande grasse : mouton, porc, jambon, bacon
— tomates, laitue, chou-fleur, chou, carottes ou têtes de céleri
— 100 grammes de chips
— salade verte et fromage râpé
— fromage et pomme
— café ou thé, avec ou sans crème
— édulcorant si nécessaire
Collation nocturne :
— une tasse de lait chaud

Le régime du Dr Mackarness était semblable à tous les régimes hyperlipidiques, dits *low carb*, mais sa justification replacée dans le cadre de l'évolution physiologique et immunitaire de l'humanité était pour le moins opportune, pour ne pas dire astucieuse. La communauté scientifique ne pouvait pas l'accuser de charlatanisme dans la mesure où l'explication scientifique de la méthode ne s'appuyait pas sur l'hypothèse indémontrable des calories grasses qui s'évaporent mais sur une théorie convaincante des adaptations métaboliques tardives au changement d'alimentation. Nous serions moins indulgents aujourd'hui compte tenu des connaissances contemporaines sur l'alimentation paléolithique qui ont fait apparaître qu'elle était plus vraisemblablement hyperprotidique, hypolipidique et normoglucidique[13].

Herman Taller met de l'huile

Les régimes hyperlipidiques ont encore besoin d'inventeurs incompris. Pour asseoir définitivement le mythe, il leur faut une guérison miraculeuse et un martyr qui le fasse savoir. Guérison comme celle de Banting en son temps ou celle de Hay au début du siècle, martyr comme Shelton plusieurs fois condamné. Ce rôle est dévolu à Herman Taller, dont le livre sorti en 1961, *Calories Don't Count*[14], connaîtra une très large diffusion outre-Atlantique. Taller est un gynécologue obstétricien de Brooklyn. Il se bat contre son poids depuis des années lorsque, à la suite d'une visite médicale chez un confrère, il lui est découvert un taux de cholestérol élevé. Nous sommes à l'époque où l'on commence à lier la cholestérolémie au risque cardio-vasculaire. Taller est inquiet. Son confrère lui prescrit des huiles de poisson riches en acides gras polyinsaturés. Le taux de cholestérol baisse, et, divine surprise, le poids aussi, alors qu'il consomme, selon son estimation, au moins 5 000 kilocalories par jour. Il fait des recherches et retrouve le manifeste de Banting ainsi que le régime de Pennington.

Il énonce alors sa théorie : c'est en absorbant beaucoup de « bon » gras que l'on stimule la glande pituitaire[15] qui commande au métabolisme de brûler plus de gras ; ainsi les personnes en surpoids brûleront-elles non seulement la graisse qu'elles avalent mais celle qu'elles ont accumulée depuis des années. Il pense qu'il existe dans l'organisme un mécanisme régulateur de l'équilibre lipidique, qui serait déficient chez les obèses. Les « bons gras » sont pour lui les acides gras polyinsaturés apportés par l'huile de carthame. Nous savons aujourd'hui que, si l'huile de carthame est effectivement très riche en acides gras polyinsaturés, il s'agit avant tout d'oméga-6 (76 %), et beaucoup moins d'oméga-3 (1 %), aussi recommanderions-nous plutôt l'huile de colza. Qu'importe, l'idée de Taller n'est pas si mauvaise que cela sur le fond. Il prescrit à ses patients le régime de Pennington, connu depuis sous le nom de régime de Pennington-Taller, accompagné de gélules d'huile de carthame. Il fait la promotion de sa méthode au travers de son livre, malgré les avertissements de l'American Medical Association, très puissante organisation garante de l'éthique et de la bonne pratique médicale aux États-Unis. En mai 1967, il est reconnu coupable devant un tribunal de Brooklyn de violation des lois fédérales relatives à la publicité et à la distribution de drogues, en association avec un laboratoire pharmaceutique (Cove Vitamin and Pharmaceuticals, Inc.), et condamné à sept mille dollars d'amende et deux ans de prison avec sursis.

Il y a, dans cette condamnation qui met fin à une carrière, une grande hypocrisie. Shelton recommande des pratiques alimentaires qui n'ont jusqu'alors tué personne et est condamné pour exercice illégal de la médecine. Taller, médecin lui, l'est pour avoir fait la promotion de préparations à base d'acides gras polyinsaturés, que les cardiologues recommandent à leurs patients. Peut-être était-il intéressé aux bénéfices, mais, même alors, la condamnation paraît excessive. En fait, son plus grand tort était d'avoir eu du succès. Hay en son temps n'avait eu qu'une audience limitée. Le livre de Taller est classé meilleure vente pour l'année 1962 aux États-Unis. Cela représente beaucoup plus d'un million d'exemplaires. Il touche tout le monde et dans tous les milieux. La promotion d'un régime hyperlipidique qui « marche » remet en cause les dogmes d'une prescription médicale orthodoxe et conservatrice. Les régimes gras ont désormais leur martyr et donc de l'avenir. Pourquoi ce qui est bon pour les Esquimaux ne le serait-il pas pour l'Américain moyen ?

Atkins le Messie

Après le prophète malheureux vient le Messie. Ce sera le Dr Robert C. Atkins. Il n'invente rien, se contentant d'emprunter, mais il a le don de la communication. Il fait dans le faste et la séduction – cabinet somptueux, tableaux d'art moderne, costumes bien coupés, physique avenant, 77 kilos pour 1,83 mètre, tempes grisonnantes. Nous sommes en 1972, il a quarante-deux ans et son livre *Dr Atkins' Diet Revolution*[16] est d'ores et déjà promis à un énorme succès. Il s'en vendra, de cette date à nos jours, plus de quinze millions d'exemplaires dans le monde.

Robert Atkins a commencé sa carrière médicale en 1959 comme cardiologue. Quelques années plus tard, alors que, médecin consultant d'une grande firme, il pose pour la photo de son badge d'accès, il se découvre un triple menton. C'est le point de départ de sa vocation d'amincisseur, dont le premier cobaye est lui-même. Il n'a nullement l'intention de s'affamer, aussi cherche-t-il ailleurs que dans l'orthodoxie et découvre les travaux de Pennington[17] pour lesquels il s'enthousiasme. Dans le même temps, des équipes de chercheurs britanniques identifient dans les urines des substances communes aux personnes qui jeûnent et à celles qui ont une alimentation sans hydrates de carbone, les corps cétoniques. Il s'agit des résidus issus de la combustion des acides gras et qui traduisent la fonte du tissu adipeux. Atkins se met aussitôt à consommer en grande quantité, des viandes, des œufs, du jambon, du fromage, excluant tout glucide de son alimentation, puis contrôle les corps cétoniques de son urine. Il constate toutefois qu'un peu de glucide n'empêche pas la fonte lipidique et que des légumes verts peuvent tout de même être consommés dans ce type de régime. Il va ainsi perdre près de 13 kilos en six semaines avant d'appliquer son régime au personnel en surpoids de la firme qui l'emploie. Le succès est total, avec des pertes moyennes de poids de l'ordre de 10 kilos en un mois.

De cardiologue, il se fait nutritionniste et devient l'homme providentiel de tout ce que les milieux artistiques comptent de personnalités enveloppées. Son entreprise médicale, jusque-là artisanale, prend vite un tour industriel dans le cadre d'un vaste complexe où peuvent être pris en main trois cent cinquante obèses par semaine. Lorsque Ruth West, auteur elle-même d'ouvrages de diététique, lui propose d'écrire un livre sur sa méthode, il accepte avec empressement, conscient qu'il lui faut une tribune pour s'exprimer et surtout étendre sa renommée au-delà de New York, si possible vers la côte Ouest. Le ton du livre, écrit à la première personne, donne au lecteur l'impression que le praticien s'adresse directement à lui. Selon son auteur, la méthode est universelle, efficace à tout coup et applicable aux enfants et aux femmes enceintes aussi bien qu'aux adultes. Il avance pour preuve les dix mille patients qu'il affirme avoir traités en huit années d'exercice, qui tous ont maigri et sont restés minces. L'ouvrage est à la gloire de Robert Atkins – le nom de Ruth West a d'ailleurs disparu de la couverture.

Sus aux glucides

Le régime, au dosage près des corps cétoniques présents dans les urines, est une copie du régime Pennington-Taller.

Tous les aliments contenant des glucides sont interdits lors de la phase d'attaque : boissons sucrées (sauf light), glaces, sorbets, sucre, miel, confiture, sucreries, bonbons, chocolat, biscuits secs, biscuits à apéritif, pain, pâtisseries, entremets, tous les fruits et agrumes (sauf citron), les fruits secs, les légumes verts, les produits céréaliers (farine, semoule, blé, maïs, riz, céréales à petit déjeuner), les légumineuses (haricots, pois, pois cassés, pois chiches, lentilles, fèves), les pommes de terre, le lait, les produits laitiers (sauf la crème fraîche).

Sont autorisés à volonté les viandes, les poissons, les volailles, les crustacés, les coquillages (sauf huîtres, palourdes et saint-jacques, pour leurs glucides, même si le taux en est faible), charcuteries, fromages à pâte dure, œufs, beurre, crème fraîche, margarine, huile et citron.

Il faut tous les jours vérifier la présence de corps cétoniques dans les urines grâce à un comprimé réactif en vente dans toutes les pharmacies. À partir de la deuxième semaine, il est possible de rajouter un peu de légumes verts à condition que le test demeure toujours positif (virage au violet).

Une fois le poids perdu, la phase de stabilisation prévoit de rajouter chaque semaine un aliment glucidique en petite quantité, un fruit, un peu d'alcool, des féculents avec prudence. Dès que le comprimé test cesse de virer, il faut retourner en arrière et trouver ainsi son point d'équilibre, au-delà duquel le gras ne fond plus mais risque de se réinstaller. Il s'agit d'un régime à vie.

Les menus de la première semaine

Ils se font au choix, sur sept jours, quantités à volonté.

Petit déjeuner :

— œufs brouillés jambon
— ou œufs au plat jambon
— ou omelette au fromage

— ou omelette à la mortadelle
— ou œufs à la coque et jambon
— ou omelette au saucisson
— ou œufs pochés et bacon
— café ou thé, nature

Déjeuner :

— saumon à la crème fraîche
— ou œufs durs, gruyère et mayonnaise
— ou viande hachée, fromage et œuf
— ou jambon et fromage
— ou œufs au plat et jambon
— ou poulet froid moutarde
— ou fondue de viande

Dîner :

— homard mayonnaise
— ou bouillon de volaille et boulettes de viande, roquefort
— ou bouillon de bœuf et fromage
— ou jambonneau et escalope de veau
— ou potage avec des œufs, crevettes mayonnaise
— ou côte de bœuf grillée
— ou poulet froid mayonnaise

La deuxième semaine

Les menus, à partir de la deuxième semaine, incluent un peu de légumes verts et quelques préparations (voir plus bas) selon les recommandations du Dr Atkins.

Petit déjeuner :

— steak grillé petits oignons
— ou poissons fumés et petits-suisses gras aux herbes
— ou omelette au chorizo et reblochon
— ou œufs au plat, petites saucisses et moutarde
— ou œufs pochés à la crème citronnée
— ou œufs brouillés et beurre
— ou saumon fumé et omelette aux herbes

Déjeuner :

— assiette de viande froide mayonnaise, salade d'épinards, gâteau au fromage*

— ou steak grillé avec des échalotes et chou vert crème fraîche
— ou salade de tomates avec du thon et vinaigrette, gâteau au fromage*
— ou salade de laitue au roquefort et vinaigrette, parfait aux framboises**
— ou salade de légumes verts vinaigrette, fromage blanc à la crème fraîche
— ou courgette farcie, salade de tomates vinaigrette
— ou avocat farci à la langouste, laitue vinaigrette, gâteau au fromage*

Dîner :
— mixed gril, beurre aillé, laitue, parfait aux framboises**
— avocat vinaigrette, poisson sauce béarnaise, gratin de courgettes
— avocat à la crème, sole, endives vinaigrette, fraises, 1 verre de vin blanc sec
— concombre vinaigrette, veau et épinards au beurre, parfait aux framboises**
— consommé de poule, poulet aux champignons, laitue vinaigrette
— aubergines frites, fromage aux noix, 1 verre de vin blanc sec
— laitue vinaigrette, poulet rôti et haricots verts à la crème fraîche

La dernière phase prévoit une réintroduction prudente et en petites quantités des hydrates de carbone, en évitant tous ceux qui ont une saveur sucrée (sucre, miel, confiture, etc.). Les féculents et le pain doivent être strictement contrôlés et éliminés si le poids commence à remonter.

Quelques recettes sans sucre

* Le gâteau au fromage : 1 kilo de fromage blanc ; 6 œufs ; 2 cuillerées à soupe de jus de citron ; 2 cuillerées à café de vanille ; 4 cuillerées à café de margarine ; édulcorant ; cannelle.

Mélanger les œufs, le jus de citron, la margarine et l'édulcorant. Incorporer le fromage blanc jusqu'à obtenir une pâte lisse.

Verser la préparation dans un moule à cake et saupoudrer de cannelle. Mettre au four à feu doux pendant 1 heure.

** Le parfait aux framboises : 2 sachets de poudre de gélatine ; 2 cuillerées à soupe d'extrait de framboise non sucré ; édulcorant ; framboises fraîches ; crème fouettée.

Faire bouillir de l'eau et y faire fondre la poudre de gélatine. Y incorporer l'édulcorant et l'extrait de fruit. Mettre à glacer au réfrigérateur. Faire ensuite alterner une couche de gelée à la framboise, une couche de crème fouettée, une couche de framboises fraîches, etc.

Les premiers reproches

Bien entendu les critiques n'ont pas tardé, d'autant plus que les arguments du Dr Atkins à l'appui de ses théories sont loin de répondre au scepticisme de la communauté scientifique. Il fait par exemple référence à d'éminents nutritionnistes comme John Yudkin de l'université de Londres ou Gaston L.S. Pawan, chef du service de biochimie à l'école de médecine du Middlesex Hospital de Londres en détournant leurs propos pour étayer les siens. Il n'existe pas en fait d'explications probantes pour justifier la fonte des sujets autrement que par une perte d'eau importante. Pour l'American Medical Association un régime cétogène est dangereux pour les reins et générateur d'acide urique donc de goutte ou de calculs rénaux. Il est également dangereux pour le fœtus dans la mesure où l'absence de glucose peut endommager son cerveau.

Mais le reproche le plus sérieux est qu'une alimentation riche en graisses saturées et en cholestérol fait courir un risque cardiovasculaire. En la prescrivant, Atkins va à l'encontre des recommandations de l'American Heart Association, qui essaie justement de convaincre les Américains de manger moins gras. Il sera d'ailleurs poursuivi en justice par un de ses anciens patients qui a fait une attaque cardiaque après une montée importante de son taux de cholestérol. Ce ne sera pas le seul procès ; une grande partie de ses substantiels droits d'auteur partira en honoraires d'avocats. Pas plus qu'Harvey un siècle auparavant, Atkins n'est capable de justifier scientifiquement son régime. Il se retranche derrière ses dix mille cas qu'il affirme avoir traités avec succès et sans accident. Il avance également le fait que beaucoup de personnes maigrissent bien qu'absorbant beaucoup de calories et que, jusque-là, personne n'a donné d'explications à ce phénomène. Il est d'ailleurs persuadé que les calories s'en vont avec les corps cétoniques tant dans les urines que dans l'air expiré – un sujet qui, selon lui, reste à explorer. Devant la commission sénatoriale chargée de se prononcer sur la dangerosité potentielle de son régime, il affirmera que, s'il existe des chiffres prouvant la montée du cholestérol lors d'un régime riche en graisses et en hydrates de carbone, personne ne peut faire état de ce qui se passe réellement dans le cas d'un régime riche ou modérément riche en graisses et pauvre en hydrates de carbone. Pour lui, ce sont deux situations métaboliques radicalement différentes. D'autant plus, affirme-t-il, que les recherches ont été jusqu'alors effectuées sur des animaux, qui n'ont pas connu une alimentation riche en féculents et en sucre comme celle de ses patients avant qu'il ne les traite. Quant à la grossesse, il maintient que le plus grand danger encouru par une femme enceinte est le diabète et que lui faire consommer des glucides est le meilleur moyen de la rendre malade.

Les glucides sont, pour Atkins, la cause de tous les maux ; il n'hésite pas à affirmer dans son livre : « Martin Luther King a fait un rêve, moi aussi... Nos lois doivent changer et procurer à chacun une meilleure façon de s'alimenter... Il faut obliger l'industrie alimentaire à retirer les hydrates de carbone des aliments qu'elle propose, avec une loi fédérale pour l'imposer. » Ni la désapprobation de la communauté scientifique, ni la condamnation de l'ensemble des organismes de santé publique américains ne perturbe l'auteur de ces lignes. Citons l'opinion du président de l'American College of Nutrition : « De tous les régimes bizarres proposés depuis cinquante ans, il s'agit du plus dangereux, surtout si le public le suit longtemps. » En fait, plus Atkins est attaqué, plus il perd de procès et plus sa méthode a du succès.

Le Atkins nouveau

Les régimes hyperlipidiques marquent toutefois le pas au cours des années 1980, compte tenu du tollé soulevé dans le corps médical. Mais c'est pour mieux rebondir et revenir sur le devant de la scène une décennie plus tard, avec, en 1992, la parution de *Dr Atkins'New Diet Revolution*[18], la nouvelle révolution diététique, vendu à plus de dix millions d'exemplaires. En fait de nouvelle révolution, pas grand-chose ne change, sauf un habillage à connotation « nutritionnelle » qui tente plus ou moins adroitement de répondre aux critiques passées et présentes, comme d'inciter à boire plus d'eau ou de favoriser la densité nutritionnelle et la richesse en fibres plutôt que la densité énergétique dans le choix des glucides à rajouter.

La méthode se décline en quatre phases que Robert Atkins détaille à l'adepte comme s'il l'avait en face de lui.

Première phase · induction. « Démarrez la lipolyse et son processus secondaire de cétose, en brûlant en toute sécurité les graisses pour faire de l'énergie. Pas plus de 20 grammes de glucides par jour. Consommez suffisamment de protéines et de lipides pour ne pas avoir faim, ainsi que 3 tasses de salade verte (ou une tasse de légumes verts). Boire 8 verres d'eau par jour. Après deux semaines il n'est pas rare d'observer une perte de poids de 2,3 à 4,5 kilos. Cette phase est à poursuivre au moins deux semaines et plus s'il y a beaucoup de poids à perdre. »

Deuxième phase : le CCLL[19] ou quantité de glucides permettant la perte de poids. « Augmentez chaque semaine les apports en glucides de 5 grammes, soit 25 grammes par jour la première semaine, puis 30 la seconde et ainsi de suite jusqu'à ce que votre perte de poids se stabilise entre 500 grammes et 1 kilo par semaine. Vous êtes à votre CCLL. Poursuivez ainsi jusqu'à ce qu'il ne reste plus que 3 à 4 kilos à perdre. »

Troisième phase : le CCLM[20] ou quantité de glucides permettant le maintien du poids. « À mesure que l'objectif pondéral se rapproche, augmentez les apports en glucides de façon à réduire la perte de poids entre 500 grammes et 1 kilo par mois. Puis à nouveau, chaque semaine, augmentez les apports en glucides de 10 grammes par jour jusqu'à l'arrêt de la perte de poids, ou ajoutez 1 fruit ou 1 tasse de produits céréaliers deux fois par semaine. Lorsque le poids demeure stable plus d'un mois, le CCLM est atteint. »

Quatrième phase : le maintien à vie. « Bravo ! Vous avez atteint votre objectif de poids. Vous pouvez maintenant profiter des aliments que vous aimez à condition de continuer à surveiller vos apports en glucides. Conservez votre CCLM. Si vous devez reprendre 3 à 4 kilos, diminuez simplement vos apports en glucides jusqu'à ce que le poids excédentaire soit reparti. Mais ne laissez jamais votre poids remonter au-delà de 5 kilos. Une vie toute de minceur sera votre récompense. »

Milliardaire et bienfaiteur

On serait tenté d'ajouter : alléluia ! Le langage direct qui fait du lecteur un interlocuteur privilégié plaît. Le secret de la réussite d'Atkins est certainement à chercher dans sa capacité à convaincre et dans son pouvoir de séduction plutôt que dans ses connaissances médicales. Et dans son sens des affaires. Il crée en 1989 sa propre société, Complementary Formulations, Inc., rebaptisée en 1998 Atkins Nutritionals, qui lui permet de vendre ses produits, tant compléments que suppléments alimentaires, à ses millions de supporters. Montignac en France tentera la même démarche avec moins de succès, l'Europe n'est pas l'Amérique. Mais, au-delà de la réussite matérielle – il est désormais milliardaire –, le Dr Atkins a un grand besoin de reconnaissance de la part d'une profession qui le rejette. Aussi fonde-t-il, en 1999, The Dr Robert C. Atkins Foundation, destinée à financer la recherche et l'éducation sur les méfaits des hydrates de carbone. À défaut de se tourner vers la médecine officielle, il s'investira également dans de nombreuses sociétés savantes pour la promotion des médecines naturelles.

En 2002, la *Nouvelle Révolution diététique* ressort, remaniée, prodiguant de nombreux conseils pratiques et incluant une centaine de recettes. Nouveau best-seller. En janvier 2003, *Atkins for life*[21] rend tout plus facile encore avec six mois de menus et cent vingt-cinq nouvelles recettes concoctées par son épouse, cuisinière talentueuse. Il rebondit, avec l'opportunisme dont il a toujours su faire preuve, sur la tendance santé qui tend à se substituer, dans les esprits, au régime seulement amincissant. Le slogan est simple : « Améliorer sa santé et son bien-être en adoptant le style de vie Atkins. »

Une petite phrase qui sera, en fait, un testament. En parlant de style de vie, le bon docteur n'avait sans doute pas imaginé qu'il perdrait la sienne si tôt. Un accident, un traumatisme crânien et sept jours de coma auront raison de lui, le 17 avril 2003, alors qu'il est dans sa soixante-douzième année. Des esprits chagrins imagineront que son régime avait eu raison de lui. D'autres affirmeront qu'il pesait 117 kilos le jour de son décès. Ses admirateurs crieront à la calomnie, affirmant que, jusqu'à sa chute fatale, il jouait tous les jours au tennis. En fait, le personnage aura toute sa carrière durant vécu dans la controverse, depuis celle que sa méthode empruntée à d'autres avait provoquée, jusqu'à celle dont sa disparition a été l'occasion.

Les héritiers d'Atkins

Atkins disparu, les régimes hyperlipidiques vont-ils disparaître à leur tour ?

En fait, de 1993 à 2003, une bonne douzaine de régimes *low carb* occupent largement l'espace amincissement qu'Atkins n'occupait déjà plus que par procuration. De *The Carbohydrate Addict's Programs*, méthode de traitement des compulsions sucrées, au *The South Beach Diet*, « le régime de la plage du Sud », le fond ne change pas, les menus restent les mêmes ou à peu près, ce sont des régimes Atkins *bis*. C'est la forme, autrement dit la présentation, qui évolue. On ne compte pas les calories, notion honnie, mais on parle parfois de portions, ce qui revient au même. Le discours varie au gré des grandes tendances nutritionnelles que les organismes de santé essaient de promouvoir aux États-Unis : plus de fibres, moins de graisses saturées, plus de graisses mono- ou polyinsaturées. La justification des méthodes repose dorénavant sur la psychologie et l'insulinémie.

La psychologie, en raison des conduites addictives, justifie la plus grande prudence à l'égard des glucides. L'insulinorésistance, considérée comme cause de tous les embonpoints, devient un autre argument indiscutable de limitation des hydrates de carbone. La prise en compte des notions d'index glycémique, c'est-à-dire de la capacité que certains glucides, plus que d'autres, ont d'entraîner une sécrétion importante et rapide d'insuline va devenir un critère sélectif. *Low carb* oui, mais avec, toutefois, certains féculents comme le riz complet. Hyperlipidiques de moins en moins, car on les limite pour répondre à l'éternel reproche du risque d'athérosclérose. Il arrive au régime Atkins exactement ce que Félix von Niemeyer avait fait du régime de Banting. Le régime hyperlipidique des années 1970 se transforme progressivement en régime hyperprotidique, hypolipidique et hypoglucidique, ce qui non seulement en dénature l'esprit mais, paradoxalement, bien que plus conforme aux *desiderata* de la communauté scientifique, le rend moins efficace.

Encore l'insuline

En 1993, Richard et Rachel Heller[22], tous les deux médecins, fondent leur théorie du surpoids sur l'hyperinsulinisme ou tendance à sécréter trop d'insuline en présence d'aliments glucidiques, d'où des compulsions violentes du fait de l'hypoglycémie qui en résulte. Pour eux, toutes les conduites addictives en rapport avec le poids, leurs aspects comportementaux, psychologiques et pourquoi pas spirituels sont en rapport avec une réalité physiologique, le déséquilibre insulinique, qu'il suffit de corriger en contrôlant les apports en hydrates de carbone. Moins il y a d'insuline sécrétée, moins le gras est stocké et plus il est brûlé, d'où perte de poids.

En ce qui concerne les aliments à éviter, il suffit de reprendre à l'identique le régime Atkins. Les auteurs proposent toutefois une phase d'induction de deux semaines au cours de laquelle deux petits repas par jour sont dédiés au régime et un troisième considéré comme récompense. Les deux repas régimes comportent obligatoirement chacun, soit 100 à 120 grammes de viande, de poisson ou de volaille, soit 50 à 60 grammes de fromage, et l'équivalent de 2 tasses de légumes verts ou de salade verte. Le troisième repas permet de consommer tout ce que l'on veut sans limitation de quantité ; il peut être au choix le petit déjeuner, le déjeuner ou le dîner. Seule restriction, il doit être achevé en moins d'une heure. Les semaines suivantes reprennent le même schéma avec possibilité d'inclure une collation moitié moins importante qu'un repas régime mais soumise aux mêmes restrictions. Il est également indispensable de boire beaucoup d'eau. Le régime demeure sur le fond un régime Atkins, mais la forme change en ce que les glucides ne sont plus totalement proscrits. Ils ne peuvent toutefois être consommés qu'à un moment de la journée et durant un temps limité.

Les casseurs de sucre

Quelques années plus tard, un ancien chef d'entreprise, un chirurgien cardiothoracique, un endocrinologue et un gastro-entérologue, de La Nouvelle-Orléans s'associent pour publier à compte d'auteur *Sugar Busters*[23] qu'on pourrait traduire par l'expression « les casseurs de sucre ». L'ouvrage connaît un franc succès local, ce qui, en 1998, conduit un éditeur à en assurer une diffusion plus large. Le slogan résume la méthode : couper le sucre pour éliminer le gras ! Un repas trop riche en glucides fait monter la glycémie, ce qui oblige le pancréas à sécréter de l'insuline en grande quantité et facilite le stockage de la graisse. En revanche, un repas riche en protéines et pauvre en glucides entraînera, selon les auteurs, une sécrétion de glucagon, hormone permettant de mobiliser les graisses mises en réserve. Les auteurs promettent la forme, l'énergie retrouvée, un taux de cholestérol au plancher et le traitement assuré du diabète et des autres maladies métaboliques. On ne compte plus les calories, on ne pèse plus les aliments ; on se contente de raisonner par portions. L'exercice physique n'est pas une obligation, aussi ce régime convient-il également aux adeptes de la sédentarité. Sur le fond, là encore, rien de nouveau : légumes riches en fibres, légumineuses, viande maigre, poisson et fruits, vin rouge si l'on veut. Si l'on doit cuisiner avec des matières grasses, il convient d'utiliser une huile riche en acides gras mono- et polyinsaturés, et pauvre en saturés. Trois repas quotidiens sont prévus et les portions sont de taille raisonnable. Les extra consistent en un fruit ou en quelques noix. Le fruit doit toujours être consommé seul et de préférence une demi-heure avant un repas.

Les aliments suivants peuvent être consommés sans restriction : le bœuf maigre, le porc maigre, les volailles, le gibier, le poisson et les coquillages ; les produits laitiers et le fromage, les haricots, les lentilles, les pois, les artichauts, les asperges, les aubergines, les brocolis, le céleri, les champignons, le chou, les choux de Bruxelles, le concombre, les courgettes, les épinards, la laitue, les oignons, les tomates, les abricots, les cerises, les citrons, les framboises, les kiwis, les mandarines, le melon, les oranges, le pamplemousse, les poires, les pommes.

Les aliments suivants ne doivent jamais être consommés : les carottes, le maïs, les bananes mûres, le pain blanc, les pâtes, le riz, les pommes de terre, la bière, le bacon, le poulet frit.

En fait, question confort, il s'agit d'un sous-régime Atkins, à ceci près que les portions sont restreintes au lieu d'être à volonté, le choix des aliments également, les viandes sont choisies maigres. Le glissement se fait progressivement vers un régime à la fois hyperprotidique et hypocalorique. Ce pauvre Banting aurait encore protesté !

Séparer le bon gras du mauvais

En 1999, une femme, médecin endocrinologue et interniste, Diana Scharzbein[24], propose à son tour son interprétation du régime *low carb*, en faisant une distinction entre le bon gras et le mauvais, comme d'autres avant elle. Le régime est riche en protéines et en lipides, mais tout ce qui est sucré y compris les édulcorants, tout ce qui est industriel ou raffiné, le sel, l'alcool et la caféine, est proscrit. Pour le Dr Scharzbein, l'insulinorésistance est à l'origine de la prise de poids, aussi faut-il réduire au départ et de manière drastique la consommation d'aliments glucidiques (céréales, fruits, certains légumes et tous les produits laitiers allégés) – c'est la phase curative. L'autre phase, la phase d'entretien, sitôt la perte de poids souhaitée obtenue, permet de réintroduire progressivement quelques glucides complexes. Le retour à la première phase s'impose aussitôt que le poids remonte. Il s'agit d'un régime avant tout destiné à des patients présentant un diabète non insulinodépendant et qui n'entraîne pas une perte de poids aussi spectaculaire et rapide que bien d'autres régimes hyperlipidiques. L'auteur insiste sur le fait que le régime est aussi destiné à procurer une meilleure santé et qualité de vie et qu'il doit être poursuivi à vie.

La même année *The Go-Diet*[25] s'appuie comme les autres

méthodes sur le principe de limitation des apports en glucides, de quantités normales de protéines, d'apports importants en graisses monoinsaturées avec le moins possible de saturées et enfin beaucoup de fibres. Le régime est différent des autres dans son aspect prévention et santé. Il comporte trois phases :

— une phase courte, trois jours, de réduction des apports en glucides à 50 grammes par jour exclusivement sous forme de glucides complexes (légumineuses ou céréales complètes) ;

— une phase de rééquilibrage avec introduction d'aliments riches en graisses monoinsaturées (type huile d'olive), et limitation des graisses saturées apportées par les viandes grasses ;

— puis une phase définitive, à vie, pendant laquelle le travail portera sur l'enrichissement en fibres (légumes verts entre autres).

En fait, le régime Goldberg-O'Mara conduit à manger selon les recommandations de la plupart des programmes actuels de nutrition des grands organismes de santé, avec une petite différence, qui n'est pas innocente, le régime définitif demeure hypoglucidique.

The Fat Flush Plan[26] d'Anne Louise Gittleman a la même ambition, avec les mêmes exigences de graisses insaturées et de fibres, mais beaucoup plus de sévérité dans les interdits : pas d'aliments à saveur sucrée, pas de boissons alcoolisées, pas de beurre, pas de margarine, aucune huile sauf de l'huile à base de graines de lin, pas de produits céréaliers, pas de féculents, pas de produits laitiers, pas d'édulcorants, pas de boissons light, pas de café, pas de condiments. Une fois le poids perdu, les produits laitiers et les légumineuses sont réintroduits progressivement.

Life without Bread[27] – la vie sans pain – et *Eat Fat Get Thin*[28] – mangez gras, mincissez –, tous les deux sortis en 2000, prônent un retour à l'idéal hyperlipidique : tout est consommable à volonté y compris les fruits, mais pas les autres sources de glucides. Pour le premier, la tolérance glucidique est de 72 grammes par jour, pour le second 60 grammes. Chacun de se poser la question : pourquoi pas 93 grammes ou 68 ?

Un antidépresseur au programme

Avec le Dr Ezrin et sa méthode *Your Fat Can Make you Thin*[29] – votre gras peut vous faire mincir –, le régime prend un tour de plus en plus scientifique sous son triple aspect, l'insulinorésistance, la dépense énergétique et la sérotoninémie. Rappelons que la sérotonine est un élément déterminant de la satiété, de la détente, de la sérénité. Elle est devenue incontournable avec les antidépresseurs dans le vent, que sont le Prozac®, le Zoloft® ou le Seropram®, médicaments qui empêchent la sérotonine sitôt libérée de se transformer en un produit inactif. Son effet ainsi prolongé permet une plus grande sédation chez la personne anxieuse, de même chez certains une diminution de l'appétit.

Pour l'auteur il s'agit de ramener les sécrétions d'insuline et de sérotonine à leurs justes niveaux. Diminuer l'insulinémie revient à modifier son alimentation dans le sens de moins d'hydrates de carbone et de moins de calories, mais également pratiquer une activité physique régulière. Augmenter la production de sérotonine est possible grâce à l'utilisation d'un antidépresseur à petites doses, la Trazodone[30] (c'est-à-dire dix fois moins que la dose antidépressive, de l'ordre de 25 à 50 milligrammes par jour au lieu de 500 milligrammes). L'activité physique est quotidienne, marche à pied pour commencer, puis jogging ou vélo ou gymnastique aérobic en salle. Les apports alimentaires sont ramenés à 1 000 kilocalories par jour et les hydrates de carbone limités à 40 grammes par jour et obtenus à partir d'aliments glucidiques complexes. Il est également impératif de boire 1,5 litre d'eau par jour.

The South Beach Diet[31], du cardiologue Arthur Agatson, fait dans l'emphatique et reprend comme les autres les principes du régime Atkins, mais, se défend-il, en prenant en compte l'index glycémique des aliments. Quoi qu'il en soit, la première phase de deux semaines ne comporte aucun glucide, pas même des fruits. La théorie est simple pour ne pas dire simpliste : il existe en chacun de nous un commutateur qui, lorsqu'il est ouvert, fait que tout ce qui est absorbé est transformé en graisse. Quand le commutateur est fermé, il n'y a plus de prise de poids mais au contraire transformation en énergie. Conclusion : la phase 1 du régime ferme le commutateur... (*sic dixit*). La suite est commune à tous les régimes de ce type. Il faut réintroduire les glucides avec prudence et parcimonie, en évitant tous ceux dont l'index glycémique est trop élevé. Quand le poids revient, retour à la phase 1.

Insuline : une confusion entre la cause et l'effet

En fin de compte, les régimes hyperlipidiques ont perdu leur âme en se faisant *low carb*. Atkins est certainement le dernier représentant orthodoxe. Ses pâles successeurs n'ont fait qu'essayer de se mettre à l'abri de la critique, souvent justifiée, de l'autorité médicale, en reprenant à leur compte les notions contemporaines d'équilibre alimentaire et en noyant le poisson derrière des considérations qui impressionnent le profane mais font sourire le professionnel. La vérité, c'est que les auteurs de régimes à succès sont rarement des professionnels. Ils sautent souvent un peu rapidement jusqu'aux conclusions, celles qui les arrangent, en oubliant le contexte dans lequel se situent les faits qui ont donné lieu à la théorie. Le résultat en est presque toujours un décalage entre des explications convaincantes, et même pertinentes, et une méthode étonnamment semblable, à quelques détails près, à quelques dizaines d'autres. La confusion entre la cause et l'effet est également une constante de ces démarches pseudo-scientifiques. Lorsqu'il est question d'insulinorésistance il faut bien comprendre qu'elle n'est pas la cause de la prise de poids, contrairement à ce qui est trop souvent affirmé, mais la conséquence du surpoids et de l'augmentation de la masse grasse. Elle s'accompagne presque toujours d'une augmentation de la quantité de graisse viscérale mais souvent également d'une glycémie supérieure à la normale, d'une élévation des triglycérides, d'une augmentation de la tension artérielle, d'un index de masse corporelle supérieur à 30 et constitue ce qu'on appelle le syndrome polymétabolique, dont le seul traitement est la perte de poids. L'insulinorésistance disparaît avec la diminution de la graisse abdominale.

Il est vrai que les sucres simples sont à l'origine de bien des compulsions alimentaires, en raison de l'hyperinsulinisme qu'ils génèrent chez certaines personnes plus émotives ou neurotoniques que les autres. On comprend qu'il faille, pendant un temps au moins, en déconseiller la consommation. Mais pourquoi s'en prendre aux sucres complexes (féculents, céréales, légumineuses) ? Les théories relatives à la sérotonine évoquées plus haut ne sont pas en faveur de la suppression de tous les hydrates de carbone, puisque ce sont les glucides qui, justement, sont à l'origine d'une sécrétion plus importante de cette sérotonine. Et les médicaments qui agissent au niveau de la recapture de la sérotonine n'ont pas fait la preuve de leur efficacité en terme de satiété. Il faut admettre que les régimes récents ne sont pas plus convaincants que leurs prédécesseurs et sans doute moins confortables à suivre, pour ne pas dire moins efficaces. Tous, en tout cas, conduisent à manger différemment et moins, ce qui est la raison la plus vraisemblable de leur efficacité lorsqu'elle est avérée.

Pourquoi ça marche ?

Reste le régime Atkins dans la pure lignée des Harvey-Banting, Pennington, Taller, et autres, qui, celui-là, marche... du moins si l'on s'en tient au poids perdu sur la balance. Pourquoi marche-t-il ? Que peut-on objectivement lui reprocher ? Est-il aussi dangereux que certains l'ont affirmé ?

Levons d'abord un mystère, celui de cette sentence sibylline censée tout expliquer : « Les lipides sont brûlés au feu des hydrates de carbone. » On imagine un feu de bois sur lequel seraient mises à griller des saucisses toutes dégoulinantes de graisse. L'auteur de la formule appartient sans doute à cette génération de chercheurs pétris d'humanités qui savaient encore résumer d'une phrase évocatrice une grande théorie scientifique. Mais qu'apporte-t-elle aux régimes hyperlipidiques ? Car, s'il faut du sucre pour brûler du gras, pourquoi s'en passer ? En fait, les lipides brûlent quand les glucides ont cessé de brûler, d'où l'idée de supprimer les glucides de la ration alimentaire pour se débarrasser d'un excédent disgracieux.

La chaudière, le creuset d'où sort l'énergie, est un petit élément de la cellule, appelé mitochondrie dans lequel le charbon, l'acéthyl-CoA provenant du glucose ou des acides gras, est englouti. S'il y a trop de sucre, donc trop d'acéthyl-CoA, ce dernier est transformé en acides gras puis en triglycérides, alors que l'énergie nécessaire à la synthèse est elle-même fournie par le sucre. S'il y a, au contraire, un déficit d'apport en sucre ou glucose, ce sont les acides gras qui vont fournir l'énergie à leur tour. Mais s'il y a trop d'acides gras, comme dans le cas d'une alimentation hyperlipidique, le système est dépassé et tout le gras non brûlé est stocké dans l'adipocyte. Il est donc faux d'affirmer que l'on puisse absorber des quantités considérables de gras sans augmenter le panicule adipeux. On ne maigrit pas en mangeant des rillettes. Alors pourquoi maigrit-on malgré tout avec le régime Atkins ?

Il existe d'abord une fuite d'eau due à la nécessité d'évacuer dans les urines les corps cétoniques. Cette déshydratation peut atteindre 4 à 5 litres la première semaine, ce qui fait autant de kilos perdus sur la bascule. La perte hydrique va rarement au-delà – heureusement, dirons-nous. Le poids ensuite perdu a bien quelque chose à voir avec l'excès alimentaire lipidique mais pas au sens où Atkins l'entendait. Il existe un facteur limitant qu'on appelle la vidange gastrique. Le sphincter pylorique, qui contrôle le passage des aliments de l'estomac vers l'intestin, en régule le débit en fonction de leur composition. Plus c'est sucré, plus ça va vite et plus c'est facilement absorbé par les cellules de l'intestin. Plus c'est gras, plus ça ralentit. La présence de lipides dans le bol alimentaire est un facteur limitant et, pour une part, la présence de protéines également. Ce qui veut dire que, au-delà d'une certaine quantité de gras et de protéines, la digestion devient de plus en plus lente et difficile, et le sentiment d'inconfort s'accroît à mesure que les aliments lipido-protidiques s'accumulent dans l'estomac. La sensation de réplétion est vite atteinte et durable. Ce qui fait que, la fois suivante, le candidat au régime hyperlipidique diminue ses apports, mais comme il ne peut consommer que des aliments lipidiques, il est de plus en plus vite rassasié et, pour certains, écœuré. L'installation d'une discrète cétose incite encore plus le candidat à diminuer ses rations. Après trois semaines de régime, les apports énergétiques moyens quotidiens dépassent rarement 1 500 kilocalories, même chez des personnes qui avaient plutôt bon appétit.

Qui dit manger moins dit perdre du poids...

Les régimes hyperlipidiques seraient donc réellement efficaces, car, après tout, qu'importe l'astuce utilisée, nous dirons le « pieux » mensonge dont la vérité scientifique fait les frais, si le résultat est au bout du compte.

Efficace à quel prix ?

La stabilisation du poids est difficile, car la réintroduction progressive des glucides, du moins des glucides complexes, conduit presque toujours à une remontée du poids. D'abord, l'eau perdue en excès revient, car il existe un équilibre entre l'eau et la masse grasse résiduelle, et le glycogène, sucre de réserve, stocke de l'eau. Ensuite, le retour des glucides s'effectue sans réel changement des apports en protéines et en lipides, qui demeurent ceux dont l'habitude a été prise lors du régime. Et l'appétit revient. Il faudrait en fait évoluer vers une alimentation normoprotidique, légèrement hypolipidique et plutôt hyperglucidique, ce qui, compte tenu de la valeur énergétique plus faible des glucides, conduirait à une alimentation normocalorique et rassasiante. Des études ont montré que des apports plus importants de glucides permettaient de mieux stabiliser et plus durablement le poids[32]. C'est dans une certaine mesure la démarche de *The Go-Diet* – mais est-ce encore un régime hyperlipidique ? Il est clair que le régime Atkins ne prépare pas à ce type d'équilibre. « La Nouvelle Révolution diététique » n'apprend rien ; pis, elle affirme : hors d'elle point de salut. Elle est une voie de garage dont il est difficile pour ne pas dire impossible de ressortir.

Le régime, quelles que soient ses phases, n'encourage pas, quand il ne l'interdit pas, la consommation de légumineuses, de produits céréaliers, de fruits et de légumes verts, en tout cas jamais suffisamment pour pourvoir aux ANC, apports nutritionnels conseillés, en éléments minéraux, en fibres, et en vitamine C. Atkins recommandait même dans ses dernières moutures, commerce oblige, la consommation régulière de compléments alimentaires.

La cétose et son haleine fleurie, qui selon Atkins et les autres, traduisent le bon fonctionnement du régime, ont fait l'objet des critiques les plus acerbes, avec sans doute un peu de mauvaise foi. Car il ne s'agit pas de l'acidocétose du diabétique qui met sa vie en danger, avec une baisse du pH sanguin, c'est-à-dire une acidification, ni de celle qui accompagne le jeûne[33] qui traduit, outre la combustion des acides gras, une fonte musculaire importante. Ici, l'alimentation est pluriquotidienne, les apports en protéines assurés et, s'il y a modification du pH du sang, elle est mineure et compensée. Il s'agit en fait d'une situation physiologique dont l'organisme a l'habitude. S'il doit y avoir un risque, ii est plutôt dans le travail excédentaire demandé au foie, siège de la transformation, et au rein, l'appareil excréteur, d'où la nécessité de boire beaucoup d'eau. Il faut donc considérer la cétose comme une étape physiologique sans risque réel dans la mesure où elle n'est pas appelée à durer des années.

Le plus grand risque demeure l'absorption massive d'acides gras saturés et d'aliments riches en cholestérol, ce qui est difficilement évitable sauf à remettre en cause le principe de consommation d'aliments lipidiques à volonté. Des apports excessifs en cholestérol alimentaire sont à l'origine d'une saturation du système d'incorporation à la bile, qui conduit à des calculs vésiculaires. Le cas est bien connu des ablations de la vésicule, ou cholécystectomies, pratiquées sur des femmes de plus de quarante ans, habituées du régime Atkins. Une ablation de la vésicule, c'est ennuyeux mais pas nécessairement catastrophique ; le risque cardio-vasculaire pose, lui, un problème vital. Compte tenu de la diminution constatée des apports énergétiques au fil des jours, il est évident que la part des lipides saturés par rapport aux insaturés devient beaucoup plus importante. L'équilibre HDL-CT, la fraction protectrice, et LDL-CT, la fraction athérogène, se trouve déplacé dans le sens d'un dépôt de cholestérol sur la paroi artérielle. Plus que la quantité de lipides absorbée sur la journée, ce qui compte, c'est l'élévation brutale de la lipémie, ou teneur en lipides du sang après les repas recommandés dans ces régimes. Or on connaît aujourd'hui l'effet délétère d'une augmentation de la lipémie sur le système cardio-vasculaire. Soyons toutefois honnête, une personne qui n'a pas de problèmes de cholestérol, qui n'a pas d'antécédents familiaux de dyslipoprotéinémie (anomalie du profil lipidique) n'aura sans doute pas de problèmes de ce genre avec le régime Atkins, surtout si elle ne le pratique que quelques mois. Mais cardiaques s'abstenir !

Autrement dit, ce n'est pas le régime des jeunes de sept à soixante-dix-sept ans, bon pour toutes et tous, comme aurait voulu nous en persuader son promoteur. Il n'est bon ni pour les femmes enceintes, ni pour les diabétiques insulinodépendants, ni pour les personnes qui ont de l'acide urique ou de la goutte, ou des antécédents d'hépatite, ou des problèmes de calculs de la vésicule biliaire, du cholestérol ou des antécédents familiaux d'athérome, des problèmes cardiaques, de l'hypertension artérielle.

Atkins est-il pour vous ?

Atkins ou pas Atkins ? S'il s'agit de faire un régime hyperlipidique, il ne faut pas hésiter, le régime Atkins est certainement le produit le plus abouti et le plus conforme à la méthode originelle. Si vous avez bon appétit, de la volonté, mais que la seule idée de peser ou de compter les calories des aliments suffit à vous dissuader de tout effort, que vous ne voulez surtout pas avoir faim, ce régime vous donnera satisfaction. Vous n'aimez pas trop les crudités, le sucre n'est pas votre affaire, vous avez le goût plutôt salé, vous ne courez pas après les féculents, vous aimez le gras, les sauces, le fromage, la charcuterie ? Vous avez trouvé votre régime. C'est vrai qu'il est fatigant, le rendement musculaire est moins bon et, si l'on souhaite pratiquer malgré tout une activité physique, celle-ci est vite épuisante, mais il n'est pas très difficile à suivre. Au restaurant, il suffit d'éliminer le pain, les garnitures et les accompagnements, d'oublier les desserts et de savourer le cas échéant un bon verre de vin. C'est vrai, il n'est pas forcément bon marché, mais le paradis a un prix et la perte de poids est assurée !

Gros, attention ! Ne vous racontez pas d'histoires ! Vous allez peut-être faire une bêtise... C'est un régime efficace mais qui demande des précautions. Il peut être bon pour quelqu'un en parfaite santé qui souhaite perdre du poids, mais il doit être conscient que, une fois le poids perdu, il lui faudra revoir son alimentation et s'acheter une conduite...

Dans tous les cas, il est indispensable que vous consultiez votre médecin pour établir un bilan de santé préalable et ensuite un médecin nutritionniste ou un(e) diététicien(ne) pour vous conseiller et surtout, le cas échéant, vous aider après.

IX

Les régimes hyperprotidiques ou maigrir en brûlant plus

En dehors de ces notions simples, mais fondamentales, tout le reste est de la (mauvaise) littérature.

Albert François Creff

Les régimes hyperprotidiques sont différents des régimes hyperprotéinés ou diètes protéiques. Les premiers font appel aux aliments riches en protéines, essentiellement viandes, volailles, poissons, laitages maigres, tandis que les seconds impliquent la consommation en lieu et place des repas, de sachets de poudre de protéines ou encore de substituts protéinés. Les régimes hyperprotidiques, au contraire des diètes protéinées, peuvent ménager une place plus ou moins importante aux glucides, sous certaines conditions. Dans tous les cas, les corps gras sont réduits à ceux contenus dans les aliments protidiques, choisis maigres, et à quelques ajouts bien contrôlés – pour éviter notamment les problèmes de sécheresse de peau. Pour simplifier, nous dirons que le régime hyperprotidique de base est un régime de type Pennington-Taller sans les lipides – l'argument est le même : ce qui est permis l'est à volonté.

La bonne réputation des protéines

Les tenants d'une consommation à volonté d'aliments protidiques, sous réserve que les graisses soient limitées de manière drastique et que les sucres soient réduits au minimum, justifient leur prescription par le fait que l'organisme doit dépenser plus pour dissocier les protéines apportées par l'alimentation qu'il n'est nécessaire pour des aliments lipidiques ou glucidiques. Il existe donc une dépense énergétique imputable aux protéines qui, répétée à chaque repas, constitue un prélèvement suffisant pour entraîner une perte de poids. Ainsi les protéines ont-elles la réputation de faire « brûler » plus.

Le deuxième argument est que les protéines ne peuvent pas se transformer en graisse dans l'organisme, donc il n'y a pas de limite à leur absorption autre que le rassasiement. L'excédent est éliminé sous forme de déchets azotés dans les urines. En contrepartie il faut boire suffisamment d'eau pour assurer une diurèse efficace et éviter la formation de calculs rénaux.

Le dernier argument est l'argument sécuritaire qui veut que des apports massifs en protéines mettent à l'abri des risques de fonte musculaire. Nous verrons que cela n'est vrai que sous certaines conditions.

Le régime hyperprotidique nourrissait l'athlète de l'Antiquité, qui mangeait la chair et buvait le sang de l'animal dont il absorbait ainsi la puissance. Sa première expression moderne est sans doute celle que Félix von Niemeyer lui a donnée en proposant de remplacer les viandes grasses du régime de Banting par des maigres. On se souvient que cela n'avait pas été du goût de notre fabricant de cercueils. Par ailleurs, les régimes *low carb* actuels, ex-hyperlipidiques, tendent de plus en plus à ressembler à des régimes hyperprotidiques, tant leurs promoteurs veulent se dédouaner de l'opprobre dans lequel sont tenus les lipides, responsables de maladie athéromateuse. Le régime des « casseurs de sucre » en est l'exemple récent.

Apollinaire Bouchardat : l'inventeur

En Europe et plus particulièrement en France les premiers grands diabétologues sont à l'origine des régimes riches en protéines. Claude Bernard avait souligné l'intérêt d'une alimentation exclusivement grasse dans le traitement du diabète, ce qui avait donné l'idée à Harvey de prescrire un régime semblable à Banting avec le succès que l'on sait. Mais Apollinaire Bouchardat (1809-1886)[1] estime qu'un régime trop riche en graisses risque de fatiguer le sujet au lieu de traiter son diabète, aussi propose-t-il un régime qui est, en quelque sorte, l'ancêtre des régimes hyperprotidiques contemporains.

À cette époque le diabète était considéré comme une production excessive et anormale de sucre par le foie, qu'il fallait donc soulager. Ce n'est qu'en 1890 que Oskar Minkowski et Joseph Van Mering mettront en évidence le rôle du pancréas. Bouchardat propose 5 repas par jour composés uniquement d'1/4 de litre de lait, d'1 œuf et de légumes verts, par cures de vingt jours, le temps nécessaire, selon lui, pour normaliser la glycosurie. Le régime est très efficace et il remarque que, de surcroît, ses patients maigrissent. Rien d'étonnant quand les apports énergétiques ne dépassent pas 1 200 kilocalories par jour ! Ce type de traitement alimentaire a cependant été abandonné car souvent mal supporté et surtout très carencé. Mais l'idée est restée que les protéines étaient associées à la perte de poids.

Il faut attendre les années 1960 aux États-Unis pour que les régimes riches en protéines et pauvres en lipides soient définitivement attachés au traitement de l'obésité. C'est le Dr Irwin Maxwell Stillman qui ouvre la voie avec son ouvrage, *The Doctor's Quick Weight Loss Diet*[2], qu'on pourrait traduire par « perdez vite du poids avec votre médecin ». Dès les premières pages, il donne le ton : « Rien d'autre n'est permis dans ce régime, rien ! Ne mangez ou ne buvez rien qui ne soit inscrit sur la liste suivante ! »

Le Dr Stillman a pratiqué la médecine pendant près de cinquante ans à Brooklyn. Sa carrière a été tout à fait honorable. Il a fréquenté les meilleurs centres médicaux, comme interniste au Coney Island Hospital, comme consultant au Harbor Hospital et comme formateur au Long Island College Hospital. Il a été membre de sociétés savantes comme l'American College of Angiology ou l'American Geriatric Society. Son régime est le prototype des régimes hyperprotéinés.

Mangez tout ce que vous voulez, recommande-t-il, parmi les aliments autorisés jusqu'à ce que votre appétit soit satisfait. Si vous mangez pour satisfaire votre appétit, mais que vous ne soyez pas rempli et que vous ayez encore faim avant le prochain repas, mangez à nouveau, mais seulement les aliments répertoriés. En fait, il vaudrait mieux que vous fassiez six petits repas par jour plutôt que trois gros comme c'est généralement le cas, Mais limitez-vous à la vaste liste des aliments riches en protéines :

— les viandes maigres, en retirant tout le gras possible : bœuf, agneau, veau ; à consommer grillées, bouillies, au four ou au barbecue ; pas de beurre, ni de margarine, ni d'huile, ou n'importe quelle autre source de gras tant à la cuisson qu'à la consommation ;

— le poulet et la dinde sans la peau ; grillés, bouillis, ou au four, sans beurre, sans margarine, sans huile ou matières grasses de toutes sortes ;

— les poissons maigres comme le flétan, le haddock, la morue, la perche ; les fruits de mer : crevettes, pétoncles, homard, huîtres, clams, crabe ; pas de beurre, ni de margarine, ni d'huile, ou n'importe quelle autre source de gras tant à la préparation qu'en accompagnement ;

— les œufs de préférence bien cuits, sans beurre, ni margarine, ni huile, ni quelque autre source de matières grasses ;

— les fromages blancs et les yaourts maigres ;

— les épices, les aromates et les condiments, y compris le Tabasco et le ketchup, mais aucune sauce d'accompagnement à base de crème ou d'huile ;

— toujours boire au moins 8 grands verres d'eau par jour. C'est absolument indispensable. Le thé ou le café doivent être consommés nature. Les édulcorants sont seuls autorisés pour sucrer. Les boissons light et l'eau de Vichy sont autorisées sans restriction ;

— il est recommandé de prendre chaque jour une pilule de vitamines et de minéraux.

Suivent les mises en garde et les justifications du Dr Stillman : « Si vous n'observez pas les instructions et que vous consommiez des glucides ou de l'alcool, vous cesserez de brûler efficacement vos graisses de réserve. Un seul extra, une bouchée de crème glacée par exemple, et tout s'arrête pour un jour ou deux.

« Vous perdrez plus de poids et plus vite avec le régime *Quick Loss Diet* si vous mangez pour satisfaire le besoin de manger plutôt que pour le plaisir ou l'envie.

« Le régime est pratiquement sans résidus. Il est fréquent que vous n'alliez pas à la selle durant quelques jours, car ce n'est pas nécessaire. Il ne faut pas s'en inquiéter. Le cas échéant, un peu de vitamine C ou de magnésium peut vous aider.

« Les corps cétoniques ne sont pas des cendres : ils sont les résidus d'une combustion incomplète des corps gras ; ils sont au gras ce que le charbon est au bois et peuvent être utilisés comme carburant par l'organisme. Chacun possède un système régulateur le préservant d'une acidocétose. »

Les six repas du Dr Stillman

— Petit déjeuner : 2 œufs, 10 centilitres de jus d'orange pressée, 50 grammes de cottage cheese ou 100 grammes de fromage blanc maigre, café noir ou thé nature

— Vers 10 heures : 50 grammes de cottage cheese ou 100 grammes de fromage blanc maigre, café noir ou thé nature, ou boisson sans calories

— Déjeuner : 1 œuf coque et 1 tranche de jambon

— Vers 17 heures : *idem* 10 heures

— Dîner : 120 grammes de steak haché, 50 grammes de cottage cheese ou 100 grammes de fromage blanc maigre, 1 demi-pamplemousse

— Souper : 1 assiette de soupe de crustacés avec 6 crevettes, 150 grammes de poulet rôti ou 2 côtes d'agneau, des épinards, 50 grammes de cottage cheese ou 100 grammes de fromage blanc maigre, 1 meringue au citron sans sucre.

— Avant de se coucher : 1 verre de lait écrémé, 2 petits biscuits secs.

Il ne s'agit que de suggestion car, en fait, il n'y a pas de limitation sur les quantités de viandes maigres ni de fromage blanc maigre.

Un bilan calorique en peau de chagrin

Au commencement du régime, les apports énergétiques moyens quotidiens se situent aux alentours de 950 kilocalories. Mais le bilan calorique est appelé à diminuer comme une peau de chagrin au cours des semaines, en raison de la cétose et de l'effet satiétogène qui en résulte. Il se stabilise autours de 600 à 700 kilocalories au bout de cinq à six semaines. Les apports en calories glucidiques et lipidiques sont équivalents, autour de 20 à 25 %. Les calories lipidiques proviennent de la graisse contenue dans les viandes maigres, mais ils peuvent diminuer encore en éliminant les viandes et les volailles pour ne consommer que des poissons maigres et des fruits de mer. Les apports en calories protidiques s'envolent vers des sommets de 50 % et plus mais en proportion des apports énergétiques totaux uniquement. En proportion du poids de la personne, à supposer qu'elle pèse 90 kilos, ils diminuent progressivement de 1,20 gramme à 0,80 gramme par kilo, et moins si le régime se prolonge au-delà de huit semaines. S'agissant des vitamines, les ANC ne sont couverts que pour la vitamine C (à peine), grâce au jus d'orange pressée, et, selon les choix de viandes, pour la vitamine B2 et la vitamine B12. Les ANC en éléments minéraux ne sont pas couverts, en particulier le magnésium et le fer. Les apports en fibres sont dérisoires, autour de 3,5 grammes contre 25 grammes conseillés). Les apports en acides gras polyinsaturés sont symboliques : 15 à 20 % seulement des ANC.

La stabilisation se fait comme pour tous les régimes *low fat-low carb*, en réintroduisant progressivement un peu de corps gras, de préférence une huile riche en acides gras mono- et polyinsaturés, 2 ou 3 portions moyennes de féculents par semaine, un peu de fromage un jour sur deux, un peu de pain et 1 ou 2 fruits frais par jour. La reprise de poids implique le retour immédiat au régime de base, le temps qu'il faut.

Des résultats spectaculaires ?

Certains font état de pertes de poids de plus de 10 kilos en un mois de régime.

Qu'est-ce qui est réellement perdu ? Si l'on prend comme référence un régime ouvertement hypocalorique, une perte de 500 à 800 grammes de graisse par semaine est vraisemblable, soit 2 à 3,2 kilos sur un mois. La déshydratation due à la cétose est de l'ordre de 4 ou 5 litres d'eau. Le reste est la conséquence d'une fonte de la masse maigre, donc du muscle. Et c'est le cas pour tout régime qui ne fait pas une part suffisante aux glucides. Ici, il n'y en a pas du tout, et les acides aminés glucoformateurs, ceux dont la transformation va permettre d'apporter du glucose au cerveau, sont quotidiennement sollicités. Donc la présence des protéines est un alibi ; il s'agit d'un régime spoliateur de la masse maigre. Ce qui signifie une stabilisation difficile pour ne pas dire impossible. Si l'on ajoute à cela les carences vitamino-minérales associées, la prédominance des graisses saturées, le contexte fortement hypocalorique, ce n'est pas un régime à suivre plus de quelques semaines, mais il peut être un encouragement à le prolonger avec quelque chose de plus équilibré.

The Doctor's Quick Loss Diet a fait à lui seul près de vingt millions d'adeptes, en particulier aux États-Unis et en Grande-Bretagne. Il sera beaucoup copié, et la plupart des régimes qui se placeront dans le créneau n'en seront pas fondamentalement différents. Si le Dr Stillman n'a pas subi les attaques violentes de l'institution médicale comme Taller avant lui ou Atkins après, c'est parce que son régime a toujours limité les apports en corps gras, se protégeant ainsi des foudres de l'American Heart Society, du moins à l'époque. Ironie du sort, il est mort en 1975 d'une crise cardiaque...

L'Europe n'est pas en reste, mais avance avec prudence

En Suisse, le régime selon le PSMF, *Protein Sparing Modified Fast*[3], ou « jeûne modifié avec épargne protéique » est expérimenté dès 1977 avec quelques succès par l'équipe de l'unité de diététique du centre hospitalier universitaire vaudois de Lausanne[4]. On y retrouve tous les ingrédients à peu de chose près du régime Stillman en plus restrictif.

Sont permis tous les aliments riches en protéines : viandes maigres, poissons maigres, volailles maigres, gibiers, abats, crustacés, coquillages, laitages à 0 % de matières grasses, mais à consommer à concurrence des apports en protéines nécessaires et suffisants. Ces derniers sont fixés à 1,20 gramme par kilo de poids idéal pour une femme et 1,40 gramme pour un homme. Le poids idéal est celui qu'il est souhaitable d'atteindre après concertation entre le médecin et le patient. Pour un homme qui pèserait 100 kilos et dont le poids idéal serait fixé à 80 kilos, il faut un apport quotidien de 80 grammes de protéines, soit par exemple 400 grammes de viande ou de poisson ou 1 kilogramme de fromage blanc maigre, ou plus simplement 200 grammes de viande et 500 grammes de fromage blanc maigre.

Les légumes verts sont permis à volonté à l'exception de ceux qui sont trop sucrés, comme les carottes et les betteraves.

Les lipides d'ajout sont très sérieusement limités : pas plus de 20 grammes par jour sous forme d'huile et/ou de beurre, soit par exemple 1 cuillerée à soupe d'huile et une petite plaquette de beurre (12,5 gramme).

Il n'y a aucun hydrate de carbone qu'il soit complexe ou simple – même les fruits sont exclus. Il faut boire au moins 1,5 litre d'eau par jour, faire au moins 3 repas par jour, plus si possible et à heures régulières.

Le régime est obligatoirement accompagné de compléments vitaminiques et minéraux, en particulier de potassium (350 milligrammes à 1 gramme par jour), les besoins étant augmentés par l'apport en protéines.

Une activité physique quotidienne d'intensité moyenne et d'une durée minimum d'une demi-heure, marche, bicyclette, natation, est fortement recommandée.

L'acétonurie sera vérifiée le matin au réveil et le soir avant le dîner à l'aide de comprimés réactifs type Acétest®.

Lorsque le poids choisi est atteint, le régime est progressivement élargi aux glucides qui sont réintroduits jusqu'à la quantité qui permet de ne pas reprendre de poids.

Fonte musculaire ou non ?

L'argument est une insulinémie basse du fait de l'absence de glucides, d'où une utilisation à des fins énergétiques des lipides endogènes. Celle-ci s'accompagne d'une fabrication plus importante par le foie de corps cétoniques. Ces derniers remplacent en partie le glucose consommé par le cerveau et maintiennent en l'état les fonctions cérébrales. Ils empêchent la dégradation des protéines du muscle et des viscères et diminuent rapidement la sensation de faim. Selon ses promoteurs, la méthode est plus sûre qu'un régime hypocalorique, même équilibré, qui ne permet pas de conserver un bilan azoté positif et entraîne une fonte musculaire.

Le régime est malgré tout fortement hypocalorique. Il s'agit d'un *low carb* dur. Si l'on s'en tient aux exigences en termes d'apports protéiques, aux très faibles apports en lipides, l'absence de glucides hormis le lactose des produits laitiers et le peu d'hydrates de carbone digestibles des légumes verts, les apports énergétiques totaux quotidiens ne dépassent pas 850 à 900 kilocalories. Les protéines participent à 50 % des apports énergétiques, les lipides à 30 % et les glucides à 20 %. Les apports en acides gras essentiels n'excèdent pas 11 % des ANC. Une consommation importante de légumes verts permet des apports vitaminiques et minéraux d'au moins la moitié des ANC, mais n'évite pas une nécessaire complémentation.

Il est peu probable que ce régime puisse permettre une stabilisation du poids car, sitôt la cétose disparue, la faim revient, et la monotonie imposée par des choix alimentaires restreints ne prépare pas à la diversité ultérieure nécessaire à l'équilibre. L'expérience a toutefois le mérite d'être conduite sous surveillance médicale stricte et de pouvoir prévenir les défaillances cardiaques qui ont souvent accompagné les régimes hyperprotidiques trop stricts.

Efficace à long terme : le régime du Pr Creff

En France et dans le même temps, le Pr Albert-François Creff est un des premiers à mettre au point un régime hyperprotidique efficace qui permette une stabilisation relativement aisée. Son ouvrage, *Les Kilos de trop*[5], retrace une expérience conduite à l'hôpital Saint-Michel à Paris dans le service de physiologie et de nutrition du sport qui étend au grand public les techniques propres aux pratiquants d'une activité physique et sportive. Ce qui est bon pour quelqu'un à la recherche de la performance et de l'excellence physique le sera pour Mme et M. Tout-le-Monde. C'est cette philosophie qui donnera au régime hyperprotidique une assurance santé que Stillman n'a pas su ou eu le temps de lui donner.

Le savoir-faire de Creff en matière de nutrition est grand, et l'application de ses standards[6] à l'alimentation des membres de l'équipe de France aux Olympiades de 1964 à Tokyo, avec le succès que l'on sait, a prouvé sa compétence en la matière[7]. Sa consultation hospitalière et celle de ses collaborateurs ont permis de vérifier le bien-fondé d'un régime hyperprotidique aménagé.

La quadrature du cercle

Le vrai problème n'est pas dans la présence ou non de lipides – on sait qu'il en faut un peu et sans doute un peu plus que n'en apportent des viandes ou des poissons maigres. C'est la place des glucides qui demeure le grand point d'interrogation. Creff n'est convaincu ni par le régime type Pennington-Taller, hyperlipidique-hypoglucidique, ni par la diète protéinée hypolipidique-hypoglucidique. Il s'agit de résoudre un problème qui évoque la quadrature du cercle. D'un côté, les apports énergétiques, de l'autre la nécessité de contenir la sécrétion d'insuline. Des apports caloriques trop importants, comme dans le régime hyperlipidique à ses débuts, n'entraînent pas de fonte de la masse grasse. Mais s'ils sont insuffisants, et quels que soient les apports protéiques, il est difficile d'empêcher les acides aminés glucoformateurs d'être sollicités. Tant qu'il existe une sécrétion d'insuline, il ne peut pas y avoir d'utilisation des acides gras à des fins énergétiques et, s'il y a des glucides, il y a nécessairement une sécrétion d'insuline. Mais s'il n'y a pas de glucides, une fonte protidique est inévitable.

Sur le plan physiologique, le glucose est au cœur de toutes les voies métaboliques. C'est lui qui fournit le carburant préférentiel de la cellule, qu'elle soit nerveuse ou musculaire. Le muscle peut s'accommoder d'une carence en glucose mais pas le cerveau. La fabrication de glucose à partir des protéines, la néoglucogenèse survient vite pour peu qu'on ne fasse pas de petit déjeuner et, à plus forte raison, si l'alimentation est pauvre en hydrates de carbone. À l'opposé, trop de glucides conduit à une saturation du cycle de Krebs – entité biochimique, terme de la transformation du glucose en énergie, qui se traduit par une dérivation vers l'hélice de Wakil-Lynen, voie de transformation en acides gras puis en triglycérides, forme de stockage dans le tissu adipeux. Cette mise en réserve est facilitée par un apport d'énergie depuis une voie annexe de transformation du glucose, la voie des pentoses-phosphates, qui est activée chaque fois qu'il y a pléthore de glucides ou que l'on saute un repas.

L'évolution a ainsi doté les mammifères, notamment l'homme, d'un système de distribution des nutriments dans l'organisme très perfectionné et tellement efficace que, pour des raisons de préservation, les réactions de stockage sont souvent prédominantes. Cela en particulier chez le sujet sédentaire. Or il s'agit bien ici de déterminer pour des personnes peu actives un apport de glucides optimal pour les fonctions cérébrales mais qui ne fasse pas fonctionner la lipogenèse. Chez le sportif, et en particulier le sportif d'endurance, les glucides vont constituer jusqu'à 70 % des AETQ une veille de compétition, sans qu'il soit question de prendre un gramme de poids en plus. Mais chez la personne en surpoids, qui bouge peu, et dont le goût est souvent sucré, les glucides en excès vont alimenter les réserves grasses.

L'idée de Creff est de proposer en première intention une pratique quotidienne d'un exercice physique peu intense mais suffisamment prolongé pour mobiliser les acides gras à des fins énergétiques. Par exemple marcher d'un bon pas mais pas plus car, au-delà d'une certaine fréquence cardiaque, les lipides cessent d'être le carburant énergétique au profit d'autres substrats qui ne nécessitent pas d'oxygène pour être brûlés. Et pendant une heure si possible – il faut au moins une demi-heure à quarante minutes à une personne peu entraînée pour brûler son sucre de réserve, le glycogène, et avoir une insulinémie basse, condition nécessaire à l'accès à la réserve lipidique. Cette solution n'est malheureusement pas la plus rapide ; elle est efficace mais propre à décourager les meilleures intentions du fait de la lenteur de ses résultats. L'exercice physique est sans doute le meilleur moyen de ne pas prendre de poids, mais pas le meilleur pour en perdre vite. De plus, les personnes obèses ont souvent du mal à se déplacer. Beaucoup éprouvent à l'égard de leur corps une sensation de rejet. Elles n'osent pas le montrer et encore moins l'exhiber dans le cadre d'une activité sportive. Il ne faut donc pas mettre la charrue avant les bœufs ; il est préférable de prescrire la pilule de sport en second lieu, ce qui renvoie au régime et à sa problématique glucidique.

Tout comme pour l'établissement des standards alimentaires, c'est le tâtonnement et la compilation des meilleurs résultats en fonction d'apports glucidiques donnés qui conduiront Creff à proposer des quantités comprises entre 50 et 100 grammes d'équivalent glucose[8] par jour en fonction du gabarit de la personne. Ces apports sont suffisants pour satisfaire les besoins physiologiques, mais ne sont pas assez importants pour empêcher la mobilisation des acides gras. Comme tout régime pauvre en hydrates de carbone, il est cétosique, mais il épargne la masse maigre pour peu que les apports énergétiques ne soient pas inférieurs à 1 000 kilocalories par jour. Il est hypoglucidique mais pas aglucidique et cela justifie qu'il soit également hypolipidique en raison de la présence d'un peu de glucose qui contre-indique la présence de graisses en plus grande quantité sauf à vouloir les mettre en réserve. Il est riche en fibres et les boissons alcoolisées sont interdites.

Dans la pratique, le régime se présente sous la forme de recommandations hygiéno-diététiques et de trois listes d'aliments, ceux qui sont permis à volonté, ceux qui le sont en quantité limitée mais obligatoire, ceux qui sont simplement interdits[9].

Les recommandations pratiques

— Faire 4 à 5 repas par jour, petit déjeuner, déjeuner, goûter, dîner et une petite collation à 10 heures du matin si le petit déjeuner est pris avant 7 heures. Nous avons vu, en particulier chez l'obèse, que, quand l'alimentation est déstructurée et que l'intervalle de temps entre deux prises alimentaires dans la journée excède 4 à 5 heures, la tendance est toujours à la prise de poids.

— Manger peu salé, c'est-à-dire saler un peu à la cuisson mais pas dans l'assiette. Le sel augmente l'appétence pour les aliments et conduit donc à manger plus et de meilleur appétit. Ce n'est pas à encourager lorsque l'on suit un régime amincissant.

— Toujours boire au moins 1,5 litre d'eau de préférence non gazeuse (l'eau gazeuse est salée), ou de thé, ou café léger, ou tisane, infusion... en dehors des repas.

— Ne pas boire pendant les repas ; boire avant de se mettre à table si l'on veut, mais attendre une demi-heure après pour boire de nouveau. Cela pour ne pas diluer les sécrétions gastriques et diminuer leur efficacité, et pour ne pas dilater outre mesure l'estomac. La dilatation est un signe de réplétion ; plus on dilate l'estomac et plus il faut le remplir pour se sentir rassasié.

— Cuisiner rigoureusement sans matières grasses (poêle à revêtement antiadhésif, four à micro-ondes, gril, barbecue, autocuiseur, papillote, etc.). Les graisses cuites constituent autant de calories cachées et augmentent la densité énergétique au détriment de la densité nutritionnelle.

— Manger lentement en mastiquant bien ; c'est le moyen d'être rassasié par des quantités moindres que si l'on avale par grosses bouchées pressées.

— Attention aux extra ! Ils coûtent cher. Un « bon repas » en famille, le dimanche, suffit à annuler les efforts de la semaine.

Trois listes d'aliments

1. Les aliments permis à volonté

Ils sont riches en protéines et, pour certains, en fibres, en vitamines et minéraux, pauvres en lipides et en glucides ; ils ne peuvent donc se transformer en graisse dans l'organisme :

— toutes les viandes, dégraissées, sauf la charcuterie ;

— toutes les volailles, sauf l'oie et le canard domestique, sans la peau ;

— tous les poissons frais ou au naturel, sauf les poissons à l'huile ;

— tous les crustacés ;

— tous les coquillages ;

— tous les abats ;

— tous les gibiers non faisandés ;

— tous les laitages à 0 % de matières grasses et nature, fromages blancs, yaourts et lait écrémé (liquide ou en poudre) ;

— les édulcorants (type Canderel®) ;

— tous les légumes verts : asperges, aubergines, blettes, céleris-branche, champignons, choux, choux-fleurs, choux de Bruxelles, cœurs de palmier, concombres, courges, courgettes, endives, épinards, fenouil, haricots verts, oseille, poireaux, poivrons, radis, soja ;

— les légumes suivants peuvent être consommés mais en quantité raisonnable du fait d'une teneur en glucides plus élevée : artichauts, betteraves rouges, carottes, céleri rave, navets, tomates, oignons, petits pois extra-fins, potiron, salsifis ;

— toutes les crudités et salades : assaisonnées à l'huile de paraffine, au vinaigre ou au citron ;

— tous les bouillons de légumes sans pomme de terre, sans vermicelles, sans tapioca ;

— les épices faibles, les aromates et les condiments ;

— le café, le thé, les infusions, les eaux minérales non gazeuses et peu minéralisées (Charrier, Évian, Vittel, Vittel Grande Source, Volvic), et l'eau du robinet.

2. Les aliments permis en quantité limitée et obligatoire

Les aliments permis en quantité limitée et obligatoire pour un homme :

— huile : 1 cuillerée à soupe par jour
— beurre : 15 grammes par jour
— fromage : 30 grammes 1 jour sur 2
— jambon dégraissé : 5 tranches par semaine
— œufs : 7 par semaine
— pommes de terre : 200 grammes 1 jour sur 2
— fruits : 400 grammes par jour
— biscottes ordinaires : 4 par jour
— sucre n° 4 : 2 par jour

Les aliments permis en quantité limitée et obligatoire pour une femme :

— huile : 1 cuillerée à soupe par jour
— beurre : 10 grammes par jour
— fromage : 0
— jambon dégraissé : 3 tranches par semaine
— œufs : 5 par semaine
— pommes de terre : 0
— fruits : 300 grammes par jour
— biscottes ordinaires : 2 par jour
— sucre n° 4 : 1 par jour.

Les quantités proposées ici le sont pour des personnes peu actives ayant une dizaine de kilos à perdre. Elles sont attribuées en fonction du sexe et en respectant des apports de glucides compris entre 50 et 100 grammes. Toutefois, Creff distingue quatre catégories de patients en surpoids :

— entre 1 et 10 kilos à perdre ;
— entre 11 et 20 kilos de trop ;
— entre 21 et 30 kilos excédentaires ;
— au-delà.

Plus la personne a de poids à perdre et plus le régime est libéral en ce qui concerne les aliments en quantités limitées. À mesure que le poids diminue, et par tranches de 10 kilos, le régime devient plus restrictif.

3. Les aliments interdits (sauf exceptions mentionnées ci-dessus)

– bouillons de viande et de poisson, potages aux pommes de terre ou aux pâtes ;
— graisses, margarines, huiles, fritures, sauces, ragoûts, mayonnaise, béarnaise ;
— gibier faisandé, charcuterie, conserves de viande ou de poisson (sauf au naturel) ;
— porc gras, mouton gras, oie, canard d'élevage, agneau gras ;
— poissons gras : anguille, murène, lamproie ;
— féculents : pois, haricots secs, lentilles, fèves, pois chiches, pois cassés ;
— farineux : pâtes, riz, pommes de terre, topinambours, toutes les sortes de pains, les biscottes, les crackers, les corn flakes ;
— les sucreries, confitures, gelées, sirops, chocolat, miel, bonbons, pâtisseries, entremets ;
— les crèmes ;
— les glaces et les sorbets (sauf sorbets « maison » avec édulcorant) ;
— fromage, petits-suisses, lait entier liquide ou en poudre ;
— les fruits secs : dattes, raisins secs, figues sèches, abricots secs, pruneaux ;
— les fruits oléagineux : noix, noisettes, cacahuètes, amandes, noix de cajou, pistaches, pignons, olives, avocats ;
— les alcools et les boissons alcoolisées ; apéritifs, digestifs, vins, bières, cidre ;
— les jus de fruits.

Le régime tel qu'il était prescrit à l'hôpital Saint-Michel s'accompagnait de conseils pratiques, pour les assaisonnements en particulier :

— les vinaigrettes sont faites avec de l'huile de paraffine, du vinaigre, des fines herbes, des condiments et de l'œuf dur haché ;

— la recette de mayonnaise : 300 grammes de fromage blanc maigre, 1 œuf dur haché, un peu de moutarde, et cornichons hachés pour sauce « tartare », ou blanc d'œuf battu pour sauce « mousseline » ;

— sauce yaourt pour les crudités : 1 yaourt 0 % de matières grasses, sel, poivre, fines herbes et jus de citron ;

— sauce au lait écrémé : du lait écrémé bouillant jeté sur un œuf battu pour faire « crème anglaise ».

Un vrai programme de stabilisation

Une fois l'objectif poids atteint, il est nécessaire de stabiliser. Contrairement à Stillman, Creff propose un vrai programme de réintroduction des aliments avec des priorités et des quantités précises. Il répond ainsi à l'objection faite à la plupart des régimes tant hyperlipidiques qu'hyperprotéinés : comment fait-on après ?

En pratique, sur une période de deux mois et par période de sept jours : les cuissons se font toujours sans matières grasses.

— Première semaine : régime de base + 1 fruit au choix par jour.

— Deuxième semaine : régime de la première semaine + 1 cuillerée à soupe d'huile d'olive par jour.

— Troisième semaine : régime de la deuxième semaine + 2 pommes de terre en robe des champs par semaine.

— Quatrième semaine : régime de la troisième semaine + 1 portion de pâtes (60 grammes en poids cru) par semaine.

— Cinquième semaine : régime de la quatrième semaine + 1 portion de riz (60 grammes en poids cru) par semaine.

— Sixième semaine : régime de la cinquième semaine + 1 verre de vin par jour (facultatif).

— Septième semaine : régime de la sixième semaine + 30 grammes de fromage par jour.

— Huitième semaine : régime de la septième semaine + rajouter du pain pour faire 100 grammes par jour + 2 morceaux de sucre n° 4 supplémentaires.

Il convient de se peser au début de chaque nouvelle semaine et ne pas dépasser de plus de 500 grammes le poids de la première semaine. Dans le cas contraire, il faut retourner au régime de la semaine précédente, et ainsi de suite jusqu'à ce que le poids soit redescendu en dessous des 500 grammes excédentaires, puis à nouveau remonter les échelons.

Selon la rapidité ou non de la perte de poids, la période de stabilisation est plus ou moins longue. Creff a remarqué que plus la personne a perdu vite et moins elle parvient à se stabiliser efficacement. Pour lui, elle n'a pas vécu suffisamment longtemps sa guérison, il conseille donc une période de rééquilibrage alimentaire de trois mois au lieu de deux.

Dès lors que le poids demeure stable après que tout a été réintroduit, le régime d'entretien est surtout un régime de comportement alimentaire. Il est indispensable de faire au moins quatre prises alimentaires par jour et de ne pas grignoter entre. Le petit déjeuner doit être suffisamment copieux pour ne pas avoir faim avant l'heure du déjeuner. Il faut manger à sa faim et, surtout, manger avant d'avoir faim, donc ne pas laisser un intervalle de temps trop important entre les repas, d'où la nécessité de respecter les collations, qui sont, aussi, le meilleur moyen d'éviter les grignotements sucrés. Boire demeure un impératif, au moins 1 litre à 1,5 litre d'eau par jour.

Ces règles de bonne conduite posées, il convient de s'assurer que l'alimentation est équilibrée, autrement dit qu'elle ne comporte pas de carences. Creff propose une formulation originale destinée à permettre à chacun, même s'il n'est pas diététicien, de s'assurer que son alimentation est correcte. C'est le 421-GPL. Les trois chiffres, inspirés du jeu de dés bien connu, correspondent à des portions. Il n'est plus question de grammages mais de quantités propres à chacun, sachant qu'une portion est par nature la quantité moyenne consommée en un seul service par une majorité d'individus. Comme il y a plusieurs portions de catégories alimentaires différentes et que toutes les catégories doivent être présentes au cours d'un repas, on ne peut trop manger d'une en particulier sous peine d'en exclure une autre pour de simples raisons d'appétit. C'est le pari qui est fait. GPL n'est pas l'abréviation de gaz de pétrole liquide, mais plus simplement de glucides, protéines et lipides, étant entendu qu'il s'agit ici des aliments et non des nutriments.

Il faut donc réunir au cours d'un même repas quatre portions d'aliments glucidiques, deux portions d'aliments protidiques, une portion d'aliments lipidiques ou plutôt deux demi-portions, graisses animales saturées contre graisses végétales insaturées.

En pratique

Dans la pratique le décompte se fait de la manière suivante :

• 4G ou 4 portions d'aliment glucidiques :

— légumes verts en crudités ou fruits frais, pour la vitamine C et les éléments minéraux ;

— légumes verts cuits ou fruits cuits, pour les fibres (Creff crée le néologisme « cuidité ») ;

— un féculent ou un farineux (pommes de terre, produits céréaliers ou légumineuses, pain, apports indispensables en sucres complexes d'absorption lente, vitamines du groupe B et magnésium ;

— un aliment sucré (pâtisserie, confiture, entremets) ;

• 2P ou 2 portions d'aliments protidiques :

— produits lactés (fromages, lait, fromages blancs et yaourts) pour le calcium, la vitamine D, et les protéines de bonne valeur biologique ;

— les produits de la pêche ou de la boucherie (viande, poisson, volaille, gibier, abats, crustacés, coquillages, œufs), pour les acides aminés essentiels et le fer.

• 1L ou 2 demi-portions de lipides animaux et végétaux :

— 1/2 portion de corps gras animaux (beurre, viande grasse, charcuterie) pour la vitamine A ;

— 1/2 portion de corps gras végétaux (huiles et margarines) pour la vitamine E et les acides gras essentiels.

Selon cette formule, un repas équilibré et diversifié peut correspondre à ce tableau :

G	P	L	Aliments
1		1/2	Endives en salade (crudités + corps gras végétal)
	1		Steak haché (protéine)
1		1/2	Épinards à la crème (crudité + corps gras animal)
1			pain complet (féculent)
1	1		Fromage blanc à la confiture (protéine calcique et sucre simple)
4	**2**	**1**	**Repas équilibré**

Une telle répartition donne la certitude que tous les apports nécessaires en vitamines, éléments minéraux, acides aminés indispensables, acides gras essentiels sont assurés. Il s'agit d'un modèle à vocation pédagogique, destiné aux personnes ayant été en surpoids et désirant mieux manger, et aussi – surtout –, à l'ensemble de la population dans le cadre d'une sensibilisation aux risques alimentaires, notamment d'obésité. Il est l'ancêtre du PNNS[10], mais un ancêtre un peu compliqué pour un enseignement de masse et qui sera beaucoup critiqué. La notion de portion, en particulier, paraît trop vague pour les compteurs de calories. La lecture au niveau des aliments lipido-protidiques ou lipido-glucidiques n'est pas toujours simple. Une charcuterie grasse doit-elle être comptée comme une portion de protéines (P) et une demi-portion de lipides animaux (L) ? ou une pâtisserie comme une portion de glucides (G) et une demi-portion de lipides végétaux (L) ? Le 421-GPL n'a jamais été tout à fait clair sur ce point. Le petit déjeuner doit-il répondre au même impératif de répartition ou peut-on le coupler avec la collation ? Il s'agit d'un équilibre à réaliser sur un repas à sept composantes, alors qu'aujourd'hui la tendance est plutôt à conseiller des repas à quatre ou cinq composantes et bien souvent un équilibre des apports sur une semaine plutôt que sur une journée, à plus forte raison sur un repas. Peut-on considérer également qu'un apport de sucres simples d'absorption rapide est nécessaire à l'équilibre alimentaire ? Ou s'agit-il d'une concession au goût d'une époque ? Sans doute le 421-GPL est-il plus un outil de travail efficace pour un professionnel de la nutrition qu'un moyen facile de construire soi-même sa ration alimentaire lorsqu'on est profane en la matière.

Creff est conscient qu'une des causes de rechute après un régime demeure l'incapacité de nombreux obèses à se prendre en main. Le régime est subi, plutôt qu'accepté. Il devient triste et monotone, aussi lorsque la perte de poids souhaitée est atteinte, la personne retourne-t-elle très vite à ses anciennes habitudes alimentaires, d'où reprise. L'idée de Creff est d'inciter les patients au régime à apprendre à « faire de la bonne cuisine » pour manger à leur faim sans avoir mauvaise conscience. Sa devise est : gastronomiser la diététique. « ... Une nouvelle cuisine française est née, écrit-il, qui, nous l'espérons, continuera à faire évoluer la cuisine traditionnelle hors des concepts hautement glucido-lipidiques de la fin du XIXe siècle...[11] » Vœu pieux d'un homme qui n'imaginait pas la prochaine invasion du système MacDo. Notons que, dans son esprit, le bien-manger est tout de même diététique avant que d'être gastronomique. C'est peut-être là que le bât blesse, au point qu'on voit des obèses faire effectivement la cuisine, une cuisine glucido-lipidique et peu diététique pour les autres, comme un exorcisme, tout en conservant pour eux une cuisine maigre et peu sucrée. Il est décidément difficile de mélanger les genres.

Bouger, en groupe et seul

Autres causes de rechute, le stress et, au-delà, les névroses induites ou préexistantes. Le domaine est vaste, du simple rejet du corps à l'angoisse existentielle, états pour lesquels il ne peut être apporté de solution univoque. Creff propose plusieurs techniques selon que le sujet est simplement stressé ou entré dans la catégorie des anxio-dépressifs pour lesquels la nourriture est une bouée de sauvetage. Les méthodes retenues s'inspirent soit du hata-yoga et du contrôle de la respiration par des asanas ou postures appropriés, soit de la sophrologie ou de ce qu'il appelle la relaxation dynamique, fortement inspirée du training autogène de Schultz[12]. La mimothérapie fait également partie des techniques utilisées. Cette dernière est destinée à intégrer la nouvelle représentation du corps, celle du corps mince de l'après-régime. Le mime, en décomposant les mouvements, fait prendre conscience de la nouvelle dimension de la personne dans l'espace environnant. Ces méthodes sont appliquées en séances collectives car, quelles que soient les réticences individuelles préalables, la dynamique de groupe est un élément de réussite. Chacun y est l'image réfléchie de l'autre, facteur d'intégration et d'acceptation de soi.

Creff aborde en douceur le problème de l'activité physique chez l'obèse. Il suggère de commencer par des disciplines ludiques comme la danse moderne ou la natation, qui permettent une réconciliation avec le corps par le contact avec l'eau et la libération de la pesanteur. Une activité sportive régulière, en effet, n'est que rarement accessible d'emblée à une personne dont le surpoids est important, tant pour des raisons de contraintes mécaniques – le poids sur les articulations –, que pour des raisons de tempérament, la sédentarité étant devenue une seconde nature. Cependant, la dépense physique a une importance stratégique considérable dans la phase de conservation de l'acquis du régime. Psychologiquement, le surpoids devient inacceptable dès lors qu'on adhère à une pratique sportive régulière. Physiologiquement, le sport bien compris, en endurance douce, prolongée et répétée, marche à pied tous les jours et d'un bon pas par exemple, permet de brûler efficacement les acides gras en excès. Socialement, cette activité physique apporte le facteur de tolérance nécessaire et suffisant à une vie conviviale. On peut affronter quelques dîners gastronomiques sans avoir le sentiment d'une épée de Damoclès suspendue au-dessus de sa tête. Les activités « recommandables » incluent la bicyclette et le ski de fond. Le jogging n'en fait pas partie, trop contraignant sur le plan cardiaque et articulaire. La gymnastique, au contraire, présente l'avantage de faire fonctionner harmonieusement tous les muscles, leur redonne le tonus oublié et contribue efficacement au remodelage de la silhouette. Chacun l'aura compris, il faut une activité sportive douce, mais qui ne ferme pas la porte à des activités ultérieures plus intenses.

Un humaniste

Albert-François Creff quitte malheureusement la scène un peu tôt, à la fin des années 1980, emporté par un cancer de l'estomac – encore une ironie du sort, il avait commencé sa carrière médicale comme gastro-entérologue. Il laisse en matière de diététique et de nutrition une œuvre majeure, une somme de connaissances mais aussi une œuvre humaniste où l'homme n'est jamais considéré comme un objet d'étude mais comme une fin en soi. Au contraire des Atkins et Shelton, il n'a jamais recherché l'effet facile ni la gloire des médias ; il a d'abord été un médecin et un honnête homme au sens du Grand Siècle. Il est sans doute, avec le Pr Jean Trémolière, un des deux fondateurs de la diététique française moderne. Son approche des problèmes pondéraux est avant tout pratique, ce qui l'a exposé aux critiques acerbes des théoriciens des grands services hospitaliers, pour qui la description froide et distante du cas clinique l'emporte sur la réalité humaine. C'est pourtant cette réalité humaine qui fait de chacun, en particulier en matière d'obésité, un être à part entière et non une entité abstraite identifiable par son matricule. Creff a fait école. Sa philosophie de la nutrition, inspirée de la *dieta* hippocratique, et ses enseignements ont été poursuivis par ses disciples « creffiens » qui, au travers de modèles pédagogiques plus actuels[13], font toujours référence au 421-GPL, premier système réellement moderne d'éducation nutritionnelle. Un diplôme universitaire du sportif Albert-A. Creff forme chaque année, au CHU de la Pitié-Salpêtrière, à Paris, une cinquantaine d'étudiants à l'approche nutritionnelle des sportifs selon les préceptes du maître.

« Entrez dans la zone ! »

Pendant ce temps, aux États-Unis, les régimes hyperlipidiques se sont faits *low carb* et l'étoile d'Atkins a pâli. Devenus plus sages, du moins en ce qui concerne les lipides, ils ressemblent de plus en plus à des régimes hyperprotidiques.

En 1995, Barry Sears, docteur en pharmacie et ancien chercheur au Massachusetts Institute of Technology, invente le concept de « zone[14] ». « Entrez dans la zone, nous exhorte l'auteur, vous perdrez définitivement les kilos en trop et gagnerez en espérance de vie ! » Ce que fera avec enthousiasme le show-bizz. Demi Moore, Sandra Bullock et Brad Pitt, notamment, seront les porte-drapeaux de la nouvelle et incontournable marotte hollywoodienne. Le succès est à l'image de l'Amérique, immense, au moins autant que celui d'Atkins ; à la suite des stars, des millions de personnes vont pénétrer dans la zone.

Vous vous demandez bien sûr : qu'est-ce que la zone ? Bel effet d'annonce pour un régime qui prend appui sur la physiologie ! Il s'agit d'un niveau d'équilibre, ni trop haut ni trop bas, où sont maintenues les sécrétions organiques dépendantes de l'alimentation, l'insuline et les eicosanoïdes[15], substances dérivées des acides gras essentiels. Le contrôle de l'insuline permet d'augmenter la fonte lipidique, de diminuer le risque cardio-vasculaire, d'améliorer les performances tant physiques qu'intellectuelles. Le contrôle des eicosanoïdes permet de réduire les processus inflammatoires, d'augmenter la fluidité sanguine, de prévenir l'installation d'une éventuelle maladie chronique et d'augmenter la performance physique.

Modéré en tout

L'auteur définit son régime comme un programme alimentaire d'apports modérés en tout, modérés en protéines, en graisses et en hydrates de carbone.

— Les aliments protidiques (viande, poisson, volaille, laitages...) sont choisis maigres, comme dans tout régime protidique et la portion conseillée à chaque repas ne doit pas excéder l'épaisseur et la surface de la paume de la main, environ 85 grammes pour les femmes et 115 grammes pour les hommes. Il faut en consommer à chaque repas. Les jaunes d'œufs sont exclus.

— Les glucides doivent être majoritairement représentés par des légumes verts, des légumineuses et des fruits. La taille des portions doit correspondre à deux fois celle des aliments protidiques. Les glucides à saveur sucrée sont exclus et les féculents comme les pommes de terre, le riz, les pâtes, le pain ne doivent être consommés qu'avec parcimonie, comme décoration. La majorité des corps gras présents l'est sous forme d'acides gras monoinsaturés d'huile de poisson, apportés par des compléments alimentaires.

Par rapport au *Protein Sparing Modified Fast* Suisse, la méthode est modérément hyperprotidique, normolipidique et hypoglucidique – soit : 30 % d'apports énergétiques protidiques,

30 % de lipidiques et 40 % de glucidiques. Son objectif est de maintenir un équilibre sécrétoire entre l'insuline, qui permet la mise en réserve des graisses, et le glucagon, libéré par le foie chaque fois qu'il existe un manque. Cet équilibre repose sur des apports alimentaires codifiés, ni trop ni trop peu, qui maintiennent l'insuline dans la « zone ».

Équilibre impossible ?

Tout paraît simple en théorie, mais dans la pratique la réalisation se révèle plus difficile. Il s'agit bien d'un équilibre à atteindre et de proportions à respecter. Or les aliments ne sont pas strictement constitués de protéines ou de glucides, ils sont le plus souvent un mélange de nutriments. Comment un profane en diététique peut-il s'y retrouver ? Faut-il qu'il apprenne par cœur la table des valeurs nutritionnelles des aliments et qu'il travaille ensuite à réaliser les combinaisons opportunes ? Pour pallier la difficulté, Sears propose ce qu'il appelle des « blocs d'aliments zone[16] », c'est-à-dire des associations quantifiées d'aliments sous forme de petites portions qui, comme les pierres d'un édifice, sont destinées à construire une alimentation « zone ».

Il s'agit de portions recettes qui renferment chacune une quantité standard de protéines, de lipides et de glucides ; leur nombre, au cours des repas ou des collations, est fonction de l'objectif poids retenu. En général, plus le poids initial est élevé et plus il est possible de consommer de blocs. Une femme élancée pesant 76 kilos pour une taille d'1,78 mètre, pourra disposer de 14 blocs pour la journée, soit 4 à chacun des principaux repas et 1 pour chaque collation. Une femme plus petite de 63,5 kilos pour 1,58 mètre aurait droit à 12 blocs. Ces informations et d'autres sont données par l'auteur sur le site Internet[17] de la zone. On y apprend également comment calculer son pourcentage de masse grasse, donc le nombre de kilos à perdre, et par conséquent le nombre de blocs autorisés pour atteindre l'objectif.

Les recettes de la zone

Dans la pratique, Sears propose plusieurs types de recettes, y compris des recettes végétariennes, en fonction des différentes prises alimentaires et leur valeur en blocs.

Exemple d'une journée à 1 200 kilocalories.

Petit déjeuner (3 blocs) :
— 6 blancs d'œufs en omelette accompagnés d'1/2 tasse d'épinards et de champignons sautés à la poêle avec 2 cuillerées à café d'huile d'olive
— 2/3 de tasse de farine d'avoine cuite saupoudrée de noix de muscade et de cannelle
— 1 tasse de fraises nature

Déjeuner (3 blocs) :
— 85 grammes de poulet grillé et salade verte
— 2 tasses de haricots verts nature
— 1 pomme

Collation de 17 heures (1 bloc) :
— 2 œufs durs sans les jaunes, farcis de purée de légumes

Dîner (3 blocs) :
— 140 grammes de saumon grillé
— 1 petite portion de laitue
— 4 tasses de légumes verts cuits à la vapeur
— 1 tasse de baies rouges

Collation de 23 heures (1 bloc) :
— 1 verre de vin rouge
— 30 grammes de fromage maigre

Pour faciliter les choses, il recommande de diviser l'assiette en trois portions égales, une d'aliments protidiques maigres comme du poulet et les deux autres de fruits et de légumes. Il suggère d'y ajouter un peu d'huile d'olive ou quelques cerneaux de noix pour les apports indispensables en acides gras monoinsaturés.

L'inventeur de la zone promet une perte de poids de 2 à 2,5 kilos au moins les deux premières semaines puis de 500 à 700 grammes par semaine ensuite.

Un emballage brillant

Il s'agit *a priori* d'un régime séduisant qui encourage la consommation de fibres et de « bon gras », à la fois des mono-insaturés et des polyinsaturés de type oméga-3. Nous dirions qu'il est même rassurant. Il permet de se débarrasser de mauvaises habitudes comme la consommation exagérée de frites, de sucreries et de chocolat. Mais il n'est pas facile à mettre en œuvre. Les recettes demandent une préparation, donc du temps. Le système de décompte par blocs est difficilement réalisable hors de chez soi. Il ne rassasie pas vraiment dans la mesure où il n'est pas cétogène. Comme il est avant tout hypocalorique, avec des apports de 1 000 à 1 200 kilocalories, il entraînera toujours, chez de gros mangeurs, une perte de poids rapide, du moins les premières semaines. Il est à craindre qu'il n'ait que peu d'effet pour des personnes mangeant et bougeant peu, ce qui est souvent le cas des femmes qui ont déjà fait de nombreux régimes. Et que fait-on, après ? Peut-on remanger des pommes de terre, des pâtes, des céréales, du fromage – autant d'aliments susceptibles de contribuer efficacement à la densité nutritionnelle de l'alimentation ? Non, si l'on s'en tient à la théorie. La zone est un territoire pour la vie...

L'impression est celle d'un emballage brillant avec un titre qui retient l'attention et fait appel à une élite. Rentrer dans la zone est le lot des initiés, ceux qui ont reçu communication du secret du poids et de l'éternelle jeunesse. Mais, sur le fond, le contenu est décevant pour ne pas dire médiocre. Pour beaucoup, il faut en attendre une petite perte de poids pour une reprise rapide.

« Se débarrasser du gras sans même le brûler »

The Protein Power[18], littéralement le pouvoir des protéines, en 1996, proposé par un couple de médecins généralistes, Michael et Mary Eades, est un programme de réduction pondérale qui se veut à mi-chemin entre un régime cétosique comme le régime Atkins et un régime hypocalorique normolipidique comme la zone. La principale différence réside dans le calcul des réductions caloriques nécessaires. Alors que chez Atkins il est possible de manger à volonté les aliments autorisés pour peu qu'il n'y ait pas de glucides, ici, les apports caloriques sont liés au besoin en protéines. Les auteurs le situent autours de 1,30 gramme par jour et par kilo de poids corporel. Mais selon que la personne est peu active ou au contraire très dynamique il peut varier de 1,10 gramme à 2,20 grammes. Ce qui veut dire qu'une personne très sédentaire aura des apports caloriques très bas, inférieurs à 1 000 kilocalories par jour. Il est recommandé d'ailleurs de prendre quotidiennement un complément vitaminique et 100 milligrammes de potassium.

De plus, tant que le poids pesé demeure 20 % au-dessus du poids de référence, les apports en hydrates de carbone sont limités à 30 grammes par jour. Dès qu'il passe en dessous de la barre des 20 % les apports en glucides sont élargis à 55 grammes par jour. Ce qui est peu dans les deux cas. Aussi le régime est-il forcément cétosique, du moins au début, ce que Michael Eades commente ainsi : « Tous les corps cétoniques éliminés dans les urines et que vous n'utilisez pas à des fins énergétiques font que vous vous débarrassez du gras sans même avoir besoin de le brûler. » Il s'agit d'un raccourci physiologique discutable. De même recommande-t-il de pratiquer pendant le régime une activité physique de type résistance et force plutôt qu'endurance. L'argument est que ce type d'effort entraîne une sécrétion d'hormone de croissance qui permet de brûler plus vite les graisses de réserve. En fait, pour brûler les corps gras, il faut de l'oxygène, donc un travail aérobie, ce qui n'est pas le cas des disciplines de force.

En pratique

Les aliments recommandés : toutes les viandes, bœuf, porc, poulet, dinde, gibier sauvage ; tous les poissons ; les fromages à teneur réduite en matières grasses (feta, mozzarella, cottage cheese), les œufs ; les légumes verts et apparentés (sauf les carottes) ; l'avocat (riche en lipides mais pauvre en glucides) ; le tofu.

Les aliments à consommer en petites quantités : les fruits, les produits laitiers et les légumineuses.

Les aliments à éviter : les produits céréaliers, le pain, le riz, les pâtes, les pommes de terre, le maïs, les bananes, les petits pois, le pop-corn, le miel, la confiture, le sucre, les sucreries, le chocolat et toutes les préparations à saveur sucrée.

Exemple de menu à 1 400 kilocalories destiné à une femme active pesant 65 kilos pour une taille de 1,58 mètre et souhaitant peser 56 kilos.

Petit déjeuner :
— 2 œufs pochés
— 1 petite tranche de pain grillé
— 1 cuillerée à café de beurre
— 30 grammes de saucisse de Francfort
— thé, café ou eau minérale à volonté

Déjeuner :
— sandwich au thon : 85 grammes de thon au naturel ; 1 cuillerée à café de moutarde forte ; 1/2 œuf dur ; 1 gros oignon ; quelques pickles ; 1 feuille de laitue ; 2 tranches de tomate ; 25 grammes de germes de soja ; 50 grammes de pain à pizza ; 1 cuillerée à dessert de graines de tournesol ; 1 cuillerée à dessert d'olives émincées
— thé, café ou eau minérale à volonté

Collation :
— 60 grammes de fromage de gouda
— 1 orange

Dîner :
— saumon grillé : 110 grammes de saumon grillé ; 1 cuillerée à café de beurre
— salade : 2 tasses de légumes verts mélangés ; 2 cuillerées à soupe de carottes râpées ; 2 cuillerées à soupe de radis émincés ; 2 cuillerées à soupe d'olives émincées ; 1/2 tomate
— 10 centilitres de vin blanc
Eau minérale à volonté

Les protéines participent pour 25 % aux apports énergétiques, les lipides pour 55 %, les glucides pour 16 % et l'alcool contenu dans le vin pour 4 %. Le régime apporte un peu plus de 85 grammes de protéines, soit 1,32 gramme par kilo de poids corporel, et un peu moins de 55 grammes de glucides.

Déséquilibre pérennisé

Les auteurs ne font pas état des pertes de poids attendues mais précisent que, si le poids ne descend pas, c'est que les apports en glucides sont encore trop élevés, en tout cas supérieurs à 60 grammes par jour conseillés. La stabilisation se fait en réintroduisant progressivement et prudemment les hydrates de carbone, en commençant par les aliments à index glycémique bas (riz complet, pâtes complètes, pommes de terre en robe des champs, fruits...). L'équilibre est réalisé lorsque le poids ne bouge plus et que les apports en glucides sont légèrement supérieurs à ceux en protéines. De fait, le régime définitif demeure hypoglucidique et pérennise le déséquilibre de la ration alimentaire au profit des lipides et au détriment des glucides.

Le régime focalise l'intérêt sur l'insuline et prend peu en compte les lipides dans le processus amincissant, avec le risque d'apports excessifs en acides gras saturés et en produits riches en cholestérol. Pour des rations de 1 000 kilocalories par jour ou moins, il est à craindre que la masse maigre ne soit sollicitée et que la faim ne soit au rendez-vous. Pour ce qui est de l'éducation alimentaire, les auteurs laissent planer le doute. L'impression générale est que ce sont les fruits et les féculents qui seraient à l'origine de l'obésité et des maladies cardio-vasculaires plutôt que les lipides. Il est certain que les affamés de fromage, d'œufs ou de viandes grasses y trouvent leur compte, mais à quel prix ?

Comment ne plus faire de régime ?

Julia Ross publie en 2000 *The Diet Cure*[19] dont la philosophie se résume à : Comment ne plus faire de régime ? et s'adresse à toutes celles et ceux qui ont déjà donné. L'auteur est directrice d'un établissement de soins qui traite des troubles du comportement alimentaire et des problèmes de poids. Elle est diplômée en psychologie et s'appuie sur une expérience clinique de plus de dix ans, au cours de laquelle elle s'est attachée à mettre en évidence les véritables causes de l'hyperphagie et du surpoids. L'un et l'autre, selon elle, entrent dans le cadre d'un déséquilibre biochimique induit par les régimes répétés, avec déséquilibres hormonaux, oscillations de la glycémie, troubles du comportement alimentaire, thyroïde paresseuse et déficit en acides gras essentiels. Elle propose de normaliser ces paramètres en huit étapes.

Un programme ambitieux

— Première étape : agir au niveau cérébral pour corriger le déséquilibre chimique à l'origine de l'anxiété, de la dépression et des conduites addictives.

— Deuxième étape : arrêter une fois pour toutes les régimes basses calories responsables des reprises de poids, des épisodes de boulimie et d'anorexie, des changements d'humeur fréquents, de la fatigue, d'une augmentation de la masse grasse et d'une diminution de la masse maigre, des carences en micronutriments.

— Troisième étape : stabiliser la glycémie pour éviter des problèmes cardiaques ultérieurs, une dyslipoprotéinémie[20], une humeur maussade, des fringales sucrées, un épuisement du système adrénergique, une hypoglycémie, un diabète.

— Quatrième étape : restaurer la fonction thyroïdienne cause d'un manque d'énergie, d'un gain de poids, d'une frilosité et d'un ralentissement du métabolisme.

— Cinquième étape : maîtriser les perturbations du comportement alimentaire, pour surmonter les envies irrésistibles, éviter les maux de tête, les indigestions, la constipation, les diarrhées, les gonflements et tous les problèmes digestifs associés.

— Sixième étape : retrouver un climat hormonal équilibré pour ne plus avoir de fringales, ne plus prendre de poids, limiter les effets pénibles de la ménopause et éviter un syndrome de l'ovaire polykystique[21], retrouver une sexualité harmonieuse.

— Septième étape : se débarrasser des fermentations intestinales entretenues par les fringales sucrées et responsables du gonflement et d'une perturbation du système immunitaire.

— Huitième étape : corriger les carences en acides gras essentiels, cause d'une appétence pour les nourritures riches et grasses, d'une prise de poids, d'un déficit œstrogénique, de troubles du sommeil.

Il s'agit d'un programme ambitieux mais qui doit être replacé dans son contexte. L'auteur ne fait qu'énumérer l'ensemble des perturbations observées chez beaucoup de personnes en surpoids et/ou adeptes des régimes à répétition. En général, ces perturbations rentrent dans l'ordre sitôt que le poids baisse et que, surtout, diminue la graisse viscérale responsable de ce que les nutritionnistes appellent le syndrome polymétabolique. L'excédent de masse grasse, en particulier au niveau abdominal, est à l'origine d'une insulinorésistance, c'est-à-dire d'une perte d'efficacité de l'insuline, d'où augmentation de la glycémie mais aussi des triglycérides, de la pression artérielle et du risque de thrombose. L'insulinorésistance s'accompagne d'un hyperinsulinisme, car la glycémie demeurant au-dessus de son seuil normal, le pancréas réagit en sécrétant plus d'insuline encore. Cette anomalie est à l'origine d'une faim sucrée qui conduit à se précipiter sur des sucreries sans jamais parvenir à en éteindre l'envie, d'où également les problèmes digestifs. Julia Ross, qui n'est pas médecin, fait ici un effet d'annonce qui n'apporte rien de nouveau au problème mais remplit tout de même huit chapitres de son livre.

Comme tous les promoteurs de régimes *low carb*, elle insiste avant tout sur la nécessité de réduire la consommation d'hydrates de carbone, mais ne s'attache pas à réduire les apports en lipides en affirmant que « les ennemis ne sont pas les graisses mais les glucides ».

Les acides aminés contre les compulsions sucrées

Sa véritable originalité réside dans l'usage thérapeutique qu'elle fait des acides aminés indispensables. Ils sont au nombre de neuf[22] sur les vingt représentés dans le corps humain, qui, parce qu'ils ne peuvent être synthétisés à partir des autres, doivent être impérativement apportés par l'alimentation. Des personnes ayant jusque-là suivi des régimes spoliateurs en protéines risquent fort de présenter des carences. D'où l'idée de l'auteur d'accompagner ses recommandations nutritionnelles de cocktails d'acides aminés indispensables, ou plutôt, prudence oblige, de suggérer aux adeptes de sa méthode de demander à leur médecin traitant de les leur prescrire. Le fait est que ce type de complémentation est souvent remarquablement efficace sur l'humeur et permet, en général, de réduire très sensiblement la fréquence des compulsions sucrées. La sérotonine, synthétisée à partir du tryptophane, est en effet un neuromédiateur extrêmement important impliqué dans les mécanismes de la satiété, entre autres.

Autre point fort, elle insiste sur la nécessité de consommer les bons acides gras, ceux apportés par les huiles végétales ou les huiles de poisson, les monoinsaturés et les oméga-3, et d'éviter les acides gras dits « trans » présents dans la plupart des préparations industrielles y compris dans les margarines. Ces acides gras ont subi par l'intermédiaire de procédés thermiques une modification de leur structure dans l'espace et ont acquis d'autres propriétés propices à des conditionnements industriels. Mais ils n'ont pas le même devenir digestif que leurs homologues dits « cis », les acides gras naturels, et sont considérés comme potentiellement dangereux pour la santé s'ils sont consommés en trop grande quantité[23]. Elle dresse une liste d'une cinquantaine de produits alimentaires largement diffusés aux États-Unis depuis les gâteaux secs jusqu'aux frites surgelées en passant par les crèmes glacées et les soupes instantanées.

Elle fait en outre dix recommandations :

1. ne pas sauter de repas et faire au moins 3 repas par jour ;
2. le petit déjeuner doit apporter au moins 25 % des calories de la journée ;
3. manger à sa faim ;
4. faire en sorte que chaque repas apporte au moins 20 grammes de protéines ;
5. consommer des légumes verts crus à volonté, au moins 4 tasses, avec les protéines ;
6. manger 1 fruit ou des légumes verts et des protéines pour les collations ;
7. consommer au moins 2 fruits par jour ;
8. ne consommer de féculents (riz, haricots ou maïs) qu'après avoir consommé les légumes verts, les protéines et les graisses et si la faim s'en fait encore sentir ;
9. vérifier que chaque repas comporte bien un « bon » gras (huile d'olive ou de colza) ;
10. cesser de compter les calories et de peser le gras.

Des repas simples à préparer

Petit déjeuner :
— 3 œufs brouillés avec des légumes verts
— 1 avocat vinaigrette (huile d'olive)
— 1 épi de maïs
— thé ou café

Déjeuner :
— 1 grande portion de salade verte vinaigrette (huile d'olive)
— 120 grammes de saumon grillé
— 1 bol de soupe de pois cassés

Collation :
— 1 fruit
— 1 morceau de fromage

Dîner :
— 3 tasses de légumes verts cuits
— fromage de feta
— 2 tasses de riz basmati

Ne pas oublier de boire de l'eau, au moins 1,5 litre par jour.

L'auteur n'insiste pas beaucoup sur l'activité physique au cours du régime, arguant qu'il s'agit d'un livre de nutrition et non pas de sport. C'est dommage dès lors que son objectif avoué est de faire retrouver une bonne santé après des années de galère passées dans les régimes. En fait, ce régime est-il aussi efficace sur le poids ? Il est quasi normocalorique, au début du moins, raisonnablement hyperprotidique, hyperlipidique et hypoglucidique. Comme il n'interdit rien franchement, il n'est pas certain que des gros mangeurs peu enclins à se priver puissent maigrir rapidement en le suivant. Sauf à ce que, la lassitude aidant, la faim et les portions diminuant, l'ordinaire devienne hypocalorique. L'idée de faire un régime santé est bonne, les conseils sont nombreux, mais ils ne sont pas différents des recommandations données par les organismes de santé ou encore de l'American Heart Association, si ce n'est qu'il met les glucides au placard. Le livre est plus un traité de médecine préventive qu'un ouvrage pratique pour maigrir.

Les hydrates de carbone innocentés

Un an après Julia Ross, Cheryle R. Hart et Mary Kay Grossman publient *The Insulin-Resistance Diet*[24] dans lequel il est encore et toujours question d'insuline, mais avec une approche différente. Cheryle Hart est médecin et fondatrice d'un centre d'amaigrissement à Washington[25]. Elle est également professeur à l'école de médecine de l'université de Washington. Elle a pratiqué la gynécologie et l'obstétrique à la Mayo Clinic de Rochester, dont elle est toujours professeur associé. Mary Kay Grossman est diététicienne et responsable de la nutrition dans l'établissement de Cheryle Hart. Leur discours diffère un peu de celui de leurs collègues partisans du *low carb* à tout prix. Cette fois, les hydrates de carbone sont innocents ! Ce ne sont plus eux en tant que tels qui sont la cause de la prise de poids mais leur consommation en trop grande quantité en un seul repas et en l'absence de protéines.

Les deux auteurs recommandent d'observer un rapport de 15 à 7 entre les glucides et les protéines. La quantité maximale d'hydrates de carbone consommables au cours d'un seul repas ou d'une collation est fixée à 30 grammes. Ceux-ci doivent donc être associés à 14 grammes de protéines, soit 150 grammes de pommes de terre et 70 grammes de viande, par exemple. Elles insistent particulièrement sur ce qui fait la singularité de leur méthode : « la fenêtre grasse des deux heures ». Si l'on consomme plus de 30 grammes de glucides en deux heures de temps, protéines ou pas, l'excédent est stocké sous forme de graisse. Les lipides ne sont plus tenus pour quantité négligeable ; ils doivent être limités et, pour cette raison, les aliments riches en protéines doivent être choisis maigres. Le lait et les haricots font partie de la liste des aliments riches en protéines mais par contre prudence avec la viande rouge : pas plus de 2 ou 3 portions par semaine.

En pratique

• Les aliments recommandés :

— les viandes blanches, le gibier, les abats, les volailles, le poisson, les crustacés, les coquillages, les fromages blancs et les yaourts maigres et nature, le lait écrémé, les légumineuses ;

— les légumes verts et apparentés (tomates, carottes, betteraves) ;

— les fruits ;

— les épices, les aromates et les condiments.

Ne pas oublier de boire de l'eau en quantité suffisante.

• Les aliments exclus : tous les glucides à saveur sucrée, les céréales sucrées, le pain blanc et le pain de mie.

• Cas particuliers :

— les pommes, les cerises, les pêches, les prunes, le pamplemousse ne nécessitent pas d'association avec les protéines, mais il faut respecter respecter un intervalle de consommation : pas plus de la moitié d'une tasse en volume toutes les deux à trois heures.

— les viandes rouges : ne pas en consommer plus de 2 à 3 portions par semaine ;

— prudence avec les olives, les avocats et l'huile.

Il est par ailleurs recommandé de consommer au moins :

— 2 fruits par jour ;

— 3 portions de légumes verts par jour ;

— 8 portions d'aliments protidiques dont 2 à 5 portions de produits laitiers.

Il est également possible de s'autoriser 2 ou 3 extra par semaine.

Exemple de menu pour une journée

Petit déjeuner :

— 1 œuf sur une tranche de pain grillé

— 1 yaourt maigre ou du lait avec des céréales

Déjeuner :

— bouillon de pot-au-feu avec 1 pomme de terre

— poulet grillé

— salade verte et vinaigrette huile d'olive
Collation :
— viande et fromage blanc maigre entre 2 toasts
Dîner :
— crudités variées et vinaigrette huile d'olive
— pâtes et boulettes de viande

Réalisable en toute circonstance

Il s'agit d'un régime en apparence débonnaire, original en théorie, sans interdits incontournables, donc *a priori* réalisable en toute circonstance et en tout lieu. Sauf qu'encore une fois, les valeurs nutritionnelles des aliments et leurs combinaisons possibles pour respecter le ratio protéines/glucides ne sont pas écrites sur les emballages. Les diabétiques, qui ont une solide culture diététique, y trouveront certes leur compte, mais les autres ? Les apports énergétiques varient dans des fourchettes allant de 20 à 30 % pour les protéines et les lipides, et par la force des choses entre 40 et 50 % pour les glucides. À supposer que quelqu'un sans contrainte d'emploi du temps consomme vraiment des glucides et des protéines toutes les deux à trois heures selon les recommandations des auteurs, quels seraient les effets sur le poids ? Envisageons 6 à 9 prises alimentaires sur une journée de 18 heures, soit :

— 30 grammes de glucides × 6 (ou 9) × 4 kilocalories = 720 kilocalories (ou 1 080 kilocalories) ;

— 14 grammes de protéines × 6 (ou 9) × 4 kilocalories = 336 kilocalories (ou 504 kilocalories) ;

— les lipides contenus dans les aliments protidiques maigres (5 % en moyenne) = 3,5 grammes × 6 (ou 9) × 9 kilocalories = 189 kilocalories (ou 283 kilocalories).

Le total des apports énergétiques de la journée se monte à 1 245 kilocalories pour 6 services et 1 867 pour 9. Ce sont des apports énergétiques faibles dans un cas, très raisonnables dans l'autre. Autrement dit, le système est bien verrouillé. Il est plus que probable que, pour une personne qui a autre chose à faire que de prendre garde à manger toutes les deux heures, le régime soit franchement hypocalorique. D'où perte de poids dans tous les cas. La question qui se pose alors, si l'on excepte le discours savant et le fait de se compliquer la vie, est : quelle différence avec un régime hypocalorique équilibré ?

Le régime des cosmonautes

Dans la foulée des régimes hyperprotidiques hypocaloriques, il faut citer, à titre d'anecdote, le régime des « cosmonautes ». Il aurait été inventé par un médecin-colonel américain de l'armée de l'air, il y a plus de vingt ans, pour toutes celles et tous ceux qui doivent maigrir vite sous peine, par exemple, de perdre un emploi, pilotes de ligne, mannequins... La recette est simple et répétitive.

Petit déjeuner :
- — 1 cuillerée à soupe et demie de lait écrémé en poudre dans 1 verre d'eau
- — café ou thé

Déjeuner :
- — 1 œuf dur
- — 10 feuilles de salade verte
- — vinaigrette à l'huile de paraffine et citron ou vinaigre

Dîner :
- — 1 steak haché maigre ou 1 tranche de rosbif
- — 10 feuilles de salade verte
- — vinaigrette à l'huile de paraffine et citron ou vinaigre

Boire chaque jour 8 grands verres d'eau et prendre un complément vitaminique et minéral. La perte de poids annoncée est de 2 à 3 kilos en 3 jours, mais il est également précisé que le régime n'est pas à poursuivre au-delà de 3 jours.

Apports caloriques = 400 kilocalories, apports en protéines = 55 grammes ; répartition des apports énergétiques = 55 % pour les protéines, 28 % pour les lipides et 17 % pour les glucides. Il s'agit d'un régime parfaitement *low carb*, pauvre en lipides, mais, sur le fond, également faible en protéines. Arrêté au bout de trois jours, il n'est certes pas trop dangereux, mais quelle est la nature du poids perdu ? De l'eau... qui revient trois jours plus tard. Poursuivi au-delà, c'est la masse maigre qui fournit en partie l'énergie, d'où fonte musculaire, plus que graisseuse.

Conclusion, il s'agit d'une mauvaise réponse à un problème mal posé. Quand on craint pour son emploi à cause de son poids, on ne s'en préoccupe pas trois jours avant l'échéance ; ce n'est que reculer pour mieux sauter (c'est le cas de le dire !).

Des vulgarisateurs au langage scientiste

Des régimes hyperprotidiques, il en existe beaucoup d'autres, mais ceux que nous avons retenus sont relativement originaux. Ce qu'il faut savoir, c'est qu'ils se sont imposés aux États-Unis avec le *Doctor's Quick Weight Loss* d'Irwin Maxwell Stillman. Les variantes, après lui, n'ont rien apporté de nouveau sauf un discours de plus en plus savant pour ne pas dire scientiste. Chaque auteur est à l'affût de l'argument qui le différenciera d'un autre et le cautionnera auprès du grand public comme un scientifique de renom. Aucun des successeurs de Stillman n'est un scientifique de renom. Ce sont tous et toutes des inventeurs ou des vulgarisateurs de méthodes plus ou moins empiriques qui surfent sur l'actualité médicale. En reprenant le régime de Pennington-Taller, en le mettant en conformité avec les diktats du conformisme médical de son temps, en en retirant les lipides, Stillman justifie la perte de poids par la fuite du gras dans les urines sous forme de corps cétoniques. L'absence de glucides et l'insulinémie basse qui en résulte autorisent à penser que l'organisme ne peut plus que brûler ses graisses, comme Bernard Palissy en son temps ses meubles. C'est en tout cas l'argument défendu par la quasi-totalité des promoteurs de méthodes amincissantes de l'époque et d'une grande partie du corps médical.

Beaucoup plus tard, le pharmacien Barry Sears invente de toutes pièces le concept de zone, décrivant un équilibre à trouver entre l'insuline et le glucagon comme s'il venait de découvrir un grand secret alors que les rapports entre les deux sont bien connus depuis plus de trente ans. Il s'empare au passage des eicosonoïdes (dérivés de l'acide arachidonique) au nom imprononçable et magique, très à la mode au début des années 1990. Il en fait un temps fort de sa méthode comme Taller de ses gélules d'huile de carthame. Mais manque-t-on suffisamment de précurseurs des thromboxanes ou autres prostaglandines pour que ceux-ci deviennent d'un seul coup des incontournables de la prescription diététique ? Pas à ce point, en tout cas, sauf à vouloir en faire la promotion à des fins commerciales. Quant au couple Eades ou au Dr Hart et sa collaboratrice diététicienne, que font-ils d'autre que de fixer des règles de contrôle des apports caloriques ? Le fait, pour les premiers, de lier les apports énergétiques au besoin en protéines qu'ils fixent eux-mêmes et, pour les secondes, de proposer un ratio glucides-protéines avec des quantités maximales imposées par unité de temps, revient à prescrire sans en avoir l'air un régime hypocalorique sur fond d'argumentation scientifique discutable. Julia Ross, enfin, joue la carte « libérale » et s'adresse au contingent des malades et déçus des régimes, la clientèle la plus nombreuse... Ce qu'elle explique longuement n'est pas une nouveauté et le syndrome polymétabolique a été largement décrit et commenté par un Français, le Pr Philippe Vague, dans les années 1980. Ses complémentations en acides aminés indispensables sont sans doute justifiées chez des personnes ayant suivi des régimes carencés en protéines, comme le régime végétalien ou encore certains régimes hyperglucidiques, mais de là à en faire une panacée... Aucun argument scientifique ne nous permet pour l'instant de confirmer l'hypothèse[26].

Autrement dit, chers gros, tous ces gens vous font voyager sur des thèses séduisantes ou plutôt sur des condensés de publications sérieuses auxquelles ils font dire trop souvent ce qui les arrange. Ils n'apportent rien sur le plan diététique, rien de vraiment nouveau ou efficace depuis Stillman. Le contenant est brillant et le contenu indigent. Mais nous ne vous conseillerons par pour autant de chausser les pantoufles de Stillman.

Une vraie diéthothérapie moderne

Nous avons gardé Creff pour la fin, car il nous paraît être le seul à avoir vraiment apporté quelque chose de neuf dans l'histoire du régime hyperprotidique et plus généralement dans le traitement de l'obésité. Il est avant tout un professionnel qui n'avance rien qui ne soit prouvé et qui va asseoir les fondements d'une diétothérapie moderne sur des bases solides. Sa vision d'un régime alimentaire est simple. Il existe trois catégories d'aliments : ceux qui ne se transforment pas en graisse ou peu et qui peuvent être consommés à volonté ; ceux qui se transforment en graisse, et qui doivent donc être exclus ; ceux qui se transforment en graisse mais dont l'importance du contenu vitaminique ou minéral rend impossible leur retrait sous peine de carence et ne peuvent donc être complètement exclus. « En dehors de ces notions simples mais fondamentales, tout est de la (mauvaise) littérature[27]. » Son régime a su concilier les exigences d'un apport glucidique suffisant pour empêcher la fonte protidique mais pas suffisamment important pour épargner la masse grasse. Les apports en quantités limitées mais obligatoires permettent de moduler le régime en fonction du sexe, de l'activité et du poids à atteindre. Il est facile à mettre en route car, hormis quelques quantités à connaître (pour cela il suffit de peser une fois), il n'est nul besoin d'être un expert en valeurs nutritionnelles. Ces caractéristiques font du régime Creff un régime sécurisé, qui peut donc être suivi plusieurs semaines, voire plusieurs mois, sans risques pour la santé, étant entendu que, comme pour tout régime, sérieux ou non, un suivi médical s'impose.

Pour qui ? Vous êtes un homme ou une femme en bonne santé, vous n'avez ni insuffisance cardiaque ni insuffisance rénale et vous n'êtes pas du genre goutteux. Vous ne courez pas après les crudités, les féculents ne vous manquent pas, mais vous aimez bien la viande et n'avez rien contre les laitages. Vos goûts sont plutôt salés que sucrés et vous avez besoin de vous remplir pour vous sentir rassasié. Vous avez entre dix-huit et soixante-dix ans, vous êtes sédentaire ou moyennement actif, vous avez peu ou beaucoup de kilos à perdre. Vous mangez plus souvent chez vous qu'à l'extérieur ou êtes en mesure de choisir le restaurant. Ce régime n'est pas bon marché, mais, si vous vous reconnaissez dans ce descriptif, que vous soyez motivé et que vous souhaitiez une solution efficace à votre problème, gros, n'hésitez plus, ce régime est un bon investissement.

X

Les régimes hyperprotéinés, ou diètes protéiques : chronique d'une défaillance cardiaque annoncée

Oubliez tout ce qu'on vous a dit, les régimes hypocaloriques ne marchent jamais. C'est prouvé, c'est comme ça...

Un adepte des sachets

Le principe de la diète protéinée consiste à apporter le moins possible de calories sous une forme garantissant des apports suffisants en protéines et en micronutriments. Il suppose soit le recours à des préparations sous forme de poudres à diluer dans du lait ou dans de l'eau, soit la consommation exclusive de viande, volaille ou poisson maigre, auxquels il est possible de rajouter, selon les cas, de l'huile, des légumes verts et parfois des laitages maigres. En matière de terminologie, nous dirons que nous évoluons d'un système draconien à un système moins agressif, de la diète protéinée à la diète mitigée. La différence avec un régime simplement hyperprotidique est dans les quantités et, pour la diète mitigée, dans la limitation des choix alimentaires...

Sans doute l'animal de laboratoire a-t-il été le premier consommateur de mixtures protéinées à d'autres fins que de maigrir, mais on ne sait pas à quel moment les expérimentateurs ont pensé que ce qui était bon pour nourrir les rats pouvait être bon pour faire maigrir l'homme. L'idée était dans l'air aux États-Unis à la fin des années 1920 mais n'a pas eu beaucoup de succès auprès des personnes concernées. Les brouets protéinés de l'époque ne devaient guère être au point. Les années 1960 vont en justifier l'emploi dans les services d'endocrinologie et de nutrition des hôpitaux où se pressent les grands obèses à bout de souffle en arguant qu'il est urgent, pour ces patients, de maigrir vite.

C'est George L. Blackburn, spécialiste de la nutrition, enseignant et chercheur à l'école de médecine de Harvard qui est à l'origine de la formule : « jeûne modifié avec épargne protéique » (selon le sigle en anglais PSMF). Une appellation qui désigne un ensemble déterminé de protéines comportant l'ensemble des acides aminés essentiels, tirées uniquement de poissons, de volailles et de viandes maigres, et de compléments vitaminiques et minéraux indispensables. Prévu au départ pour l'alimentation des opérés récents, le programme sera testé avec succès sur des obèses volontaires. Blackburn explique dans divers articles que la cétose induite par le jeûne protéiné est sans danger et qu'il est normal qu'elle persiste tant qu'il y a du gras à brûler. Les avantages sont multiples. La faim disparaît au bout de quarante-huit heures, car les corps cétoniques ont une action au niveau des centres cérébraux de la satiété. La perte de poids est rapide mais le bilan azoté est normal, donc le muscle épargné. Les résultats, l'absence de fringales et un sentiment de bien-être sont autant d'encouragements à poursuivre. Les apports énergétiques sont bas, autour de 800 kilocalories par jour, mais des apports en protéines de l'ordre de 1,20 gramme par kilo empêchent théoriquement la fonte musculaire.

La perte de poids est importante, jusqu'à 12 kilos en trois ou quatre semaines. Dans une Amérique obsédée par son poids, un régime aussi efficace ne pouvait rester bien longtemps l'apanage du secteur hospitalier. D'autant plus que l'industrie travaillait depuis de nombreuses années à mettre au point une boisson au goût acceptable mais à faibles apports caloriques, de plus ou moins forte densité nutritionnelle (pour l'époque !) et qui, à défaut de promettre le ciel, garantirait une perte de poids spectaculaire. En 1962, la Mead Johnson and Co. met sur le marché la première d'une longue série de boissons de régime, le Metrecal, contraction de *metered* et *calories*, en quelque sorte les « calories au plus juste ». Il s'agit d'une poudre à diluer dans 1 litre d'eau qu'on divisera en quatre rations de 25 centilitres pour la journée et totalisant 900 kilocalories. Elle existe en trois parfums, café, chocolat ou caramel, et est fabriquée à partir de lait, de farines de blé et de soja, d'huile de maïs et de noix de coco, auxquelles sont ajoutées de la levure et des vitamines. Le succès est énorme. Mead Johnson réitérera quelques années plus tard avec Nutrament, suivi de bien d'autres.

Maigrir à en mourir

L'industrie a appris à fabriquer des repas liquides, qu'elle distribue dès 1975 dans les grandes surfaces, à l'usage d'une clientèle avide de solutions à la fois simples et rapides. La diète protéinée sort ainsi de l'espace réservé au corps médical pour gagner le grand public, qui peut désormais accéder à des préparations à 500 kilocalories par jour et même moins. Des millions d'Américains vont ainsi maigrir et... regrossir. Certains vont même mourir à cause de quelques opportunistes auxquels le créneau est apparu riche de promesses et prometteur de richesses.

C'est à cette époque que le Dr Robert Linn propose sa version de la diète protéinée *The Last Chance Diet*[1]. Régime de la dernière chance, en effet... Pour quelques-uns, le régime du Dr Linn sera aussi le dernier acte. Le bon docteur, ostéopathe de profession, propose rien de moins qu'une protéine miraculeuse élaborée à partir de panse de truie et de tendron de vache – en bref des tendons et du collagène. Il s'agit de la ProLinn, gélatineuse à souhait, d'une piètre valeur biologique, défaillante en acides aminés essentiels, surtout en tryptophane. Notons que notre inventeur a fait de l'esprit (volontairement ou non) en jouant sur l'homophonie entre ProLinn et « proline », nom d'un acide aminé qui, celui-là, comble de l'ironie, n'est pas indispensable. La ProLinn est à incorporer en deux fois dans du lait à hauteur de 1,20 gramme par kilo de poids corporel et autorise généreusement, en plus de ses 400 kilocalories par jour, 200 grammes de légumes verts. Il est recommandé de boire au moins 2 litres par jour de boissons parfumées aux arômes de fruits et de prendre des compléments vitaminiques et minéraux. La méthode présente deux faiblesses graves : des protéines défectueuses, d'une part, et la légèreté des recommandations d'autre part, qui laissent penser les clients crédules qu'ils peuvent se passer de suivi médical. Un tel régime demande au départ une bonne santé physique et mentale, un état cardio-vasculaire correct, une surveillance régulière du pouls et de la tension artérielle. Quant aux compléments à prendre, ils sont nécessairement multiples compte tenu d'une sérieuse insuffisance d'apports en vitamines et en minéraux. Les risques de déshydratation sont réels et le manque de potassium peut être à l'origine d'une défaillance cardiaque. Il faut imaginer que la personne qui achète le livre n'a pas forcément l'intention d'aller voir son médecin pour lui demander une prescription. C'est bien ce qui s'est passé et l'expérience s'est soldée par cinquante-huit décès officiellement liés au régime et sans doute par d'autres qu'on ignore. La plupart des victimes étaient cardiaques et les autopsies réalisées ont montré une fonte de leur muscle cardiaque.

Deux escrocs prennent le relais

La méthode a été unanimement condamnée et le Dr Linn cloué au pilori de la profession, ce qui n'a pas empêché son régime funèbre et funeste de poursuivre son chemin, certes plus discrètement, mais jusqu'à faire des émules. Il fait effectivement un *come-back* brillant, quatre ans plus tard sous le nom de *The Cambridge Diet* que son promoteur, Jack Feather, n'hésite pas à qualifier de *scientific breakthrough*, ce que l'on pourrait traduire par « percée scientifique majeure ». Jack Feather a un passif. Au moment où il lance son avatar de la ProLinn, sa femme et lui viennent d'être condamnés par le gouvernement fédéral à verser un million de dollars d'amende pour fraude postale. Le couple vendait par correspondance des stimulateurs électriques censés développer la poitrine. Il s'agit de se refaire. Progrès oblige, la ProLinn est remplacée par une solution à base de protéines de lait écrémé qu'il suffit de consommer trois fois par jour pour un apport énergétique total de 320 kilocalories. Le nom est emprunté, de manière très discutable, à une méthode alors en vogue en Angleterre, mise au point par une équipe de chercheurs de l'université de Cambridge, sur laquelle nous reviendrons. Trois millions de personnes au moins seront séduites par la Cambridge Diet de Feather malgré ses effets secondaires – migraines, vertiges, baisses de tension, chutes de cheveux, diarrhée ou constipation. Par rapport à la ProLinn, l'amélioration est certaine mais sans doute pas suffisante, puisque la potion fera tout de même trente morts avant d'être condamnée par l'ensemble de la presse médicale. La Food and Drug Administration contraindra la société industrielle de Jack Feather à retirer le produit de la vente. Ce même organisme obtiendra, en août 1984, que tous les conditionnements de diètes à très bas niveau de calories (moins de 400 kilocalories) comportent la mise en garde : *les régimes très basses calories peuvent causer de sérieux problèmes de santé et même la mort. Ne les suivez pas en dehors d'une surveillance médicale.*

Retour à Cambridge

La vraie Cambridge Diet, celle qui a été conçue au Royaume-Uni, existe toujours. Programme nutritionnel en plusieurs étapes reposant sur la consommation de préparations protéinées auxquelles sont progressivement ajoutés des aliments jusqu'à retrouver une alimentation normale, elle est née en 1968. Cette année-là, deux médecins, l'un de l'université de Cambridge et l'autre du West Middlesex Hospital, Alan N. Howard et Ian McLean-Baird, organisent avec succès en 1968 le premier congrès tenu en Grande-Bretagne sur l'obésité. Il y est question du meilleur régime possible, un jeûne qui autoriserait une bonne perte de poids sans effets secondaires pénibles, un juste apport de protéines pour épargner la masse maigre, un minimum d'hydrates de carbone qui permette une discrète cétose et une disparition de la sensation de faim, des vitamines, des minéraux, des oligoéléments et des acides gras essentiels en quantité suffisante. Plusieurs formules expérimentales sont testées par les deux promoteurs sur eux-mêmes avant que la version commerciale définitive – et aromatisée – soit mise au point par les ingénieurs et distribuée dans les cliniques du poids de Londres et de Cambridge. La commercialisation étendue à l'ensemble du Royaume-Uni sera effective à partir de 1984.

Une dizaine d'années plus tard, Alan Howard et Stephen Kreitzman publieront une compilation[2] des différents articles sur les VLED (*very low energy liquid diets*), ou diètes liquides à très basses calories, allant dans le sens de leur démarche. Aujourd'hui, la Cambridge Diet dispose d'un réseau de commercialisation constitué d'anciennes ou d'anciens utilisateurs heureux.

Ces conseillers revendeurs doivent, après avoir suivi une formation, s'engager à respecter un code de déontologie auprès de la clientèle, qu'ils vont accompagner, conseiller dans ses efforts et approvisionner. Un site Internet permet de trouver immédiatement le conseiller Cambridge Diet le plus proche de son domicile[3]. Conçue et mise au point par des médecins, la formule s'entoure des précautions d'usage en recommandant constamment le recours au médecin traitant, prescripteur potentiel. Celui-ci est même invité à modifier le régime s'il pense que la santé de son patient le réclame. C'est la meilleure façon de renvoyer au médecin la responsabilité d'un accident. En ce sens, elle est un modèle du genre, ce qui permet à ses promoteurs de la qualifier en toute immodestie de *perfect diet.*

Elle n'est sans doute pas parfaite, mais elle va servir de modèle à des dizaines de systèmes semblables, en France comme ailleurs. Le programme consiste en quatre étapes, préparation, perte de poids, stabilisation et maintien à long terme. La première étape tient lieu de contact, d'information et d'aménagement du régime en fonction du sexe, de la taille, de l'âge et de la perte de poids espérée. La deuxième étape comporte tout d'abord une diète protéinée à 400 kilocalories par jour, sous forme de préparations liquides ; elle ne dépasse jamais quatre semaines. Puis chaque semaine qui suit, il est procédé à l'introduction de certains aliments en complément de la diète protéinée.

Première semaine et par jour (550 kilocalories) :

— 3 ou 4 préparations Cambridge Diet
+ 80 grammes de poisson maigre (ou 80 grammes de blanc de poulet sans la peau ou 80 grammes de tofu ou 80 grammes de fromage blanc à 0 % de matières grasses)
+ 2 cuillerées à soupe de légumes verts (haricots verts, chou-fleur, salade verte, champignons, courgettes, brocolis ou concombre)
+ 2 litres d'eau

Deuxième semaine et par jour (790 kilocalories) :

— 3 préparations Cambridge Diet
+ 150 grammes de poisson maigre (ou comme ci-dessus)
+ 3 cuillerées à soupe de légumes verts (haricots verts ou comme ci-dessus)

+ 25 centilitres de lait écrémé
+ 2 l d'eau.

Troisième semaine et par jour (1 000 kilocalories) :
— 2 préparations Cambridge Diet
+ petit déjeuner à 150 kilocalories avec fruits
+ 3 cuillerées à soupe de légumes verts (comme ci-dessus) à répartir
+ pour le repas principal :
150 grammes de poissons (ou comme ci-dessus)
40 grammes (en poids sec) de riz, de pâtes complètes, ou
150 grammes en poids cuit de pommes de terre
1 fruit
+ 25 centilitres de lait écrémé
+ 2 litres d'eau

Quatrième semaine et par jour (1 200 kilocalories) :
— 2 préparations Cambridge Diet
+ petit déjeuner à 150 kilocalories avec fruits
+ déjeuner à 300 kilocalories :
1 fine tranche de pain complet
quelques feuilles de salade verte
1 tranche de 75 grammes de jambon maigre
1 concombre coupé en tranches
1 tomate et 1 oignon
+ dîner à 300 kilocalories :
250 grammes de haddock ou de poisson blanc
2 cuillerées à soupe de riz
50 grammes de champignons
+ 25 centilitres de lait écrémé
+ 2 litres d'eau

Cinquième semaine et par jour (1 500 kilocalories) :
— 1 préparation Cambridge Diet
+ petit déjeuner à 150 kilocalories avec fruits
+ déjeuner à 350 kilocalories :
2 tranches de pain complet
150 grammes en poids cuit de haricots rouges
25 grammes de fromage type cheddar
1 fruit

+ dîner à 400 kilocalories :
  2 blancs de poulet grillés
  100 grammes d'épinards
  40 grammes en poids sec de riz brun
  50 grammes de champignons
  2 cuillerées à soupe de sauce tomate
  300 grammes de fruits
+ 25 centilitres de lait écrémé
+ 2 litres d'eau

Le laps de temps de cinq semaines permet de voir s'il existe une zone d'apports caloriques entraînant une reprise de poids. Si tel est le cas, il faut retourner prudemment à l'étape précédente et y rester le temps que le poids se normalise, puis essayer ensuite de reprendre les étapes suivantes. En principe, et si les étapes sont bien respectées, le poids devrait continuer à descendre un peu.

La phase de maintien à long terme suppose d'atteindre des apports énergétiques totaux quotidiens entre 2 000 et 2 500 kilocalories correspondant aux besoins moyens de femmes et d'hommes en activité. Les conseils qui l'accompagnent recommandent l'éviction des graisses, la diminution du sel, l'enrichissement en fibres, un contrôle strict du sucre et de l'alcool. Il est également souhaitable d'éviter la restauration rapide et de répartir sa ration alimentaire en 1/6 de fruits, 1/6 de légumes verts, 1/6 d'aliments protidiques animaux (viandes, poissons, volailles, etc.), 2/6 de produits céréaliers, de légumineuses et de féculents, 1/6 de produits laitiers, le tout accompagné, de temps en temps, d'une préparation Cambridge Diet pour ses apports optimisés en micronutriments (commerce oblige...). Il va de soi que la composition des produits est brevetée et appartient à la Cambridge Manufacturing Company Ltd. Ceux-ci existent sous diverses formes et saveurs, qui vont de la barre type goûter à la poudre à reconstituer sous forme de soupe ou de milk-shake, ou simplement en présentations types Tetra Briks prêtes à consommer. Chaque unité est conditionnée sur la base d'un apport énergétique de 137 kilocalories environ.

Diète alternée à la française

La France a commencé à s'intéresser aux diètes protéiques au début des années 1970. Le Pr Marian Apfelbaum a mis en route les premiers protocoles à l'hôpital Bichat de Paris. De témoignages des premiers cobayes, les potions protéinées étaient déplaisantes à avaler avec un goût détestable, et il n'est pas inutile de se demander si la raison de leur efficacité n'en était pas l'incapacité qu'on avait de les absorber, d'où jeûne et perte de poids. En fait 4 à 5 kilos sont perdus la première semaine mais aussi, sur la durée de la diète, une perte d'eau et de masse maigre, entre 10 et 20 %. Le métabolisme de base s'adapte également et diminue d'environ 15 %. Apfelbaum, parfaitement conscient de cet écueil, considérait que la période de diète ne devait pas excéder trois semaines et que, au bout du compte, la diminution du métabolisme demandait près d'un an au sujet pour être compensée, c'est-à-dire retrouver la même dépense basique qu'avant le régime hyperprotéiné. Autrement dit, un an après le régime, le risque était grand de peser plus lourd qu'avant. Ce qui reste vrai aujourd'hui.

Creff a proposé des solutions moins coûteuses pour le métabolisme comme la diète alternée[4]. Dans le cadre d'un régime hyperprotidique classique, le contenu des repas est remplacé une semaine sur deux par une alimentation hyperprotéinée basses calories.

Petit déjeuner :
- — 1/2 litre de thé ou de café léger sans sucre (édulcorant autorisé)
- — 100 grammes de viande froide ou chaude

10 heures :
- — 1 pomme
- — 1/2 litre d'eau

Déjeuner :
- — 100 grammes de viande ou de poisson grillé ou rôti sans matières grasses
- — 150 grammes de légumes verts cuits à l'anglaise
- — 1/2 l d'eau

16 heures :
- — 1 yaourt maigre nature
- — 1/2 litre de tisane ou d'infusion

Dîner :
— mélanger dans l'assiette 100 grammes de fromage blanc à 0 % de matières grasses + 5 cuillerées à café rases de lait écrémé en poudre
— 1 yaourt maigre nature
— 1/2 litre d'eau
Au coucher :
- 1/4 litre d'eau

Les apports énergétiques sont autour de 550 kilocalories avec 51 % de calories protidiques, 11 % de lipidiques et 38 % de glucidiques. Les apports en protéines ne sont que de 71 grammes mais suffisants dans la mesure où il existe une alternance hebdomadaire avec des apports plus conséquents.

Une affaire rentable

En France comme ailleurs, la diète mitigée à domicile devient l'objet d'une compétition entre fabricants de produits protéinés susceptibles de remplacer les repas. Il existe de nombreuses marques de substituts de repas, mais beaucoup proposent des formules comportant des apports en glucides souvent supérieurs à ceux en protéines, qui ne sont pas toujours adaptées à la situation. La législation a par ailleurs imposé des règles strictes en matière d'acides aminés essentiels afin d'éviter les accidents dus à une dénutrition. Parmi les marques correspondant à l'attente dans le cadre d'une diète protéinée, citons les plus anciennes, l'incontournable Alburone et le Protical, et, aujourd'hui, les produits Insudiet, Oligopharm, Protidiet, Vivance, entre autres. Mais l'important n'est-il pas de maigrir tout de même ? Ce qui est le cas avec la plupart de ces produits, compte tenu d'apports caloriques faibles dans tous les cas. L'affaire est rentable, les laboratoires et la confrérie des obésologues[5] fonctionnent la main dans la main.

Le cas le plus simple : le prescripteur signe une feuille de non-contre-indication (sans aucune valeur légale) que le patient adresse au laboratoire qui, en retour, envoie les produits. À charge de revanche, le laboratoire adressant régulièrement des clients au prescripteur. Notons qu'il ne s'agit pas de « patients » mais de « clients ».

Autre cas de figure, le prescripteur touche une commission sur chaque sachet vendu ou, mieux encore, fait de la propharmacie en vendant lui-même – avec bénéfice – pour rendre service, les produits achetés au laboratoire. Il existe également des boutiques spécialisées à qui adresser la personne en peine de sachets. Ce type de pratiques, que le corps médical réprouve, est de nature à jeter le discrédit sur des méthodes d'amaigrissement qui n'auraient sans doute jamais dû sortir de l'hôpital. Il existe heureusement des praticiens qui s'efforcent d'être des médecins avant d'être des commerçants.

La prescription de la diète protéinée obéit à un cahier des charges désormais bien établi qui prévoit en moyenne quatre étapes :

— Première étape : régime très serré entre 350 et 450 kilocalories par jour pendant trois à quatre semaines : selon le poids idéal à atteindre les apports en protéines, et toujours selon le PSMF, sont de 1,20 gramme par kilo pour une femme et de 1,40 gramme par kilo pour un homme. Pour une femme souhaitant peser 60 kilos, les apports recommandés seront de 72 grammes par jour, soit en poudre à diluer dans de l'eau, soit tout préparé, à répartir en 3 ou 4 prises équivalentes. Les sachets font en général 30 grammes. Pour un homme souhaitant peser 80 kilos, ils seront de 112 grammes à répartir en 4 ou 5 prises équivalentes. Salades vertes et jus de citron pour l'assaisonnement sont du voyage pour lutter contre la constipation et quelques compléments vitaminiques et minéraux ne sont pas de trop. 2 à 3 litres d'eau de boisson permettent d'éliminer les corps cétoniques.

— Deuxième étape : régime autour de 700 à 750 kilocalories, pendant trois semaines, histoire de remonter les niveaux énergétiques : les apports de protéines en sachets restent les mêmes, mais on rajoute 100 grammes de viande ou de poisson maigre par jour, 150 grammes supplémentaires de légumes verts et une cuillerée à soupe d'huile d'olive pour les assaisonnements.

— Troisième étape : régime autour de 1 200 kilocalories, pendant trois semaines également : les protéines en sachet diminuent de 20 grammes, mais on rajoute 50 grammes supplémentaires de viande ou de poisson maigre, 300 grammes de fromage blanc à 0 % de matières grasses, 300 grammes de fruits et encore 150 grammes supplémentaires de légumes verts.

— Quatrième étape dite de stabilisation autour de 1 700 kilocalories : les féculents sont réintroduits progressivement à raison de 200 grammes en poids cuit 1 jour sur 2, puis tous les jours. Les sachets disparaissent à raison d'un chaque semaine jusqu'à ce que les aliments protidiques prennent le relais. La pesée hebdomadaire permet de voir si le poids remonte, ce qui autorise à retourner une semaine à la troisième étape, puis reprendre à nouveau la quatrième jusqu'à ce que le poids ne bouge plus.

Pour gens pressés

Le show-biz a été un agent promotionnel efficace des diètes protéinées. Il est vrai qu'elles répondent à des besoins urgents, ne serait-ce que celui de s'habiller, pour un comédien, un mannequin, un homme politique..., gens pressés qui veulent tout et tout de suite. Notons aussi que les fabricants ont fait de grands progrès dans l'élaboration des substituts protéinés en proposant des potages ou des consommés, mais aussi des préparations à gâteaux et des crèmes desserts, des sauces et des boissons chaudes qui ont bon goût. Oubliés les biberons insipides du Pr Apfelbaum ! Les progrès considérables réalisés par l'industrie agro-alimentaire au niveau du traitement des protéines, extraites soit du lait écrémé soit du soja, ont rendu le produit presque agréable à consommer. Son habillage sous différentes formes permet d'entretenir l'illusion que l'on consomme un vrai biscuit, un agréable velouté aux champignons ou encore une délicieuse crème au chocolat. Les produits sont faciles à utiliser, demandent peu de manipulations et surtout tiennent lieu de repas. La simplification est appréciable dès lors qu'elle permet de déjeuner au bureau et d'ignorer la cantine ou le snack ou, mieux encore, d'éviter d'avoir à se mettre à table. Autres avantages et non des moindres : la rapidité (par rapport aux régimes lents qui démotivent, reproche fait aux régimes hypocaloriques conventionnels), la disparition rapide de la faim, l'absence de fatigue tant physique que psychique – il est vrai que la cétose euphorise. Tout concourt à rendre la méthode plus attirante et moins contraignante.

Aussi de nombreuses variantes « gastronomiques » existent comme la méthode Peltriaux[6] qui a connu son heure de gloire du fait de sa réussite auprès d'un comédien de renom, d'où une large publicité. Ici, il n'y a que trois étapes : le sevrage, la réalimentation et la stabilisation, et quelques « trucs » et recettes pour agrémenter les protéines.

Le sevrage : deux semaines. Comme il se doit les apports en protéines sont fonction du poids idéal recherché :

— 1,20 gramme pour les dames et, cette fois 1,50 gramme pour les messieurs

+ des légumes verts (à volonté pour le céleri, les champignons, le concombre, les courgettes, les endives, les épinards, le fenouil, les poivrons, les radis, la salade verte ; en quantité limitée à deux assiettées par jour pour les artichauts, les asperges, les aubergines, les blettes, les brocolis, les choux, les cornichons, les germes de soja, les haricots verts, les navets, les oignons, les poireaux, les salsifis, les tomates

+ 2 cuillerées à soupe d'huile d'olive

+ 2,5 litres de boissons hydriques

+ 1 complément vitaminique et minéral

+ du sodium sous forme d'une pincée de sel aux repas

+ du potassium (500 milligrammes par jour)

La réalimentation : première étape (2 semaines) :

Petit déjeuner :

— 2 tranches de pain complet et beurre ou céréales

+ lait écrémé

+ fromage blanc maigre ou yaourt maigre

Déjeuner :

— viande, poisson, crustacés, coquillages ou volaille, maigres, à volonté, ou 2 œufs

Goûter :

— 150 grammes de fruits (fraises, framboises, kiwis, orange, pamplemousse, pastèque ou pomme exclusivement)

Dîner :

— les protéines

Deuxième étape (le temps de perdre le poids restant) – style régime hyperprotidique :

Aux deux principaux repas :

— viande, poisson, crustacés, coquillages ou volaille, maigres, à volonté
+ légumes verts
+ laitages maigres

Petit déjeuner :

— 3 tranches de pain complet (ou céréales et lait)
+ beurre (une petite tablette)
+ jus d'orange (10 centilitres)
+ fromage blanc maigre ou yaourt maigre

Goûter :

— 300 grammes de fruits

Si le poids remonte, refaire une journée sachets.

La stabilisation. Elle tient en trois formules simplissimes, parfaites illustrations de la méthode « yaka » :

Première formule : un petit déjeuner de roi, un déjeuner de prince, un dîner de mendiant...

Deuxième formule : le poids stable n'existe pas... (sans commentaires).

Troisième formule : ne changez plus de taille de vêtements.

Un investissement financier non négligeable

En fait, la diète mitigée, c'est très simple.

Le kit première étape et, par jour, approvisionnement pour deux à trois semaines de 70 à 100 grammes de protéines par jour en moyenne, de préférence en trois prises, sous forme de potages, d'entremets ou même de gâteaux,

— un peu d'huile (1 cuillerée à soupe),
— une dizaine de feuilles de salade verte,
— 2 à 3 litres d'eau ou de thé ou de café léger, ou de tisane, ou d'infusion,
— 1 solide complément vitaminique et minéral,
— 1 peu de sel,
— 1 comprimé de potassium.

L'équipement deuxième étape et par jour : pour quatre à six semaines, le kit première étape ramené à 2 sachets par jour,

— 150 grammes de viande, poisson...

— 1 fruit,
— 2 tranches de pain complet,
— 200 grammes de laitages maigres.,

Pour la suite, abandon des sachets et reprise progressive d'une alimentation normale.

Le coût moyen de l'opération sur deux mois, y compris les consultations du spécialiste, les examens complémentaires, les vitamines, les minéraux et enfin les sachets, est de l'ordre de 1 000 euros, pour 8 à 12 kilos de moins sur la balance et 10 à 15 % de diminution du métabolisme de base.

L'investissement est-il à la hauteur de ce que l'on en peut espérer ? Ces résultats rapides et spectaculaires sont-ils durables ?

Pour qui ?

Ce type de méthode d'amaigrissement répond à l'urgence, celle des grands obèses dont le pronostic vital est menacé à court terme, mais aussi à la nécessité, celle des futurs opérés à qui le surpoids fera courir un risque durant l'anesthésie, celles et ceux qui présentent une forte hypertension que le traitement médicamenteux n'arrive pas à contrôler, et toutes les personnes qui, parce qu'elles ne supportent plus leur obésité, affichent une volonté suicidaire. Le syndrome polymétabolique[7] lorsqu'il associe plus de trois facteurs de risque, l'insuffisance respiratoire ou l'asthme, une coxarthrose ou une gonarthrose avancée, sont des situations qui peuvent également faire l'objet d'une discussion quant à l'opportunité d'une diète protéinée. Mais les autres ? Celles et ceux que quelques kilos empêchent de rentrer dans leur smoking ou, plus généralement, de séduire ? celles ou ceux qui ont 3 kilos à perdre avant l'été ? Celles et ceux qui croient encore qu'un régime peut être rapide, facile et d'un effet durable ?

Il faut bien réfléchir car les effets de la diète protéinée ne sont pas permanents. Ses inconvénients, hormis les cas particuliers évoqués, sont supérieurs aux avantages que l'on en peut retirer. Les prescripteurs de la méthode, souvent dithyrambiques dans leurs propos, annoncent des taux de réussite exceptionnels, 70 % à six mois, 60 % à un an, 50 % à deux ans[8]. Ces chiffres décrivent une clientèle sur mesure où ne seraient retenus que les meilleurs, soit une erreur comptable. En effet, les résultats tels qu'ils sont affichés par des praticiens plus conventionnels sont de l'ordre de 38 % à six mois, 31 % à un an, 14 % à deux ans, et 2 % à cinq ans[9]... Ce n'est pas pire que bien d'autres régimes, mais ce n'est pas mieux pour autant.

Cela confirme à trente ans d'intervalle les observations de Marian Apfelbaum. Car bien que nous ne soyons pas ici dans une situation de jeûne total qui solliciterait en permanence les acides aminés, l'apport de protéines dans l'alimentation n'épargne pas totalement le muscle qui, du fait d'apports énergétiques très faibles (400 kilocalories), reste le principal fournisseur de glucose pour le cerveau. Pour qu'il y ait anabolisme musculaire, c'est-à-dire reconstitution de la fibre au fur et à mesure, il faudrait qu'il y ait un peu de glucose dans l'alimentation, or il n'y en a pas par principe. Donc la fonte musculaire est inévitable et, même si elle est moindre que lors d'un jeûne complet, elle explique la diminution du métabolisme de base.

Les risques

L'élimination par le rein d'urée et d'acide urique en grande quantité, en même temps que des corps cétoniques, nécessite une diurèse constante, autrement dit, il faut boire et beaucoup. Le risque de déshydratation, et ses corollaires – l'infection urinaire ou, pis, les coliques néphrétiques –, est important.

Le risque d'hypotension orthostatique, qui est la baisse de la pression artérielle en passant de la position couchée ou assise à la position debout, existe. Il ne doit pas être négligé car il peut être à origine d'une chute et de blessures. Cela est dû à une diminution du volume de sang circulant en rapport avec la déshydratation mais aussi avec le manque de sodium.

La baisse du taux de potassium peut aussi être à l'origine de crampes douloureuses dans les jambes. Les apports en calcium sont bas, et cela ne va pas dans le sens d'une conservation de la masse osseuse. La constipation n'est pas rare et, comme dans tout régime hypocalorique, il peut y avoir une chute de cheveux.

Des phénomènes d'allergie alimentaire peuvent survenir au décours de la diète. De trop grandes quantités de protéines avalées en une seule fois dépassent les capacités d'absorption de la muqueuse intestinale. Une pénétration dans le milieu vasculaire par simple effraction de la paroi du vaisseau est à craindre, ce qui entraîne une fabrication d'anticorps. Cette éventualité est suffisamment préoccupante pour conduire à limiter les indications du traitement.

L'alimentation protéinée, quelle que soit l'habileté de l'industrie à travestir ses protéines pour les rendre acceptables, est très vite monotone. Sur le plan diététique, elle n'apprend rien, rien qui puisse être utile pour changer ses habitudes alimentaires, et cela n'est pas non plus étranger à la reprise de poids qui l'accompagne si fréquemment. Cette même monotonie peut être à l'origine de frustrations et faire le lit d'une restriction cognitive, dont nous connaissons les conséquences à terme sur le comportement[10].

Au-delà des inconvénients, il y a les contre-indications. Un enfant, un adolescent en pleine croissance, une personne âgée, une femme enceinte ou allaitante, ont des besoins en nutriments que la diète protéinée ne peut assurer et qu'elle va augmenter sans les satisfaire.

Toute personne souffrant d'un problème cardiaque ou vasculaire risque de voir sa situation empirer. Des troubles du rythme, comme des extrasystoles, pulsations irrégulières par moments, considérées jusque-là comme sans gravité peuvent dégénérer en arrêt cardiaque et mort subite. D'autant plus qu'on ne connaît pas toujours ses problèmes cardiaques ; en ce cas, la diète protéinée peut en être le révélateur définitif.

L'insuffisance hépatique, les antécédents de maladies du foie, comme une hépatite, sont des contre-indications importantes de ce type de régime, dans la mesure où le foie est astreint à un travail excédentaire pour transformer les corps cétoniques en énergie.

Toute personne ayant une insuffisance rénale doit impérativement s'abstenir de tout régime hyperprotéiné, du fait de l'élimination forcée des déchets azotés en grande quantité au niveau du rein et de l'équilibre difficile entre le sodium et le potassium.

La prise de médicaments diurétiques, susceptibles d'entraîner une élimination urinaire accrue du potassium, est une contre-indication formelle. Le risque étant, une fois de plus, un arrêt cardiaque.

La diète protéinée n'est pas recommandée pour les personnes pratiquant un sport à risque comme la plongée sous-marine, l'alpinisme, la boxe, la compétition automobile, le vélo... D'une manière générale, tous les sports nécessitant vigilance ou efforts soudains et intenses sont déconseillés, car ce type de régime peut provoquer des pertes d'attention, des accès de faiblesse et de somnolence.

Il est évident que ces risques sont moindres chez une personne qui, comme c'est souvent le cas, par commodité et bonne conscience, remplace son déjeuner par un sachet de protéines. Mais à quoi cela sert-il vraiment ? À rien... sauf à déséquilibrer un peu plus l'alimentation et à l'appauvrir en fibres et en vitamines « naturelles » dont elle aurait sans doute grand besoin. Les sachets sont un gadget coûteux dans tous les sens du terme.

Le plus grand risque : la banalisation

Le plus grand risque à terme est d'ailleurs là, la banalisation de la diète protéinée, encouragée par le marketing des sociétés distributrices des produits. Il s'agit de faire croire que la méthode est sûre. Ce n'est pas vrai. Un suivi médical régulier est indispensable, un vrai suivi médical, qui ne se contente pas d'une seule prise de tension ou d'un entretien mondain à propos des menus de la veille. Notons toutefois que, avec le recul et les mises en garde des autorités sanitaires, le corps médical, mieux informé, commence à prendre ses distances. La mode également.

Alors, pour qui ?

Gros, vous êtes tenté parce que, autour de vous tout le monde l'a fait et parade avec des lignes de sylphides (provisoires). Le mot protéine vous convient bien, parce que vous l'associez à celui de muscle. Vous hésitez parce que vous n'avez jamais encore entamé de régimes ou que, au contraire, vous en êtes à votre... énième tentative, combien ?... Vous êtes plutôt du genre à avoir besoin d'un encadrement strict. Ce que vous mangez n'a pas beaucoup d'impact affectif sur vous. La convivialité n'est pas votre genre. Surtout, vous êtes pressées, vous avez une urgence, professionnelle ou affective. Vous êtes en parfaite santé, adulte et responsable.

Stop ! Vous êtes en train de rêver...

Reprenons. Êtes-vous un grand obèse au bout du rouleau ? Votre IMC – vous vous souvenez, l'index de masse corporelle – est-il supérieur à 31 et – et non pas « ou » rentrez-vous dans le cadre des indications citées plus haut, intervention chirurgicale à risque et urgente, hypertension artérielle maligne ou troubles psychiatriques à tendance suicidaire ?

Si tel est le cas, pardonnez-moi d'avoir douté, allez-y tout de suite, mais en secteur hospitalier – qui seul permet un réel suivi médical.

Si tel n'est pas le cas, vous ferez bien entendu ce que vous avez envie de faire...

Mais peut-être qu'un régime simplement hyperprotidique serait plus indiqué.

XI

Les régimes hyperglucidiques, ou le carburant sans moteur

Bougez plus, mangez moins, vous maigrissez, c'est tout...

Devise d'un *ricer* qui a réussi

L'étiquette « hyperglucidique » désigne des régimes alimentaires dont les menus font appel majoritairement à des aliments glucidiques. Par nature, ces aliments relèvent du monde végétal et leur présence préférentielle traduit un choix d'écarter les produits d'origine animale. Ceux-ci restent limités aux œufs et aux produits laitiers dans le cadre d'un régime végétarien ou sont totalement exclus dans le cadre d'un régime végétalien. L'association des produits céréaliers et des légumineuses permet de garantir un minimum d'apport en protéines de bonne valeur biologique. Cependant, autant il est facile d'équilibrer un régime végétarien, autant il est périlleux de poursuivre trop longtemps un régime végétalien, car quel que soit le soin apporté aux associations de produits végétaux, un apport optimal en acides aminés essentiels n'est jamais définitivement assuré.

Ces régimes, qui obéissent à des philosophies de l'existence et de ses rapports à la nature, n'ont pas pour vocation de faire maigrir. En ce sens, ils peuvent être parfaitement normoprotidiques, normolipidiques et normoglucidiques, et respecter les standards internationaux des 12 à 15 % de calories protidiques, 30 à 35 % de calories lipidiques et 50 à 55 % de calories glucidiques. Mais, dans les faits, ils s'écartent franchement de ces normes et, bien souvent, le parti pris tout végétal conduit à des carences qui contre-indiquent leur pratique au-delà de quelques semaines, voire quelques jours. Les apports caloriques sont en général plus faibles compte tenu de la prédominance des glucides à faible valeur calorique – les régimes végétariens et végétaliens deviennent ainsi, en quelque sorte par accident, amaigrissants.

Le tout-riz

À l'origine des régimes hyperglucidiques appelés « régimes riz », on trouve Walter Kempner[1]. Ce médecin physiologiste spécialiste des maladies du rein, après avoir fui l'Allemagne hitlérienne, obtient un poste en 1934 à l'université de Durham[2], aux États-Unis. Il s'intéresse aux effets de l'alimentation sur des maladies comme l'hypertension ou le diabète, ce qui fait de lui un pionnier à une époque où la nutrition n'est pas considérée comme une thérapeutique sérieuse. Son idée est que, ces pathologies étant rares dans les pays où le riz est la culture dominante, un régime constitué uniquement de riz, de fruits et de jus de fruits, et de sucre, devrait avoir un effet bénéfique. Mais, comme sa prescription est difficile à suivre très longtemps, les résultats de ses premières expériences sont aléatoires.

En 1942, cependant, le Dr Kempner peut conseiller à une femme de la campagne souffrant d'insuffisance rénale et cardiaque de l'appliquer pendant quinze jours et de revenir le voir. Elle ne reviendra le voir qu'au bout de deux mois, mais en excellente forme physique, avec une rémission apparente de l'ensemble des signes qui avaient justifié la première consultation. Kempner est alors convaincu du bien-fondé de sa démarche ; il traitera avec le même succès plus de deux mille personnes en deux ans. La médecine « officielle » demeure sceptique et, malgré des résultats semblables observés par d'autres praticiens, c'est encore une fois le bouche à oreille lancé par des patients qui donnera raison à Kempner. Il faut dire qu'à l'époque la médecine ne dispose d'aucun traitement efficace de l'hypertension artérielle d'origine rénale. Le choix était donc simple, soit le régime riz, soit décéder dans les trois ans. Hormis les effets bénéfiques qu'ils constataient sur leurs symptomatologies rénales et cardiaques, la plupart des patients perdaient du poids et ne s'en plaignaient pas, ce qui conduisit rapidement Kempner à proposer son traitement pour les surcharges pondérales. Cela allait donner naissance à la *rice diet* et à la *Rice House*[3].

Le Dr Kempner hospitalise systématiquement les personnes désireuses de perdre du poids, aussi très rapidement ne peut-il plus faire face à la demande, faute de lits. L'épouse d'un de ses patients résout le problème en finançant l'ouverture d'une spacieuse résidence consacrée au régime riz, à la fois restaurant et centre d'examen, la Rice House. Les patients, surtout des patientes au départ, les *ricers* y subissent un check-up médical quotidien et y prennent leur repas de riz.

La renommée de la maison et du Dr Kempner doit beaucoup à Betty Hughes, épouse du gouverneur du New Jersey. En moins de cinq mois, elle a perdu 36 kilos, et le fait savoir autour d'elle. Elle racontera son aventure avec humour. Elle évoque le goût de vieux Kleenex du riz lavé et relavé. Se souvient du petit bout de blanc de poulet qu'elle a eu le droit de manger après six semaines, du biscuit à base de riz et de pomme de terre qu'on lui a octroyé deux mois plus tard. Et de la banane qui est venue ensuite agrémenter ses journées, deux fois par semaine. Son opinion sur le maître des lieux est claire : « Le Dr Kempner n'est pas un ogre, il est un chef de corvée rigoureux dont la tâche est de vous faire perdre du poids... Aller dans le bureau du Dr Kempner, c'est comme aller chez le proviseur. L'effet est pour le moins dégrisant. » Elle reconnaît avoir triché à deux reprises, une fois avec un sandwich au thon et une autre avec un œuf dur accompagné de trois whiskys soda.

Le juge Stanley Reed, membre de la Cour suprême des États-Unis, témoignera, lui aussi. Né en 1884 et mort en 1980, presque centenaire, il est condamné à court terme lorsqu'il vient consulter pour la première fois le Dr Kempner, en 1949. Les *ricers* des premiers jours sont des riches, car la cure est coûteuse, mais, bientôt, la classe moyenne n'hésitera pas à s'endetter pour accéder à ses bienfaits. Le monde des arts et du spectacle s'y précipite, lui aussi, des auteurs à succès comme Mario Puzo, l'auteur du *Parrain*, mais aussi, paradoxe, des célébrités de la diététique comme Nathan Pritikin dont nous reparlerons. Le renouvellement de la clientèle se fait même au travers des générations, les enfants venant après les parents, et aujourd'hui les petits-enfants. Durham est désormais la « cité du gras », Fat City, et ses habitués l'appellent le « Lourdes of Lard ». Le gras rapporte annuellement à la ville quatre-vingts millions de dollars – les mauvais esprits disent que cela représente cent tonnes de graisse.

Par rapport à des personnalités comme Atkins, Taller ou Shelton, malmenées par les autorités médicales, souvent avec raison, Kempner n'a que peu souffert de la critique et encore moins de l'opprobre de la profession. Tout au plus le *Los Angeles Times Magazine* a-t-il écrit en 1991, que le régime était « répressif et spartiate ». En 1993, une ancienne patiente a poursuivi le médecin en justice pour sévices moraux – elle l'accusait d'alterner cadeaux somptueux et châtiments corporels. L'affaire s'est éteinte d'elle-même avec le décès du principal protagoniste en 1997. À cette occasion, l'université de Durham n'a pas pu dissimuler que le praticien avait tout de même reçu un avertissement du conseil de discipline de l'établissement plusieurs années auparavant, en 1975, pour des faits similaires. La personnalité de Kempner est complexe ; jamais marié, sans enfants, sans liaisons connues, il refuse les interviews et ne se laisse pas photographier. Ceux qui l'ont côtoyé le décrivent comme un homme dur, inflexible, froid et impersonnel avec ses patients, refusant de se lier ou de s'identifier à eux. À côté de cela, ses disciples sont au contraire enthousiastes. L'une d'elles, Judy Moscovitz, écrira un livre à sa gloire[4], le qualifiant d'« homme brillant et remarquable [...] » et concluant : « [...] Nous, ses patients, avons eu de la chance de pouvoir profiter de ses découvertes miraculeuses. »

Comme pour la macrobiotique en d'autres lieux, il s'est constitué une mystique de la *rice diet* dont Kempner est devenu, qu'il l'ait voulu ou non, le grand prêtre. Le régime revêt une forme religieuse et matérialise le dur chemin du pécheur vers sa rédemption. Une autre adepte, Jean Renfro Anspaugh[5], qui a perdu 45 kilos à Durham, a collecté de nombreuses anecdotes sur les manies, les espoirs et les déceptions des *ricers*. Elle écrit : « Il s'agit bien d'une expérience religieuse, car il n'y a rien de tel qu'une perte de poids pour transformer la vie d'un obèse. Vous venez vivre ici et vous devenez vraiment vous-même. Chez vous, vous êtes la femme de quelqu'un, vous êtes la mère de quelqu'un, vous êtes la fille de quelqu'un. À Durham, vous devenez ce que vous devez être. » Elle ajoute : « La Rice House est devenue un sanctuaire, où demeure le dieu référent, un modèle d'autorité et de mystère sorti de la Bible : s'ils trichent, ne font pas leurs exercices ou oublient les préceptes du régime, ils doivent lui rendre des comptes. Ils se soumettent à sa volonté. Il refuse d'expliquer le pourquoi ou le comment du régime, car cette information ne changerait rien. »

Ce régime, quel est-il en fait ?

C'est un régime appauvri en sel. Il s'agit là de sa vocation première : lutter contre l'hypertension à une époque où les diurétiques ne sont pas encore employés. Les aliments autorisés ne contiennent pas ou très peu de chlorure de sodium, d'où l'efficacité constatée sur les premiers patients hypertendus, souffrant d'œdèmes cardiaques ou encore d'insuffisance rénale. Le riz, les fruits et les jus de fruits ainsi que le sucre sont les seuls aliments autorisés ; la lassitude aidant, les quantités diminuant, les personnes maigrissent. Elles maigrissent même souvent trop vite, un régime dessalé favorisant une perte d'eau importante dans un premier temps. À plus long terme, il s'ensuit une fonte musculaire du fait de l'absence de protéines alimentaires et de l'apport calorique faible. Le régime de Kempner a aujourd'hui été abandonné dans son indication première, car trop déséquilibré et, surtout, devenu inutile depuis qu'existent les thérapeutiques hypotensives actuelles. Il reste toutefois un des fleurons de l'économie de la « Lourdes of Lard » dans son indication amaigrissante.

Comment s'y prendre

Le régime riz tel qu'on peut le pratiquer aujourd'hui comporte plusieurs phases.

— La première reprend exactement les consignes de Kempner, sur une base d'environ 7 à 800 kilocalories par jour et durant un mois.

— Puis, pendant deux semaines certains légumes seront rajoutés, des légumes choisis pour leur faible teneur en sel, comme les asperges, les betteraves, les carottes, les salades vertes ou les tomates. Par contre, le céleri, les choux et les épinards sont totalement exclus. Le café et le thé sucrés sont autorisés en petites quantités et il est désormais possible de consommer 10 centilitres de lait par jour.

— Les deux semaines suivantes reviennent 100 grammes de viande ou de poisson maigres, cuits avec un peu de beurre, trois fois par semaine. Les autres jours, c'est un œuf qui est rajouté.

— À partir du troisième mois, la viande ou le poisson sont consommés quotidiennement (100 grammes) ainsi qu'un œuf. Tous les légumes verts sont autorisés. Le riz, les fruits et les jus de fruits constituent toujours le cœur du régime.

Il est par ailleurs possible de boire du thé ou du café léger à volonté.

Cela étant, les apports en protéines de bonne valeur biologique sont toujours aussi succincts et la fonte musculaire inévitable, malgré un programme recommandé d'activités physiques de type gymnastique, marche, jogging ou natation – programme recommandé mais pas toujours suivi. Les hypotensions orthostatiques[6] sont fréquentes, d'où des risques de chutes, et une attention toute particulière doit être attachée au suivi de la natrémie, c'est-à-dire de la quantité de sodium dans le sang. Une baisse de celle-ci peut être à l'origine d'un malaise grave, voire d'un coma. Il ne s'agit donc pas d'une cure anodine.

Le régime dure au minimum quatre mois, mais beaucoup de *ricers* le poursuivent des mois durant, parfois plusieurs années. Certains ont même réalisé tous leurs biens pour pouvoir s'installer à Durham et se plonger définitivement dans le système riz. Le retour à une alimentation « normale » conduit malheureusement presque toujours à une reprise de poids au moins équivalente à celui perdu. Aussi les résultats à terme ne diffèrent-ils pas de ceux observés avec la plupart des *fad diets*. Les bons résultats, car il y en a tout de même, tiennent surtout à la prise en charge par la personne elle-même de son problème. Il est vrai, comme l'a fait finement observer Jean Renfro, que le changement de lieu et d'habitudes permet de devenir plus facilement ce que l'on voudrait être, mince, bien sûr, et de le rester... Mais les réussites dépendent aussi largement de cette même devise : « Bougez plus, mangez moins, et vous maigrirez... »

Variantes européennes

Le régime de Kempner a fait des émules en Europe ; il en existe au moins deux variantes « civilisées » : le régime riz à la japonaise et le régime riz-fruits.

Le régime riz à la japonaise propose, en alternance, une semaine une alimentation riz-variée et l'autre semaine une alimentation riz-légumes-fruits.

Pour la semaine variée (tout est relatif...), les aliments suivants, à l'exclusion de tous les autres, peuvent être consommés à volonté ou en quantité limitée :

— à volonté : riz complet ; viande et poisson maigres cuisinés sans matières grasses ; légumes verts en crudités ou cuits à l'étouffée, agrumes, pommes et fraises ;

— en quantité limitée : œufs (1 par jour) ; huile (1 cuillerée à soupe par jour) ; beurre (10 grammes par jour) ; miel (2 cuillerées à café par jour) ; pain complet (2 tranches fines par jour) ; semoule (1 fois par semaine) ; farine complète (1 fois par semaine pour faire des crêpes).

Semaine stricte, le choix des aliments se restreint encore : riz complet à volonté ; légumes verts en crudités ou cuits à l'étouffée ; agrumes, pommes et fraises. Et rien d'autre.

Pour aromatiser, seules les herbes et le poivre sont autorisés.

Les boissons sont limitées, comme dans le régime macrobiotique : un peu de thé léger et une infusion après chaque repas. Il est recommandé de mâcher soigneusement et longuement chaque bouchée.

Repas minimalistes

Exemples pour une semaine variée.

Petit déjeuner :

— 2 tranches fines de pain complet
— 1 œuf coque
— 10 grammes de beurre
— 1 orange
— 1 tasse de thé

Déjeuner :
— cabillaud en papillote
— carottes vapeur
— 1/2 pamplemousse
— 1 infusion
Dîner :
— endives braisées
— 2 crêpes
— 2 cuillerées à café de miel
— 1 infusion

Exemples pour une semaine stricte.

Petit déjeuner :
— 1 orange
— 1 tasse de thé
Déjeuner :
— jardinière de légumes verts
— riz
— 1 pomme
— 1 infusion
Dîner :
— soupe de légumes verts
— riz
— 1/2 pamplemousse
— 1 infusion

L'alternance variée/stricte est maintenue le temps qu'il faut pour atteindre l'objectif pondéral. Dans les deux cas, les apports caloriques sont pratiquement équivalents et finissent par se stabiliser autour de 750 kilocalories par jour. Les pourcentages d'apports en macronutriments sont par contre différents bien que dans les deux cas hyperglucidiques. Pour la semaine variée, les calories protidiques représentent 22 % de l'apport énergétique total contre 8 % la semaine stricte, les calories lipidiques 22 % contre 8 %, et les calories glucidiques 56 % contre 84 %. Les apports en calcium, magnésium et fer sont très insuffisants ; seules les vitamines A et C tirent leur épingle du jeu. Les apports en protéines de bonne valeur biologique sont malheureusement faibles, 35 grammes la semaine variée, mais proches de zéro la semaine suivante. Les apports hydriques atteignent en moyenne à peine 1 litre par jour.

5 à 6 kilos sont en général partis au bout de deux semaines, mais attention ! que ce ne soient pas des kilos d'eau, surtout s'ils s'accompagnent d'une fonte musculaire...

Riz-fruits : pas plus d'une semaine

Le régime riz-fruits est plus radical encore et se rapproche du régime de Kempner première mouture, aussi ne doit-il pas être poursuivi plus d'une semaine. Il s'agit de consommer à volonté du riz brun, des fruits, des jus de fruits, du miel et du sucre brun. Le riz est nature ou agrémenté de fruits, de fruits secs ou sucré au miel et au sucre brun. Il n'y a aucun corps gras. Il n'y a pas de sel. Le principe du régime est justement d'être désodé.

Une journée type.
Petit déjeuner :
— 20 centilitres de jus d'agrumes frais
— 150 grammes de riz brun mélangé avec des quartiers de fruits, sucrés au miel
Collation de 10 heures :
— 1 fruit de saison
Déjeuner :
— 200 grammes de riz brun agrémenté de fruits secs
— 300 grammes de salade de fruits frais
Goûter :
— 1 banane
Dîner :
— 20 centilitres de jus d'agrume frais
— 150 grammes de riz brun sucré au sucre brun
— 300 grammes de fruits frais
Collation de 22 heures :
— 20 centilitres de jus de pomme sucré au miel

Il s'agit d'un régime pour les personnes qui ne peuvent se passer de sucre et dont l'objectif est de faire perdre 2 à 3 kilos en une semaine. Les apports liquidiens consistent essentiellement en jus de fruits et en eau contenue tant dans le riz cuit que dans les fruits. Les apports énergétiques sont beaucoup plus élevés que dans le régime riz à la japonaise puisqu'ils se situent autour de 1 500 kilocalories par jour, du moins les premiers jours. Les calories glucidiques représentent 90 % de l'apport énergétique, ne laissant que 5 % aux lipides et 5 % aux protides. Il n'y a pas de protéines de bonne valeur biologique dans ce régime. Il est convenu de ne l'utiliser que pour « dégonfler », pendant quelques jours, mais il est certain que les kilos perdus sont ici encore des kilos d'eau...

Et la pomme de terre ?

Le riz peut être remplacé avantageusement par des pommes de terre.

La pomme de terre présente des qualités nutritionnelles que n'ont pas ses homologues, riz, pâtes ou semoule. Elle contient de la vitamine C, du potassium, du magnésium, du fer, des vitamines du groupe B, des caroténoïdes et des fibres. Elle apporte également des protéines, en petite quantité mais de bonne valeur biologique par rapport aux autres sources de féculents. Ce sont ces qualités qui ont permis au peuple irlandais de survivre aux famines, endémiques au moment de son introduction dans les années 1560. L'histoire de l'Irlande restera liée à celle de la pomme de terre puisque l'exode de 1848 d'une grande partie de la population vers les États-Unis a pour causes la destruction des récoltes de pommes de terre par le mildiou et la famine qui s'est ensuivie.

La pomme de terre présente également d'autres qualités qui viennent récemment d'être mises en évidence par des chercheuses[7] de l'Inra de Clermont-Ferrand, sous la direction du Pr Christian Rémésy[8]. Elles ont montré que ses fibres, en fermentant dans le côlon, entraînent la formation d'acides gras à chaînes courtes, dont du propionate, et que ce dernier a un effet métabolique propice à la diminution de la fabrication de cholestérol. De même, le potassium de la pomme de terre, outre son rôle important au niveau de la contraction cardiaque, présente également un effet alcalinisant des urines, qui neutralise les effets acides d'une alimentation moderne trop riche en protéines animales et en sel. Cette action est favorable à la rétention du calcium et du magnésium, qui ont tendance, en milieu acide, à s'éliminer dans les urines, d'où une meilleure protection contre l'ostéoporose et également contre des troubles nerveux comme la spasmophilie. L'ensemble de ces particularités propres à la pomme de terre en fait un aliment de choix dans un régime hyperglucidique – dont nous avons vu les inconvénients majeurs sur le plan des protéines, des minéraux et des vitamines. Elle est de loin la mieux placée pour être un cœur de régime.

Le régime pommes de terre à la française

Il dure quatre semaines.

La première semaine, il reprend les ingrédients du régime riz-fruits : des fruits, des jus de fruits, du miel, du thé, du café et de l'eau de Contrex ou d'Hépar (pour le calcium) ; les pommes de terre remplacent le riz ; rien d'autre n'est consommé, aucun corps gras, pas de sel. Exemple :

Petit déjeuner :
- — 20 centilitres de jus d'agrume frais
- — 2 pommes de terre en robe des champs
- — thé ou café sucré au miel

Collation de 10 heures :
- — 1 fruit de saison

Déjeuner :
- — 300 grammes de purée de pommes de terre nature
- — 300 grammes de salade de fruits frais

Goûter :
- — 1 fruit de saison

Dîner :
- — 20 centilitres de jus d'agrume frais
- — 150 grammes de pommes de terre cuites au four sans corps gras
- — 300 grammes de fruits frais

Soit, pour environ 1 000 kilocalories, 5 % de calories protidiques, 2 % de lipidiques et 93 % de glucidiques.

Au cours de la deuxième et de la troisième semaine, rajouter : 120 grammes de viande ou de poisson maigre un jour sur deux en alternance avec 1 œuf, 10 grammes de beurre par jour, 1 cuillerée à soupe d'huile d'olive par jour, 2 tranches de pain complet par jour, 150 grammes de légumes verts crus ou cuits par jour. Exemple :

Petit déjeuner :
— 2 tranches fines de pain complet
— 2 cuillerées à café de miel
— 1 œuf coque
— 1 orange
— 1 tasse de thé
Collation 10 heures :
— 1 fruit de saison
Déjeuner :
— 300 grammes de pommes de terre en robe de champ
— 10 grammes de beurre
— 1 pamplemousse
— thé, café ou infusion
Goûter :
— 1 fruit de saison
Dîner :
— endives braisées
— 2 galettes de pomme de terre (huile et herbes)
— 300 grammes de salade de fruits frais
— 1 infusion

Soit, pour environ 1 450 kilocalories, 10 % de calories protidiques, 16 % de lipidiques et 74 % de glucidiques.

La quatrième semaine, viande et œuf tous les jours, légumes verts à volonté. Exemple :

Petit déjeuner :
— 2 tranches fines de pain complet
— 2 cuillerées à café de miel
— 1 œuf coque
— 1 orange
— 1 tasse de thé
Collation 10 heures :
— 1 fruit de saison

Déjeuner :
— 300 grammes de pommes de terre au four
— 120 grammes de blanc de poulet
— 10 grammes de beurre
— 300 grammes d'ananas
— thé, café ou infusion
Goûter :
— 1 fruit de saison
Dîner :
— 150 grammes d'épinards frais
— 200 grammes de purée de pommes de terre (huile et herbes)
— 300 grammes de salade de fruits frais
— 1 infusion

Soit, pour environ 1 600 kilocalories, 11 % de calories protidiques, 19 % de lipidiques et 70 % de glucidiques.

La stabilisation se fait ensuite en réintroduisant progressivement les laitages, le fromage, le pain et les autres féculents.

Le régime pommes de terre, moins carencé que les régimes riz, permet de perdre 5 à 8 kilos au cours des quatre semaines. Son point faible se situe au niveau des apports en calcium, même si par ailleurs la pomme de terre en limite la fuite urinaire. Pour cette raison, il est important de boire chaque jour au moins 1 litre d'une eau minérale non gazeuse riche en calcium de type Contrex ou Hépar.

Minicure de désintoxication

Les régimes fruits ou crudités « trois jours » ne sont pas destinés à durer plus longtemps et n'ont d'autre prétention que de drainer, autrement dit de faire dégonfler. Ils s'apparentent à une minicure de désintoxication plutôt qu'à un réel programme d'amincissement. Les kilos perdus, 1 ou 2, correspondent plus aux kilos d'eau pris durant le week-end ou au décours d'une période de fêtes qu'à une réelle fonte de la masse grasse. Ils ont l'avantage d'être moins fatigants qu'un jeûne et surtout moins spoliants en nutriments. Ils sont hyperglucidiques, mais font tout de même une petite part aux protéines animales, ce qui évite une sollicitation des acides aminés glucoformateurs, toujours à l'origine d'une fonte de la masse maigre.

Ananas-pamplemousse

Le régime ananas-pamplemousse, n'est pas sans rappeler celui de Judy Mazel[9]. Il lui ressemble par ses arrière-pensées enzymatiques, laissant croire que l'ananas ou le pamplemousse sont riches en substances brûle-graisses au même titre que les légumes de la soupe magique du régime Pinson. Mais il n'est plus question d'association ou de non-association des catégories alimentaires. Il suffit de faire trois repas succincts et une collation (encore plus succincte) par jour et de boire autant d'eau que l'on veut (minimum 2 litres par jour). Le régime ne contient rien d'autre que des pamplemousses ou de l'ananas, 2 œufs, un peu de viande ou de poisson maigre, 2 cuillerées à soupe d'huile d'olive, de la salade verte, 1 yaourt nature, 1 fromage blanc maigre ou 1 verre de lait demi-écrémé. La cuisson de la viande, du poisson ou des œufs se fait sans matières grasses. Les épices et les aromates sont autorisés, les édulcorants également, mais il n'y a ni sel ni sucre. Dans ces conditions, la diète sur trois jours est simple.

Petit déjeuner :
— 2 œufs au plat sur une tranche de jambon maigre
— 300 grammes d'ananas frais ou un pamplemousse
Déjeuner :
— 100 grammes de rumsteck ou de blanc de poulet
— 1 grande assiettée de salade verte assaisonnée avec 1 cuillerée à soupe d'huile d'olive
— 300 grammes d'ananas frais ou un pamplemousse
Goûter :
— 1 yaourt nature
— ou 100 grammes de fromage blanc maigre et nature
— ou 20 centilitres de lait demi-écrémé
Dîner :
— 100 grammes de cabillaud ou de poisson maigre

— 1 grande assiettée de salade verte assaisonnée avec 1 cuillerée à soupe d'huile d'olive
— 300 grammes d'ananas frais ou 1 pamplemousse

Soit pour environ 1 100 kilocalories : 28 % de calories protidiques, 34 % de lipidiques et 38 % de glucidiques.

Ce type de régime n'est donc pas franchement hyperglucidique, mais l'absence de sel et un apport calorique modeste en font une bonne diète d'après festivités un peu trop riches.

Le tout-banane

Le régime banane est encore plus simple dans sa conception, plus facile à suivre mais aussi plus minimaliste. Il comporte seulement 3 verres de lait écrémé et 6 bananes à répartir sur 3 repas uniquement. Mêmes recommandations que précédemment en matière de boissons : 2 litres d'eau non gazeuse au minimum par jour.

Soit pour environ 1 100 kilocalories : 13 % de calories protidiques, 3 % de lipidiques et 84 % de glucidiques. Les apports en protéines de bonne valeur biologique n'excèdent pas 25 grammes.

Il est le fac-similé d'un régime médical aujourd'hui (heureusement) abandonné, le régime du Dr George A. Harrop, proposé en 1938 dans le traitement de l'obésité.

Le tout-crudités

Les régimes crudités ont beaucoup de succès en Suisse ou en Allemagne où ils ont une forte connotation santé, orientée allergie et rhumatisme. Le fait est qu'il y a peu de protéines animales, éléments souvent retenus comme potentiellement allergisants ou à l'origine de douleurs articulaires. Il autorise 2 à 3 œufs par jour, 1 yaourt ou 1 petit morceau de comté ou d'emmental, soit pas plus de 25 grammes de protéines de bonne valeur biologique. Le reste du régime consiste en fruits et en légumes verts choisis dans une liste, mais à volonté. Le régime comporte encore 1 cuillerée à soupe d'huile pour les assaisonnements, 10 grammes de beurre et 4 tranches fines de pain complet. Il n'a pas de sel, pas de sucre, rien d'autre que ce qui est écrit. L'eau non gazeuse est à volonté, le thé et le café sont autorisés.

Les légumes autorisés : asperges, aubergines, betteraves, carottes, céleri, choucroute, choux, concombre, courgettes, cresson, épinards, poivrons, tomates.

Les fruits autorisés : abricots, agrumes, ananas, fruits rouges, melons, poires, pommes, raisins.

Exemple d'une journée.

Petit déjeuner :
- — 1 orange
- — thé ou café sans sucre

Déjeuner :
- — crudités variées (choisies dans la liste) à volonté
- — 1 cuillerée à soupe d'huile pour assaisonner
- — 1 omelette de 2 œufs
- — 2 tranches de pain complet
- — 10 grammes de beurre cru (ne pas faire cuire)
- — 1 poire

Dîner :
- — 1 œuf coque
- — 2 tranches de pain complet
- — 1 yaourt nature
- — 150 grammes de raisin

Soit pour environ 950 kilocalories : 15 % de calories protidiques, 35 % de lipidiques et 50 % de glucidiques.

Le régime de Pritikin

Nous avons vu qu'aux États-Unis la ville de Durham avait fait sa renommée et la fortune de ses habitants sur un régime alimentaire, le régime de Kempner, à base de riz, mais d'autres régimes hyperglucidiques ont vu le jour, qui jouissent également d'une grande notoriété. C'est le cas du régime de Pritikin. Son concepteur, Nathan Pritikin[10], ingénieur informaticien, avait dans l'idée que l'on pouvait vivre plus vieux et en meilleure santé avec une alimentation pauvre en graisses et en protéines animales, mais riche en crudités et en hydrates de carbone complexes.

Tout régime providentiel repose sur un mythe fondateur. Le plus souvent, c'est la vie de son auteur qui en constitue le support. Nous sommes en 1957, et comme le Dr Hay en son temps, Nathan Pritikin, âgé alors de quarante ans, souffre d'un mal fatal à l'époque, l'athérosclérose. Celle-ci est suffisamment évoluée pour que son périmètre d'activité se réduise chaque jour à la manière d'une peau de chagrin. Le pronostic vital est fortement entamé et les thérapeutiques peu efficaces. Il se met à dévorer la littérature scientifique traitant de son mal. Il note que les pays où les maladies artérielles sont les plus fréquentes sont les pays où la consommation de graisses animales est la plus importante. Il entreprend de mettre au point un programme alimentaire associé à de l'exercice physique et, après neuf années de tâtonnements et d'erreurs, parvient à se guérir lui-même[11].

Il étend alors son programme avec succès à ses proches, ses amis et ses relations. Les résultats sont tellement encourageants qu'au bout de dix ans, en 1976, il ouvre le Pritikin Longevity Center à Santa Barbara, en Californie. Il s'agit d'une institution où viennent se faire traiter les personnes souffrant d'insuffisance cardiaque associée à des maladies métaboliques comme le diabète, les dyslipoprotéinémies[12] ou la goutte. Il est à sa façon un précurseur à une époque où le corps médical est encore réticent à accepter que l'alimentation puisse être à la fois l'origine du mal et son traitement. De plus, défaut rédhibitoire, il n'est pas médecin. De 1976 à 1984, il va donc affronter l'opprobre des agences de santé privées et de la puissante American Medical Association. Il lui faudra tout ce temps pour associer à son entreprise un grand nombre de praticiens et de scientifiques convaincus par les résultats obtenus sur les quelque soixante-dix mille personnes qui ont fréquenté le Pritikin Longevity Center. Celles-ci y ont appris comment manger plus sainement, comment préparer les repas et les collations, comment inclure dans leur mode de vie une activité physique et des exercices de relaxation. Beaucoup en sont ressortis « miraculés » – des diabètes n'avaient plus besoin d'insuline et des hypercholestérolémies se trouvaient normalisées. Avec un plus, une perte de poids. Un effet secondaire qui justifiera que l'amaigrissement soit traité spécifiquement, faisant l'objet d'un programme adapté accompagné de recettes de cuisine[13].

Faire du volume dans l'estomac

En quoi consiste le programme Pritikin ? Il s'agit non pas d'un régime végétarien, à proprement parler, mais avant tout d'un régime hypolipidique, 10 % au maximum de calories lipidiques, compensés par une consommation importante de légumes verts, de légumineuses et de fruits. Ce qui compte, ce ne sont pas les calories en soi mais la densité calorique pour un aliment donné, ainsi que la capacité de cet aliment à faire du volume dans l'estomac. Pritikin illustre sa démonstration par l'exemple suivant : d'un côté 500 grammes de brocolis pour une valeur énergétique de 130 kilocalories et de l'autre 500 grammes de biscuits au chocolat pour 2 140 kilocalories. Les brocolis, c'est bien, le chocolat, c'est mal... On ne peut plus simple, comme méthode : consommer à volonté des aliments riches en fibres et en eau « susceptibles de créer une sensation puissante de remplissage et de satiété dans l'estomac ». Choisir des aliments à faible densité énergétique comme des pommes ou de la farine d'avoine, « c'est la liberté qui vous est donnée de manger jusqu'à satiété sans avoir à limiter les portions ni à s'affamer pour perdre du poids ». Ces aliments sont répartis sur trois repas par jour et deux petites collations.

En pratique et pour perdre du poids, il ne faut consommer que des aliments dont la densité énergétique est inférieure à 400 kilocalories par livre. L'auteur recommande plus particulièrement le riz complet, l'avoine, le millet, l'orge, la laitue, les oignons, les pommes de terre, les haricots, les pois chiches, les lentilles, les pommes, les poires, les fraises et les bananes. La viande, la volaille ou le poisson sont autorisés, mais maigres et en petites quantités. Les produits laitiers également, à condition d'être sans matières grasses. Mais l'association viande-végétaux par exemple ne doit pas dépasser 400 kilocalories pour 500 grammes. Favoriser à tout prix la densité nutritionnelle par rapport à la densité énergétique permet d'éliminer de l'alimentation ou de diminuer drastiquement ce qu'on appelle aujourd'hui les aliments à calories vides comme le sucre, les sucreries, les boissons sucrées ou encore les pâtisseries, les viennoiseries, les préparations à saveur sucrée ou la charcuterie et les viandes grasses. Ce qui conduit naturellement à un régime fortement hypocalorique – et hypoprotidique –, ce qui est le plus grand reproche qui puisse être fait au régime de Nathan Pritikin. Un bon point, cependant : il préconise un programme d'activité physique consistant en 30 minutes quotidiennes de marche, faites d'un pas assez rapide pour parcourir au total au moins quinze kilomètres par semaine.

En pratique

Exemple sur une journée.

Petit déjeuner :
— 2 crêpes de blé cuites sans matières grasses
— 2 cuillerées à café de sirop d'érable
— 1 banane
— 18 centilitres de jus de fruits
— 1 tasse de café

Collation :
— 1 pomme

Déjeuner :
— 1 tranche de rosbif
— 150 grammes de blé cuit
— 1 grande assiettée de salade verte assaisonnée de jus de citron
— thé glacé ou boisson light

Goûter :
— 150 grammes de fraises
— 100 grammes de fromage blanc maigre

Dîner :
— 150 grammes de chili sans viande
— 1 pomme de terre en papillote sans matières grasses
— 1 grande assiettée de concombres et de tomates au vinaigre balsamique
— eau minérale

Les quantités proposées ne le sont qu'à titre indicatif dans la mesure où il n'est pas nécessaire de compter les calories ni de rationner les portions, dès lors que les aliments sont choisis en fonction de leur densité nutritionnelle.

Pritikin se suicide

En 1984, Nathan Pritikin est un homme célèbre, un auteur à succès et il participe à de nombreux shows télévisés. Il existe désormais un autre Longevity Center sur la côte Est à Miami, mais le fossé demeure entre lui et la communauté médicale conservatrice. Nul ne conteste que son régime fasse maigrir, mais certains nutritionnistes estiment que la trop faible quantité de corps gras entraîne nécessairement une sensation de faim et que celle-ci favorise la reprise de poids après arrêt de la diète. Et que cette reprise obligée s'inscrit dans le cadre de ce que les psychologues appelleraient aujourd'hui la restriction cognitive.

Pour les physiologistes le parti pris fortement hypolipidique conduit nécessairement à des carences importantes en acides gras essentiels, d'autant plus que l'auteur refuse les compléments alimentaires. Il s'ensuit une diminution de la résistance aux maladies et aux infections, ce qui peut entamer à terme le pronostic vital. Beaucoup sont d'avis que de telles carences entraînent également un dysfonctionnement au niveau des fonctions cérébrales, et que des manifestations d'anxiété et d'angoisse sont inévitables, pouvant même conduire au suicide. Pas que franchira Nathan Pritikin lui-même, en février 1985, en se donnant la mort, ce qui permet à certains d'affirmer que son régime en est la cause. La vérité, telle que la confie son épouse, est autre et aussi douloureuse. Suite à une infection de la peau, il a subi étant jeune une irradiation thérapeutique à des doses que l'on maîtrisait mal à l'époque, et donc sans doute excessives. Depuis, sa formule sanguine est restée anormale, en particulier au niveau des globules blancs. En 1984, un diagnostic de leucémie est posé. Refusant la déchéance, Nathan Pritikin choisit alors de mettre fin à ses jours, il a soixante-huit ans. L'autopsie pratiquée révèle que ses artères sont en parfait état...

Jusqu'au bout de ses convictions

L'intérêt d'une alimentation pauvre en graisses saturées dans le cadre du traitement des maladies cardio-vasculaires dues à des anomalies du bilan lipidique n'est plus à démontrer aujourd'hui. Ce n'était pas le cas du temps de Pritikin. Il faut lui reconnaître ce mérite d'avoir été jusqu'au bout de ses convictions face à une société médicale dogmatique et très à cheval sur ses prérogatives. L'option amincissement, avatar de la méthode antiathérome, est beaucoup plus discutable. Il est possible d'admettre l'urgence d'une situation dans laquelle l'importance de l'atteinte vasculaire condamne la personne à brève échéance. Un régime dur et carencé, dès lors qu'il « nettoie » et guérit, même provisoirement, répond à un devoir d'assistance à personne en danger. Le seul poids n'est pas une urgence absolue, aussi le régime Pritikin apparaît-il dévoyé dans cette orientation et les critiques sont en ce cas parfaitement justifiées. Il existe des arguments pour penser qu'un régime pauvre en graisses et en protéines puisse être à l'origine de certains cancers, cancers souvent constatés comme associés à des taux de cholestérol trop bas.

Le fils de Nathan Pritikin, Robert, directeur des Longevity Centers, reprend le flambeau et publie, en 1990, *The New Pritikin Program*[14]. L'ouvrage est une tentative d'actualisation des thèses de son père dans le cadre d'une opération de promotion des instituts de longévité. Il focalise l'attention sur les risques imputables au cholestérol alimentaire, alors que la communauté scientifique admet de plus en plus qu'il n'est sans doute pas directement en cause, et oublie les acides gras essentiels comme les oméga-3...

Les critiques les plus dures à l'égard du système Pritikin, père et fils, viendront de l'intérieur, plus précisément d'Ann Louise Gittleman, dont nous avons déjà parlé[15]. Nutritionniste, elle a travaillé pendant plusieurs années dans le premier Pritikin Center. Elle retourne sa veste et expose pourquoi dans son ouvrage *Beyond Pritikin*[16], au-delà de Pritikin, en critiquant très durement la méthode, même si les premiers termes de son introduction se veulent conciliants : « [...] Je sais que c'est presque un sacrilège que de critiquer les glucides mais, à la lumière d'un certain nombre d'effets négatifs dus à leur consommation en excès et au déséquilibre qui s'ensuit, le moment est venu de s'en prendre à eux [...] ». Elle propose à son tour son propre régime, qui est tout le contraire, hyperprotidique, hyperlipidique et hypoglucidique !

Dans la foulée, le Dr Ornish

« Mangez plus, pesez moins ! En choisissant le programme du Dr Dean Ornish[17] vous perdez du poids sans risque en mangeant abondamment ! » Cela n'est pas sans rappeler les arguments des bonimenteurs de foire. Nous sommes en 1993 et le Dr Ornish est présenté comme le premier médecin à avoir démontré qu'il existait des alternatives à la chirurgie vasculaire : le régime, l'activité physique et le contrôle du stress. Ce fut l'argumentaire de son premier ouvrage, trois années auparavant : *Dr Dean Ornish's Program for Reversing Heart Disease*[18], méthode qui affiche l'ambition de « renverser la maladie cardiaque ». Pritikin, sans être médecin, l'avait prouvé avant lui. Et bien d'autres... Son régime diffère peu. Ce qu'il propose, hormis peut-être des techniques de méditation et de relaxation, ressemble fort à que ce que le promoteur des Longevity Centers avait recommandé, une alimentation de type végétarien avec 10 % d'apports énergétiques quotidiens lipidiques. Sans doute est-il même un peu plus sévère dans la chasse au gras, puisqu'il réduit fortement les viandes et les produits laitiers. Mais il propose le recours à des compléments alimentaires, ce que Pritikin refusait. Il agrémente ses recommandations de deux cent cinquante recettes culinaires auxquelles ont participé de grands chefs, ce qui apporte une valeur ajoutée à la méthode. Toutefois, de l'avis des utilisateurs, le temps de préparation et la difficulté de réalisation pousseraient plutôt à se précipiter vers le premier fast-food du coin.

Le pouvoir du cardiologue

Ornish est un cardiologue réputé, il accompagne son argumentation de références bibliographiques médicales apparemment sérieuses. Il fait partager son expérience personnelle de thérapeute dans un domaine qui demeure pour le grand public un peu effrayant, celui d'un organe dont l'arrêt annonce la mort. Il est investi d'un pouvoir démesuré et jouit d'une considération que Pritikin, simple ingénieur informaticien, ne pouvait revendiquer. Il arrive également au bon moment. Les pionniers ont fait leur temps et assument leurs erreurs. Lui, au contraire, est parfaitement dans la note et apporte une solution que le grand public, préparé, attend. Son régime et le changement de mode de vie qu'il recommande permettent non seulement de perdre du poids mais d'être en meilleure santé en diminuant son taux de cholestérol et les facteurs de risques de maladies cardiaques ou dégénératives. De citer les cancers du poumon, de la prostate et du côlon, le diabète, l'ostéoporose, l'hypertension artérielle, preuves scientifiques à l'appui. C'est là le discours des années 1990, où chacun veut voir le spectre du grand âge et de sa décrépitude repoussé indéfiniment par les vertus antioxydantes d'une alimentation enfin débarrassée de ses vices, comme le vilain gras ou les méchantes protéines. La réalité est plus complexe que cela et, malheureusement, l'argumentaire développé manque cruellement d'expérimentation clinique à l'appui. Comme toujours, l'excès, qu'il soit dans un sens ou dans l'autre, a les mêmes conséquences fâcheuses, contraires à celles annoncées. Qu'importe, le Dr Ornish a l'estime de la profession. Il est même un des médecins consultants du président des États-Unis, qui lui confie le soin de concevoir des menus pauvres en cholestérol pour les cuisines de la Maison-Blanche.

Sa méthode flirte également avec l'ésotérisme. Il conseille en effet des techniques de méditation par le yoga qu'il pratique lui-même depuis 1975 et qu'il tient de son mentor, le Sri Gurudev. Ce dernier, partisan d'une alimentation strictement végétarienne, jouit alors d'une solide réputation auprès des tenants d'une autre médecine, pour qui l'ego est la cause principale de toute maladie. Ornish se plaît à rappeler la démonstration du maître swami Satchidananda, à qui il était demandé la différence entre la maladie et la santé (en anglais *illness* et *wellness*). Ce dernier se dirigeant vers un tableau noir prit une craie et écrivit en toutes lettres *illness* et entoura la première lettre *i* (« moi » en français). Il écrivit ensuite *wellness* et entoura les deux premières lettres *we* (« nous » en français). Réponse : moi et nous[19]. Ce type d'enseignement par parabole sur fond spiritualiste trouve un écho facile auprès d'un public avide d'irrationnel. Grâce à lui, Ornish se fait une clientèle de dévots persuadés qu'il est un grand initié.

Il se situe à la croisée de toutes les aspirations de l'époque : le retour à la pureté par une alimentation saine qui n'oblige pas à manger son semblable en l'existence, l'animal ; une philosophie que ne sauraient renier les nostalgiques de Katmandou ; et les recommandations de la puissante American Heart Association. Tout cela fait que son régime rencontre peu de critiques, même encore maintenant, alors qu'il présente les mêmes inconvénients que celui de Pritikin : il est hypoprotéiné et hypolipidique.

Le principe : quatre niveaux d'intervention

1. L'alimentation

Il est possible de manger à volonté les aliments suivants : tous les légumes verts, les céréales complètes et les légumineuses ; tous les fruits ; de manger avec modération les laitages à 0 % de matières grasses et le blanc d'œuf.

Il faut éviter absolument : toutes les viandes, toutes les volailles, tous les poissons, tous les crustacés, tous les coquillages, tous les gibiers et tous les abats ; toutes les huiles et tous les produits en contenant ; tous les fruits oléagineux, avocats et olives compris ; tous les fromages, tous les laitages non maigres ; le sucre et tous les aliments à saveur sucrée ; l'alcool et toutes les boissons alcoolisées ; toutes les préparations alimentaires contenant plus de 2 grammes de matières grasses par portion.

2. Les compléments alimentaires

Sont prescrits :

— vitamine C : 1 gramme par jour
— vitamine E : 100 à 400 UI par jour
— sélénium : 100 à 200 microgrammes par jour
— acide folique (vit. B9) : 400 à 1 000 microgrammes par jour
— oméga-3 : 3 grammes par jour
— ou à défaut : polyvitaminothérapie incluant de la vitamine B12 : 1 gélule par jour

3. L'activité physique

Sont conseillées trente minutes d'exercice physique quotidien d'intensité modérée ou une heure trois fois par semaine : marche, bicyclette (intérieur ou extérieur), piscine, jardinage.

4. La relaxation et la méditation : ils consistent en massages, psychothérapie ou yoga pratiqués trois fois par semaine.

Végétalien déguisé

Le régime du Dr Ornish est un régime végétalien déguisé. Compléments alimentaires ou non, les apports en protéines de bonne valeur biologique, en calcium et en fer sont insignifiants. L'absence d'acides gras, en particulier de monoinsaturés tels que l'huile d'olive peut en apporter, va à l'encontre des recommandations des cardiologues du troisième millénaire[20] et à l'encontre de ce qu'il prétend promouvoir, la diminution du risque cardio-vasculaire. Ce régime qui a bénéficié en son temps d'un large consensus médical et de l'engouement du grand public américain est un régime dangereux.

Perdre 60 kilos

En 1993, Susan Powter jette son cri *Stop the Insanity*[21] à destination de toutes celles et de tous ceux qui ont tenté vainement tous les régimes et ne sont parvenus qu'à devenir un peu plus gras. Ancienne obèse, 118 kilos (c'est elle qui le dit... car il semblerait qu'il y ait controverse – afin de mieux alimenter la légende ?), elle perd une soixantaine de kilos et, quatre ans plus tard, fait profiter l'Amérique de son expérience. L'argument est désormais bien connu : les régimes ne marchent pas, mais il est possible de perdre du poids en mangeant de grandes quantités d'aliments à faible teneur en lipides et de brûler la graisse en tout lieu du corps en pratiquant une activité physique et une oxygénation appropriée.

Susan Powter s'attaque à sa façon au terrorisme vestimentaire qui veut qu'il soit impossible de s'habiller correctement pour une femme au-delà de la taille 38. Elle propose une autre philosophie que celle de la minceur : « Il n'est pas indispensable de faire du 38, mais chacun peut développer son endurance cardiaque et sa force musculaire, et perdre du gras ! » Pour elle l'*insanity* (la folie en français), ce sont les jeûnes et les repas programmés. Elle fait très bien passer le message au travers d'une émission de télévision diffusée à Dallas. Elle est convaincante et son enthousiasme est bien reçu par une clientèle féminine qu'elle sait toucher par des mots justes. Elle utilise largement l'audiovisuel en diffusant son programme sur cassettes audio et vidéo. Très rapidement, elle devient une star du petit écran. Le crâne rasé, elle a le look provocant qui plaît à un public de femmes complexées par le surpoids. Elle ose faire ce qu'elles rêvent de faire : s'afficher enfin sans complexes. Elle va jusqu'au bout de sa démonstration en revendiquant son homosexualité. Beaucoup lui savent gré de son courage. Voilà pour le personnage, qui, de surcroît, a su faire un empire financier en une petite décennie.

Le paradoxe de Susan

Qu'en est-il en fait de sa méthode ? Au final, le régime est hyperglucidique, hypolipidique et hypoprotidique. Il diffère toutefois de ceux de Pritikin et d'Ornish par la règle qui préside au choix des aliments. Pritikin interdisait les aliments dont la densité énergétique dépassait 400 kilocalories par livre, ce qui revenait au final à promouvoir une alimentation dont les calories lipidiques n'excédaient pas 10 % de l'apport énergétique total quotidien. Ornisch a fait exactement la même chose en excluant les aliments apportant plus de 2 grammes de lipides par portion, ce qui encore une fois limitait les calories lipidiques à 10 % de l'AETQ. Susan Powter fait la même chose en utilisant un autre argument : ce n'est plus le grammage de lipides dans la portion qui est pris en compte mais la valeur calorique en lipides de l'aliment. Sont exclus tous les aliments qui apportent 20 % ou plus de calories lipidiques. Ce qui revient, là aussi, à des apports lipidiques quotidiens qui n'excèdent pas 10 %.

Mais le côté paradoxal de la méthode Powter, ce sont ses conséquences inattendues sur le choix des aliments. Du fait de cette règle des 20 %, un fromage à teneur réduite en matières grasses, 5 grammes pour 100 grammes et 12 grammes de protéines, soit en tout 89 kilocalories se trouve refusé, car 45 kilocalories lipidiques rapportés à 89 kilocalories, cela représente un peu plus de 50 % de calories lipidiques ! Un blanc de poulet est refusé pour les mêmes raisons. Par contre un grand verre de soda, de vin ou de bière, avec zéro calorie lipidiques pourrait être théoriquement consommé. En fait, dans les produits animaux, seuls passent la barre les laitages à 0 % de matières grasses et certaines viandes ou poissons très maigres. Susan Powter reconnaît qu'elle est végétarienne et que son régime encourage plutôt la consommation de protéines végétales qu'animales.

Sur le plan activité physique, elle recommande un mélange de travail en force, type musculation légère, et d'endurance en aérobie, type marche à pied, vélo, course, danse. L'idéal serait une activité quotidienne, mais 1 heure trois fois par semaine suffit à maintenir la masse maigre tout en favorisant la combustion des graisses.

Susan Powter est certes très médiatique, mais son régime présente les mêmes inconvénients que celui du Dr Ornish : il est pauvre en calcium, en fer et en protéines de bonne valeur biologique...

Les régimes hyperglucidiques, pour qui ?

Il s'agit de régimes bien difficiles à suivre, dans nos contrées méditerranéennes, et peu compatibles avec notre gastronomie. Ils sont le reflet inversé des régimes hyperlipidiques, qui sont beaucoup plus aisés à mettre en œuvre. Mais ils appartiennent aux extrêmes. Ils sont excessifs ; or une alimentation équilibrée est incompatible avec les outrances. Les apports en protéines en sont le point faible, même si, par ailleurs, une alimentation faisant la part belle aux hydrates de carbone, céréales, pommes de terre, légumineuses, fruits et légumes verts, ne peut aller que dans le sens actuellement souhaité par la plupart des nutritionnistes.

Il y a quelque chose de rédhibitoire dans ce type de régime, qui n'est pas réductible à son seul caractère végétarien. Le régime végétarien peut être un régime équilibré dont la vocation n'est pas de faire perdre du poids – c'est la raison pour laquelle il n'est pas abordé ici. Les régimes hyperglucidiques consistent, en fait, à gaver de carburant un moteur qui n'est pas en mesure de fonctionner par insuffisance de graissage et d'entretien. Sans lipides et sans protéines, la machine va vers l'épuisement et la détérioration de ses organes moteurs. Ces régimes permettent de perdre du poids, et souvent beaucoup, parce qu'ils sont très hypocaloriques, mais la perte de poids porte aussi sur la masse maigre, ce qui rend leur stabilisation malaisée, sauf à conserver des apports énergétiques bas. Cela étant, ils ont un effet de catharsis au sens de purification et de nettoyage. Les désordres qui ont accompagné la prise de poids, les frustrations engendrées par de nombreux régimes inefficaces, trouvent leur résolution dans une alimentation riche en éléments antioxydants qui s'opposent aux détériorations de l'ADN par les radicaux libres bien souvent issus de réactions impliquant des protéines ou des corps gras. C'est bien le paradoxe...

Ces régimes, pour peu qu'ils ne soient pas suivis trop longtemps, nous dirons quelques semaines tout au plus, peuvent être un préalable à des programmes plus étoffés en protéines et en acides gras mono- et polyinsaturés, une manière d'encouragement à entreprendre quelque chose de plus structuré et de plus long également. Ils conviennent également à des volontés fragiles ou encore à toutes celles et à tous ceux qui s'éloignent de plus en plus des produits carnés, soit par goût soit par philosophie. Mais si le régime riz ou les monodiètes sont faciles à suivre, les régimes de Pritikin et de ses imitateurs demandent une bonne connaissance de la valeur nutritionnelle des aliments, en particulier de leurs compositions lipidiques.

XII

Le régime idéal, le septième régime ou le mouton à cinq pattes ?

Le plus grand phénomène de la nature, le plus merveilleux, est le mouvement.

Pierre Louis Moreau de Maupertuis,
Essai de cosmologie

Existe-t-il un régime idéal ?

Si c'était le cas, il n'y aurait pas trente-six manières de maigrir mais une seule qui préserverait le capital santé, éviterait la faim, la lassitude ou la fatigue, grâce à laquelle on serait assuré de ne pas reprendre le poids perdu.

Ne rêvons pas. Les méthodes que nous avons passées en revue promettent toutes d'être idéales. Dans les faits, trois personnes sur quatre qui entreprennent un régime parviennent à leur fin, mais 90 % d'entre elles auront tout repris et parfois plus au bout de cinq ans, quelle que soit la méthode... Faut-il être pessimiste ? sûrement pas, mais réaliste, oui !

75 % des personnes qui suivent une méthode pour perdre du poids finissent par le perdre, donc c'est que la méthode en question marche ! Ce qui se passe ensuite n'est sans doute plus du ressort de celle-ci, sauf si elle conduit à diminuer les apports caloriques de façon excessive, à faire perdre plus d'eau ou de masse maigre, que de gras. Par conséquent, la vraie question est : quel est l'impact de la méthode sur le maintien dans le temps de la ligne retrouvée ?

S'ils sont bien encadrés

Les régimes fortement cétogènes, hyperlipidiques ou hyperprotéinés, même s'ils ont l'avantage de diminuer très rapidement la sensation de faim, ne sont pas exempts de risques cardio-vasculaires à terme, du fait de l'élévation de la lipémie postprandiale, à plus brève échéance par arrêt cardiaque. Les régimes hyperglucidiques manquent cruellement de protéines de bonne valeur biologique. Les régimes dissociés ont un caractère définitif qui doit faire réfléchir, leur mode d'alimentation n'étant pas le meilleur moyen d'assurer des apports équilibrés. Les régimes hypocaloriques ont souvent un effet limité dans le temps du fait des adaptations métaboliques, et les régimes hyperprotidiques ne sont pas exempts de reproches sur le plan cardiaque ou rénal. La plupart de ces régimes, toutefois, s'ils sont bien encadrés peuvent être suivis quelques semaines et pour certains quelques mois sans conséquences graves ni irréversibles pour l'organisme, mais apportent-ils des enseignements propres à favoriser une stabilisation durable ?

Leur mode de fonctionnement et le pourquoi de leur efficacité ne sont plus un mystère, mais la question est posée. Leurs promoteurs ont entretenu l'ambiguïté dans l'esprit du public, parce qu'ils n'avaient pas la réponse, le plus souvent, et que, surtout, l'aspect mystérieux ou magique d'une méthode faisait plus d'adeptes que ses recommandations raisonnables et pédagogiques.

Les régimes hyperlipidiques et les régimes dissociés, notamment, ont généré de multiples théories et mis à mal la physiologie en élevant au rang de certitudes les hypothèses les plus fantaisistes.

Revenons sur l'insuline

L'absence d'hydrates de carbone, pour les premiers, justifie-t-elle que l'on brûle en priorité les graisses et rien que les graisses ? Si cela était avéré pourrait-on consommer et sans risque tous les corps gras que l'on veut, comme Atkins le suggère ? Dans toute situation qui aboutit au jeûne, c'est-à-dire à une privation de sucre, le foie, au bout d'un certain temps pendant lequel les protéines vont servir à alimenter le cerveau en glucose, se met à transformer les acides gras en énergie. Il y a alors libération de corps cétoniques que l'on peut doser dans les urines. Ce qui fait dire aux tenants de la méthode que tout va bien, les graisses fondent. Il faut malheureusement tempérer les enthousiasmes car le système atteint vite ses limites. Les corps cétoniques en excès ralentissent la libération des acides gras et entretiennent une sécrétion d'insuline qui elle-même ralentit la transformation de ces derniers en énergie. Supposons alors qu'en amont arrive une grande quantité de corps gras alimentaires : d'une part, le foie ne pourra pas en brûler plus que le système, ses limitations et la satisfaction des besoins minimaux de l'organisme, ne le permettent ou ne le réclament ; d'autre part les lipides arrivant en excès dans le sang sans trouver d'utilisation seront immédiatement stockés dans l'adipocyte, contribuant ainsi à entretenir la masse grasse. En ce qui concerne l'absorption au niveau digestif, elle se fait à 95 % dans l'intestin grêle et elle est très rapide[1]. Au bout d'une heure, plus de 70 % des lipides du repas ont déjà été absorbés et se trouvent dans le sang. L'intestin est une véritable éponge à gras ; tant qu'il en arrive, il l'absorbe.

Le seul facteur limitant se trouve au niveau de l'estomac. C'est ce que les physiologistes appellent le temps de vidange gastrique. Le pylore, sphincter qui contrôle le passage des aliments de l'estomac à l'intestin, s'ouvre plus ou moins selon la composition des aliments. Les glucides passent facilement, mais les protéines et surtout les lipides ralentissent fortement la manœuvre. Plus un repas est gras et plus il reste longtemps dans l'estomac. La densité énergétique est elle-même un facteur limitant puisque le pylore se comporte également comme un compte-calories qui se ferme quand l'apport calorique est excessif. Au-delà d'un certain volume ou d'une densité énergétique trop importante, ce qui est le cas des lipides, il y a renvoi et, dans tous les cas, une sensation d'écœurement qui empêche toute absorption ultérieure tant que le récipient est saturé. Cette sensation déplaisante est durable et laisse des traces. Elle se ravive facilement avec un nouvel apport gras même si, à ce moment-là, l'estomac le permet. C'est ainsi que, dans un régime hyperlipidique, les quantités mises en bouche finissent rapidement par diminuer et leur densité énergétique également. Un régime hyperlipidique ne le reste pas longtemps et devient rapidement hypocalorique.

Lassitude et difficulté de dissocier

Les théoriciens des régimes dissociés, hormis Hay et Shelton qui voyaient en eux un remède aux maladies causées par une alimentation « inadaptée », ont pour argument qu'il ne faut pas supprimer de l'alimentation les lipides ou les glucides mais ne pas les consommer en même temps. Sans sucre, selon eux, il n'est pas possible de stocker ni même d'absorber les graisses. Nous venons de voir ce qu'il en était. La dissociation ne limite pas plus l'absorption des graisses qu'elle ne les entraîne dans les selles. Les lipides en excès par rapport aux besoins contribuent à l'inflation du tissu adipeux. De la même manière, un excès de glucides conduit à faire du tissu gras par l'intermédiaire d'une voie métabolique que les biochimistes appellent la voie des pentoses-phosphates. Au tout début d'un régime dissocié, la possibilité théorique d'absorber de grandes quantités d'un groupe d'aliments donné permet de couper à la sensation de faim. Mais cette sensation diminue également dans le temps, à mesure que les apports caloriques diminuent, en raison de la lassitude et de la difficulté matérielle de dissocier les aliments. Un régime dissocié, à l'instar d'un régime hyperlipidique, conduit à réduire les quantités ingérées en même temps que la densité énergétique.

Moins de calories, finalement

Les régimes hyperglucidiques sont fortement hypolipidiques, souvent moins de 10 % des apports caloriques. Leur densité nutritionnelle est élevée du fait de la présence des fruits et des légumes verts, mais la densité énergétique est basse, d'où perte de poids. Cependant, il est certain que, si la personne pratiquant un régime hyperglucidique absorbait plus de calories glucidiques que son métabolisme n'en dépense, elle prendrait du poids au lieu d'en perdre. Les inventeurs de régimes hyperprotidiques ou hyperprotéinés invoquent l'action dynamique spécifique des protéines qui conduit l'organisme à dépenser plus pour leur digestion que pour celle des lipides ou des glucides. Ils n'ont pas tort, mais cette propriété physiologique n'explique pas tout ; il se trouve que les régimes en question sont aussi hypolipidiques et hypoglucidiques quand ils ne sont pas aglucidiques, d'où des apports énergétiques faibles.

Ainsi toutes ces méthodes sont efficaces, à la façon des régimes hypocaloriques, parce que, d'une manière ou d'une autre, elles conduisent à diminuer les calories de l'alimentation. Ce qui les différencie, c'est la manière d'y arriver, et donc la diminution plus ou moins importante des apports énergétiques, la présence en quantités suffisantes ou non de protéines et d'hydrates de carbone. Ces trois points sont essentiels. Une diminution trop importante des apports caloriques conduit au bout de quelques semaines à un ralentissement du métabolisme de base. Un apport insuffisant de protéines entraîne également au bout de quelques semaines une diminution de la masse maigre. Une absence d'hydrates de carbone s'oppose à l'anabolisme protidique musculaire. La conséquence est, quelle que soit la méthode, une reprise systématique de poids dans les mois qui suivent l'arrêt du régime.

Ne pas faire de régime ?

La façon de maigrir n'est donc pas innocente. Il y a perte de poids et perte de poids...

Le fait que quatre personnes sur cinq au moins, ayant suivi un régime alimentaire, aient repris tout le poids perdu au bout de cinq ans, pose le problème de l'intérêt d'un régime. D'autant plus que chaque tentative avortée comporte le risque d'un ralentissement du métabolisme, d'une plus grande difficulté à perdre du poids la fois suivante et, dans une certaine mesure, d'une diminution de l'espérance de vie. Pour certains, la septième méthode et la plus efficace consisterait à ne pas faire de régime du tout.

Parmi ceux-là, le Dr Jean-Philippe Zermati[2] explique dans *Maigrir sans régime* qu'une prise de poids excessive peut avoir deux causes : un déséquilibre d'ordre biologique et un déséquilibre d'ordre psychologique. La science n'a pas encore apporté de solution efficace au premier, mais il est possible de corriger le second. Chaque individu possède un point d'équilibre, le *set-point*, qui correspond au poids génétique, celui où il se maintient sans effort et en l'absence de sollicitations extérieures. Ce poids, que l'on pourrait à la façon des sportifs appeler poids de forme (plutôt que celui des formes !), n'est pas forcément celui des tables de références. Il peut être plus élevé que la fourchette de l'IMC ne le prévoit, ou plus bas. Le poids demeure constant, c'est-à-dire à son *set-point*, tant que la personne mange à sa faim (ou plutôt, pas plus que sa faim). Comme, selon Zermati, il est génétiquement programmé, il ne dépend pas du niveau de l'activité physique. Plus l'activité physique augmente, plus la dépense énergétique augmente, plus la personne a faim, et plus elle mange pour que son corps se maintienne au *set-point.* Manger à sa faim, c'est apprendre à s'arrêter de manger quand la faim n'est plus là. Il existe à l'état naturel une régulation sensorielle fine qui permet d'adapter exactement les apports alimentaires à la dépense énergétique. La faim donne le signal : il faut manger. La décroissance du plaisir gustatif traduit la fin du remplissage des réservoirs. Quand le premier a disparu, les seconds sont pleins ; il faut s'arrêter de manger.

Pourquoi n'est-on pas capable de manger selon sa faim ?

Il y aurait à cela deux raisons. D'une part un défaut de perception des sensations alimentaires, de l'autre le refus de les prendre en compte. Les mécanismes sont de nature psychologique.

Il y a le corps gros qui exprime la détresse que les mots ne peuvent formuler, le corps-défense qui solutionne son problème à sa façon. La confusion entre la sensation et l'affect, où toute émotion négative peut en ce cas interférer avec la prise alimentaire ; la relation conflictuelle à l'environnement, la famille, l'argent, la sexualité, le corps, la nourriture... autant d'émotions qui participent de la restriction cognitive. Celle-ci s'apparente à un état de régime permanent, dans lequel alternent contrôle et perte de contrôle, inhibition des sensations alimentaires et restriction calorique, désinhibition et hyperphagie. C'est un reproche qu'on peut adresser à tous les régimes que de faire le lit de la restriction cognitive. Ils imposent des règles pour le choix ou les quantités d'aliments et fixent des repères comportementaux, mais négligent les sensations alimentaires, repères bien plus importants, qui disparaissent alors derrière les premiers.

Selon Zermati, lorsqu'on retrouve la capacité d'interpréter ses sensations alimentaires, on retrouve aussi celle de manger de tout sans interdit, sans grossir ou regrossir. C'est ce que permet l'approche biopsychosensorielle en trois étapes.

Première étape : retrouver ses sensations alimentaires

Devenir un observateur de soi-même en tenant un carnet alimentaire où consigner sa manière de s'alimenter et les événements ou rencontres qui l'accompagnent. Décrypter ensuite ce journal et identifier les situations. Pourquoi a-t-on mangé sans faim ?

— parce que les aliments étaient sur la table ;

— parce qu'on ne peut plus s'arrêter de manger des aliments interdits une fois qu'on y a touché ;

— parce qu'on a peur d'avoir faim plus tard ;

— parce qu'on a peur de manquer ;

— parce qu'il faut terminer sur une touche sucrée ;

— parce qu'on est triste, en colère ou anxieux ;

— parce que...

Se connaître soi-même et s'observer sans complaisance permet de mieux appréhender la situation.

Après une quinzaine de jours de tenue du carnet :

— ne rien faire d'autre que manger lorsqu'on est à table ;

— apprendre à se détendre avant autant que pendant le repas ;

— reposer la fourchette toutes les trois bouchées ;

— utiliser de plus petits couverts ;

— finir le dernier lorsqu'il y a d'autres convives ;

— s'interroger sur la réalité du sentiment de faim ;

— s'interroger sur le plaisir gustatif : est-ce bon ?

— se demander : a-t-on assez mangé ?

— prendre en compte ses sensations, et aucune des « croyances alimentaires » : si vos sensations vous indiquent que vous avez assez mangé, quittez la table. Sautez, s'il le faut, certains repas, décalez les horaires de repas ou mangez entre les repas. Il s'agit de mettre à jour l'horloge interne. Le retour à la « vie civile » se fera naturellement.

Deuxième étape : se réconcilier avec les aliments

Toute augmentation importante et prolongée de l'apport calorique, qu'il vienne des lipides ou des glucides, entraîne une prise de poids. Il en est du kilo de plumes comme du kilo de plomb, quelle que soit l'origine des calories, elles ont la même valeur, 4,18 kilojoules pour le physicien, et les mêmes effets sur l'embonpoint. Si l'équilibre pondéral est obtenu avec 2 000 kilocalories par jour, 50 kilocalories de chocolat ou de haricots verts en plus feront grossir de la même façon. Par contre, inclure ces 50 kilocalories de chocolat dans les 2 000 kilocalories ne fera pas grossir et sera peut-être plus agréable que 50 kilocalories de légumes verts. Ce n'est pas ce que consomme le mangeur qui est en cause, mais la façon dont il l'a consommé, avec ou sans faim, que ce soit des frites, des rillettes ou du chocolat. En guise de preuve, le Dr Zermati propose des exercices de substitution :

— supprimer le petit déjeuner pendant quatre jours et le remplacer par une tablette de 100 grammes de chocolat ; la déguster et ne pas hésiter à s'arrêter si la faim a disparu ; se peser le premier et le cinquième jour. Le poids n'a pas varié, mais l'opération a permis sans doute de calmer les envies de chocolat, de prendre du plaisir à retrouver ses aliments habituels, de mieux suivre ses sensations, et de mieux concilier les contraires (aliments interdits/aliments autorisés) ;

— supprimer le petit déjeuner pendant quatre jours et le remplacer par un repas de gâteaux à volonté ; chaque jour acheter la même quantité de pâtisseries ; s'arrêter de manger dès qu'on se sent rassasié ; se peser le premier et le cinquième jour.

L'exercice permet de déterminer son seuil de satiété et de faire disparaître la crainte de ne pas avoir assez, d'avoir faim ou de prendre du poids.

Deux autres exercices consistent, l'un à déterminer les yeux fermés la composition d'un plat préparé par quelqu'un d'autre et l'autre à caractériser son goût en prenant en compte son aspect, son odeur, sa saveur, sa consistance en bouche, sa chaleur. Il s'agit de nourrir son corps et sa tête, et non plus seulement remplir pour remplir.

Troisième étape : composer avec ses émotions

Qu'est-ce qui fait souffrir ? l'événement à l'origine de l'émotion, deuil, maladie d'un proche, rupture, faillite, ou l'émotion suscitée par l'événement ? C'est l'idée que l'on se fait des événements qui est à l'origine de l'émotion donc de la souffrance. Le facteur déclenchant d'une émotion négative peut être un simple objet chargé d'affects, souvenons-nous de la jeune femme et de sa lampe[3]. Chacun peut, à la manière des comportementalistes, agir sur l'objet sinon sur l'événement, par exemple en le changeant de place, ou sur la relation qui s'est nouée avec cet objet. Il est possible qu'il faille détruire l'objet pour dénouer la relation, mais il est également possible de reconnaître et d'accepter que cette relation soit la cause d'une brutale incursion dans le Frigidaire. Admettons que l'émotion et sa connotation négative soient là, ce n'est pas pécher que de vouloir lui opposer une émotion positive comme de manger, même si faire un tour dans la campagne, ou se précipiter pour faire des courses en ville, serait sans doute plus approprié, du moins en ce qui concerne le poids – acheteurs compulsifs, attention ! Or cette émotion positive ne peut être mise en route si on ne connaît pas son seuil de satiété ; on passe à côté du plaisir, et, loin d'être réconforté par l'aliment, ce dernier ne fait qu'alimenter la détresse.

La seule alternative raisonnable au régime

Apprendre à manger à sa faim, connaître son seuil de satiété, être à l'écoute des sensations qui le précèdent, composer avec ses émotions en trouvant la compensation dans le plaisir de manger mais sans risque, est l'objectif ambitieux de la méthode. Louable et convaincante, à qui s'adresse-t-elle vraiment ?

Chacun le sait, la critique est aisée et l'art difficile. Quand on connaît le martyre de l'obèse qui a pratiqué toutes les méthodes amaigrissantes ou presque, qui a échoué chaque fois, qui, toutes tentatives cumulées, a perdu jusqu'à deux ou trois quintaux de graisse, et qui se tourne en désespoir de cause vers des techniques chirurgicales dont on sait qu'elles ne feront que différer le problème, la méthode biopsychosensorielle est une option à prendre en compte. Elle est même la seule raisonnable, présentée comme une alternative au régime, sauf si l'intéressé(e) a déjà essayé et échoué... Mais, hormis l'obésité morbide, a-t-elle une raison d'être en tant qu'alternative au régime alimentaire ? L'idée, c'est qu'un régime alimentaire quel qu'il soit est voué à l'échec puisqu'il conduit obligatoirement à l'installation d'un état de restriction cognitive présenté comme le facteur déterminant de la constitution d'une obésité définitive.

Deux chercheurs américains[4], spécialistes du comportement alimentaire, sont à l'origine de la notion de restriction cognitive. Ils la décrivent comme étant l'« intention, réalisée ou non, d'atteindre un poids inférieur au poids actuel et de s'y maintenir sans que cela implique nécessairement une diminution effective des apports caloriques ». Cette définition est raisonnable et traduit bien l'idée qu'il s'agit d'un état qui peut être à l'origine de désordres alimentaires ultérieurs mais qui n'y oblige pas. En d'autres termes la restriction cognitive est devenue une formule chargée d'arrière-pensées pour décrire le comportement naturel de quelqu'un qui surveille simplement sa ligne. Ce n'est pas une situation pathologique ; elle ne le devient que lorsqu'elle s'accompagne de comportements d'inhibition, de frustration ou de dévalorisation personnelle. Cela suppose un contexte psychologique fragile, des contraintes familiales, sociales ou professionnelles mal assumées, un vide affectif non comblé. Est-ce le cas de tout le monde ? Est-ce le cas de toutes celles et de tous ceux qui ont des kilos à perdre ? À l'évidence non, et c'est bien là le danger que de vouloir généraliser une méthode pour qu'elle devienne la référence alors qu'elle n'est qu'une option parmi d'autres dans un contexte multifactoriel.

Toutes les raisons de regrossir

Pourquoi regrossit-on après un régime alimentaire ? Parce que les apports alimentaires continuent de faire plus de réserve que d'énergie ? Parce qu'ils sont excessifs par rapport au métabolisme qui a diminué ? Parce qu'il existe une disproportion entre les apports énergétiques relatifs à chaque macronutriment ? Parce qu'il y a trop de gras ? parce qu'il y a trop de sucres simples ? Parce que l'insuline sécrétée en excès favorise un stockage excessif des graisses ? Parce que la dépense physique est insuffisante ? Parce qu'on est faible, anxieux, déprimé, stressé ? Parce que l'on vit un vide affectif ? Parce que la vie est insupportable ?...

Pour toutes ces raisons, sans doute. Mais toutes n'ont pas le même impact sur la reprise de poids. On regrossit pour les mêmes raisons qui ont fait qu'un jour on a pris du poids. Les facteurs à l'origine du dysfonctionnement des mécanismes régulateurs du bilan énergétique sont nombreux ; citons les stimuli sensoriels induits par la disponibilité des aliments, leur saveur en bouche, le contexte environnemental, la place occupée dans la société et le sentiment qu'on en retire. La sédentarité est étroitement liée à l'obésité. Des études ont montré que le niveau d'activité initial d'un individu est négativement associé à la prise de poids ultérieure. L'hérédité a sa part également. L'héritabilité génétique de la masse grasse totale et de la répartition du tissu concerne 25 % des individus. Elle en concerne 40 % pour le métabolisme de base et la thermogenèse accompagnant les repas. Mais il est difficile d'affirmer qu'il y ait un *set-point* génétiquement déterminé. Ce qui est transmis héréditairement, c'est une capacité d'adaptation du métabolisme à l'environnement et à ses fluctuations[5].

Il est critiquable de mettre en cause le principe du régime alimentaire

Jouer le tout psychologique ou comportemental, c'est s'attacher à des composantes importantes mais non déterminantes du problème. Elles ne sont pas essentielles parce qu'elles ne sont pas exclusivement liées au surpoids. Elles contribuent à la prise ou à la reprise de poids, mais à supposer qu'une pilule magique fasse s'envoler les kilos, elle ne ferait sans doute pas disparaître un état sous-jacent de mal-être dont le poids n'est qu'un facteur accessoire et récent, même s'il donne l'impression du contraire. Qu'on le veuille ou non la physiologie l'emporte sur l'émotion quand bien même cette dernière influe sur la première (voir le phénomène de sécrétion anticipée d'insuline)[6].

La méthode est critiquable, quand elle met en cause le principe du régime alimentaire. Sans doute celui-ci n'est-il pas indiqué pour tout le monde, et peut-être qu'une personne qui a seulement tendance à prendre du poids ou qui a gagné récemment quelques kilos, aurait tout intérêt à apprendre à manger à sa faim plutôt qu'à s'abandonner aux sachets de protéines. Pour d'autres raisons, répétons-le, les grandes obésités morbides se porteront mieux ou du moins pas plus mal en appliquant la méthode. Les extrêmes se rejoignent, mais ce n'est pas là qu'on rencontre, et de loin, la majorité de celles et de ceux qui se battent avec leur poids. Le régime n'est pas le traitement idéal, mais il est pour l'instant, s'il est adapté et équilibré, le moins mauvais – le seul qui permette de réduire la surcharge.

Autre remarque sur la méthode du Dr Zermati. Les calories ont toutes la même valeur, certes, pour qui situe l'action d'un régime dans le strict cadre de la restriction des apports énergétiques. Mais ce qui fait que les lipides sont mis en réserve et le sucre transformé en graisse plutôt qu'en énergie ne dépend pas exclusivement de la valeur énergétique de l'aliment consommé. Il n'y a pas systématiquement une équivalence entre la valeur calorique des aliments et la dépense énergétique qui permettrait de dire : « Si je consomme théoriquement 2 000 kilocalories par jour en absorbant des aliments qui en valent 2 000, je ne risque pas de grossir. » Certaines circonstances physiologiques et biochimiques font que les réactions de stockage peuvent être favorisées au détriment de la dépense énergétique attendue, d'où prise de poids. Selon leur richesse en nutriments, les aliments participeront au fonctionnement de la centrale énergétique de l'organisme, le cycle de Krebs, ou au contraire à celui de l'hélice de Lynen qui sert à fabriquer des acides gras. Respecter la juste proportion pour le meilleur rendement possible, c'est la raison d'être des standards alimentaires précédemment évoqués[7].

On ne peut dire que toutes les calories sont équivalentes

À des fins de démonstration, le Dr Zermati explique que consommer un sandwich rillettes dès lors qu'il n'excède pas le point de rassasiement, ne fait pas grossir, mais qu'un yaourt 0 % ajouté au-delà de ce point serait la cause de la prise de poids. On se prend à sourire, car le lactose du produit laitier se comporte comme un sucre lent et les protéines en excès, qui ne servent pas à l'anabolisme musculaire ou à la réparation des tissus, sont éliminées sous forme de déchets azotés. Où est l'équivalence calorique ? Les lipides de la charcuterie, eux, mettront un certain temps à passer la barrière gastrique, mais, une fois dans l'intestin, ils seront littéralement aspirés par la muqueuse et participeront pour la plupart à l'inflation du tissu adipeux. Ce type d'exemple encourage la recherche de la densité énergétique plutôt que celle de la densité nutritionnelle, favorise une alimentation selon le goût qui peut conduire à une aberration nutritionnelle.

Nier également toute relation entre le poids et le nombre des repas quotidiens, en arguant qu'augmenter leur nombre revient à augmenter le risque de caries dentaires, ou contester la nécessité du petit déjeuner sous prétexte qu'il contribue à augmenter les apports caloriques de ceux qui ont l'habitude de manger plus le soir, c'est remettre en cause arbitrairement les recommandations des organismes de santé[8]. C'est aussi baisser les bras devant une situation de fait préjudiciable à l'équilibre pondéral et à l'équilibre alimentaire en général. L'argument le plus spécieux est celui qui consiste à contester l'intérêt d'une activité physique en prétextant qu'elle est susceptible d'augmenter l'appétit donc les apports énergétiques. C'est ne prendre en compte ni son intérêt démontré dans la restructuration de l'image corporelle, ni son action positive au niveau du métabolisme, ni son efficacité thérapeutique dans le syndrome polymétabolique qui accompagne fréquemment le surpoids de la cinquantaine, ni encore la compensation qu'elle exerce sur la perte de masse maigre lors d'un régime soutenu.

Quant au *set-point*, il relève de l'équilibre entre les entrées et les sorties. Il est situé à la rencontre de la meilleure répartition alimentaire pour le meilleur rendement énergétique et de l'activité physique nécessaire et suffisante à contrôler les fluctuations de poids. Que reste-t-il de la méthode ? Sans doute apprendre à manger à sa faim, mais une activité physique régulière et d'intensité moyenne est par elle-même un régulateur d'appétit en diminuant l'hyperinsulinisme. Alors...

Et si le septième régime était un régime santé, le régime crétois ?

Les Crétois sont minces, ils vivent plus vieux que tout le monde et meurent en bonne santé avec un taux de mortalité coronaire d'environ 1 pour 1 000 contre 40 pour 1 000 chez les gens du Nord. Leur taux de cholestérol total n'est pas différent de celui des habitants des autres pays méditerranéens, mais ils consomment plus d'acides gras polyinsaturés de type oméga-3, de fibres et d'antioxydants. Telles sont les conclusions d'études menées à partir des années 1950 qui ont conduit à établir un régime « méditerranéen » recommandé par tous les cardiologues.

Selon ce modèle, l'alimentation doit comporter :

— des fibres, de la vitamine C, de la vitamine A et des polyphénols, avec des fruits, des fruits secs et des légumes verts ;

— des hydrates de carbone complexes, avec des céréales complètes, des légumineuses et des pommes de terre ;

— des acides gras monoinsaturés et de la vitamine E, avec de l'huile d'olive et des fruits oléagineux ;

— des protéines de bonne valeur biologique et des oméga-3 avec des poissons gras ;

— une consommation raisonnable de produits laitiers ;

— une consommation modérée d'alcool ;

— une consommation de viande épisodique ;

— des apports caloriques modérés ;

— une activité physique importante.

Ce type d'alimentation riche en antioxydants présente des apports en oméga-3 et oméga-6 de l'ordre de 12 grammes par jour avec un rapport de 1 pour 5. Les acides gras monoinsaturés représentent près de 60 % des acides gras totaux. Les fibres alimentaires ont une action hypocholestérolémiante et les prises alimentaires ont un index glycémique bas.

Il faut reconnaître qu'il s'agit d'un modèle idéalisé qui n'existe pas de nos jours sous cette forme achevée. Il s'agit d'une compilation de recettes « santé » faite à partir d'études déjà anciennes à replacer dans un contexte historique et géographique, à une période où la rareté de l'offre alimentaire ne permettait pas d'autres choix, où le mode de vie rural impliquait une activité physique importante. Les périodes de fêtes ne respectaient de toute façon pas le schéma et les nouvelles générations l'abandonnent dès qu'elles le peuvent.

Il faut toutefois garder en mémoire qu'en Crète, il existe encore aujourd'hui une cellule familiale forte, des repas structurés, une vie peu stressante et... une mortalité cardio-vasculaire moindre.

Le régime crétois, devenu méditerranéen par extension, est aujourd'hui une référence en matière de protection contre les maladies cardio-vasculaires. Il a fait l'objet de nombreuses applications pratiques, dont certaines pour maigrir en bonne santé.

Le régime oméga-3

Le régime oméga-3 (tel qu'il est présenté dans les livres *The Omega Plan*, et *Le Régime oméga-3*[9]) est, dans sa version pour maigrir, un régime hypocalorique qui intègre toutes les données de la diète crétoise en sept points :

— consommer des aliments riches en oméga-3 : poisson gras (hareng, maquereau, saumon, thon, truite), noix, huile de colza, graines de lin, légumes à feuilles vertes ;

— utiliser des huiles riches en monoinsaturés telles que de l'huile d'olive et de l'huile de colza ;

— consommer 7 portions de fruits et légumes par jour ;

— consommer plus qu'avant des protéines végétales telles qu'apportées par les légumineuses (fèves, pois...) ;

— éviter les graisses saturées en consommant des viandes maigres et des produits laitiers allégés ;

— éviter les huiles riches en oméga-6 comme les huiles de carthame, de maïs, de pépin de raisin, de soja ou de tournesol ;

— réduire les apports en acide gras « trans »[10] en diminuant la consommation de graisses transformées, c'est-à-dire hydrogénées, par le procès industriel, comme les pâtisseries du commerce, les viennoiseries, les biscuits, les céréales à petit déjeuner, les produits frits, les produits pour snack et certaines margarines.

Ingrédients de base, ingrédients ajoutés

Le principe général de répartition des aliments sur la semaine comporte des ingrédients de base pour les repas et des ingrédients pouvant être ajoutés indifféremment à chaque repas.

Les ingrédients de base :
— *lundi* : viande maigre et pâtes ;
— *mardi* : légumineuses et poisson ;
— *mercredi* : volaille et légumineuses ;
— *jeudi* : viande maigre et légumineuses ;
— *vendredi* : poisson et omelette ;
— *samedi* : volaille et légumes verts ;
— *dimanche* : poisson et viande maigre.

Les ingrédients pouvant être ajoutés :
— huile d'olive et de colza ;
— noix, ail et oignon ;
— légumes verts, herbes et épices ;
— fruits et jus de fruits frais ;
— pâtes et riz ;
— pain ;
— fromage, produits laitiers maigres ;
— vin.
Et ne pas oublier l'eau.

Deux variantes, pour maigrir

Dans le cadre d'un régime amaigrissant, il existe deux formules, l'une à 1 500 kilocalories, l'autre à 1 200 kilocalories. À chacun de choisir ce qu'il pense lui convenir le mieux. Des menus sont établis pour chaque repas et leur valeur calorique indiquée, ce qui permet de construire sa journée alimentaire en choisissant dans une liste de 126 propositions de petits déjeuners, déjeuners ou dîners, et de collations.

Exemple à 1 500 kilocalories

— Petit déjeuner (n° 2 dans le livre) : 1 petit pain complet grillé (60 à 80 grammes) + 30 grammes de saumon fumé

+ 2 cuillerées à soupe bombées de fromage blanc maigre + oignons rouges et câpres + 1 grand verre de jus d'orange pressée. Valeur approximative : 430 kilocalories.
— Déjeuner (n° 9) : salade grecque (1 tomate, 1/2 concombre, 30 grammes de feta, 10 olives, 1/2 cuillerée à soupe de vinaigrette à l'huile d'olive) + 1 petit pain complet + 1 cuillerée à café rase d'un mélange moitié-moitié de beurre et d'huile de colza. Valeur approximative : 510 kilocalories.
— Collation : 1/2 pamplemousse. Valeur approximative : 60 kilocalories.
— Dîner (n° 10) : 115 grammes de thon cuit au four et rondelles de tomates + 1 tasse de brocolis cuits à la vapeur + 1/2 tasse de riz ou de boulgour + 1 cuillerée à café rase d'un mélange moitié-moitié de beurre et d'huile de colza. Valeur approximative : 500 kilocalories.

Exemple à 1 200 kilocalories

— Petit déjeuner (n° 2) : 1/2 petit pain complet grillé (30 à 40 grammes) + 30 grammes de saumon fumé + 2 cuillerées à soupe bombées de fromage blanc maigre + 1/2 verre de jus d'orange pressée. Valeur approximative : 310 kilocalories.
— Déjeuner (n° 9) : salade grecque (1 tomate, 1/2 concombre, 30 grammes de feta, 8 olives, 1/2 cuillerée à soupe de vinaigrette à l'huile d'olive) + 1 petit pain. Valeur approximative : 420 kilocalories.
— Dîner (n° 10) : 100 grammes de thon cuit au four et rondelles de tomates + 1 tasse de brocolis cuits à la vapeur + 1/2 tasse de riz ou de boulgour + 1 cuillerée à café rase d'un mélange moitié-moitié de beurre et d'huile de colza. Valeur approximative : 470 kilocalories.

À vouloir trop bien faire...

Le programme insiste sur l'intérêt d'une activité physique quotidienne, ce qui est bien, mais sans recommandations précises. Ni identifiée, ni quantifiée, ni programmée, elle risque de se cantonner dans le domaine du vœu pieux. Il est également nécessaire de tenir un journal, de tout noter et de tout peser. Il y a là, à coup sûr, les ingrédients propices à l'installation future d'un état de restriction cognitive. La consommation de compléments alimentaires est recommandée sous forme d'apports en oméga-3 de type EPA (acide eicosapentaénoïque) et DHA (acide docosahexaénoïque). Encore une fois, à vouloir trop bien faire, on prend des risques. Trop d'oméga-3 par rapport aux oméga-6, par exemple, peut modifier la fluidité du sang et entraîner des saignements. Une alimentation équilibrée demeure le meilleur antidote à ce genre de dérèglement. Le problème de la stabilisation du poids n'est pas abordé. Ce sont les principaux défauts de ce régime, qui, s'il apporte une touche santé en orientant dès le départ l'alimentation vers plus d'acides gras essentiels et d'éléments antioxydants, ne contribue pas à libérer la personne d'un rapport conflictuel avec son alimentation.

Quel est le moins mauvais des régimes ?

Revenons à la question : quel est le meilleur régime possible ou, plutôt, le moins mauvais... ? en sachant que celui qui aurait les avantages de toutes les méthodes sans les inconvénients reste encore à inventer.

Parmi les attentes des personnes en instance de régime, certains points paraissent essentiels : ne pas avoir faim ; ne pas être fatigué ; ne pas être contraint à une vie monacale ; pouvoir remanger ce que l'on aime sans reprendre aussitôt le poids perdu ; ne pas être contraint à une ascèse pour le restant de ses jours. À ces souhaits répondent des exigences, celles de la santé et du maintien des résultats dans le temps : des apports protidiques suffisants, des apports glucidiques adaptés, des apports énergétiques qui n'entament pas le métabolisme et, désormais, des oméga-3 et des antioxydants naturels. Il faut, de surcroît, tenter d'apporter une solution à la reprise de poids quasi inéluctable au bout de cinq ans.

Quelle est la recette de ceux qui ont réussi ?

Comment ont-ils fait, les 10 ou 15 % de rescapés au bout de cinq ans ? On ne parle jamais d'eux pour au moins deux bonnes raisons : d'une part ils ont quitté le circuit médical de la nutrition ou de l'endocrinologie, puisque leur problème est résolu, d'autre part ils retiennent moins l'attention des spécialistes que les autres, les recalés, qui forment une clientèle « captive » par opposition à celle qui s'est « libérée ».

Contrairement à ce que l'on pourrait penser, les réussites ne sont pas le fait exclusif des personnes qui n'avaient que 2 ou 3 kilos à perdre, pris par accident, à la suite d'une hospitalisation, d'un traitement médical ou de l'arrêt du tabac. La plupart avaient un IMC autour de 30, un pourcentage de masse grasse supérieur à 30 % chez les femmes et à 25 % chez les hommes et, souvent, deux ou trois tentatives malheureuses derrière. Elles se sont réveillées un matin avec la rage de maigrir, une véritable rage au ventre qui a fait que le programme est devenu une priorité absolue. En ce cas, il ne s'agit plus d'adapter le régime aux circonstances mais d'adapter l'environnement au régime. L'activité physique devient un objectif prioritaire au même titre que l'alimentation. Tous ceux qui ont maintenu leur poids se sont mis un jour à bouger plus. Le mouvement est la clé du poids. L'activité physique régulière doit devenir une composante incontournable d'un nouveau mode de vie.

Le mot régime prend alors un autre sens ; il se confond avec la *dieta* hippocratique de l'Antiquité. Il ne se résume plus à compter des calories, il devient un art de vivre, de bien respirer, de mieux bouger, de mieux aimer et de mieux manger. C'est à cette condition que l'homme ou la femme se renouvelle, se libère d'un habit qui n'est pas vraiment le sien. Tous ceux qui ont réussi ont changé quelque chose dans leur existence. C'est pour ne rien avoir changé que les autres sont restés sur le quai. Il n'y a pas d'autre recette.

Pourquoi l'activité physique ?

Un ouvrage récent, *Le Sport pour maigrir*, en résume les avantages[11]. Ceux-ci sont confirmés par de nombreuses études scientifiques convergentes. Pourtant, beaucoup d'obèses ou simplement de personnes en surpoids n'y adhèrent pas. Cela tient surtout aux informations incomplètes ou contradictoires qui circulent et deviennent dissuasives au moment où quelqu'un qui n'a ni l'habitude ni le désir de bouger doit se faire violence.

Reprenons, par exemple, les propos de l'auteur du livre *Maigrir sans régime* : « [...] Si vous comptez maigrir en empruntant les ascenseurs plutôt que les escaliers ou en marchant plutôt que d'utiliser votre voiture, mieux vaut renoncer [...], le sport possède quantité de vertus mais pas celle de faire maigrir [...], la même quantité de sport peut faire maigrir des sujets de poids normaux alors qu'elle ne produit aucun résultat sur des sujets obèses [...] la plupart des études se contentent de constater que le sport et l'activité physique, en dehors d'un changement d'alimentation, s'ils permettent quelques modifications morphologiques, ne produisent que très peu d'effet sur le poids[12]. »

Ces assertions sont malheureusement trop souvent confirmées par les faits. Mais ce n'est pas l'activité physique qui est en cause. C'est le manque de formation du prescripteur qui va proposer un régime alimentaire détaillé et encadré, mais des recommandations sportives par contraste singulièrement floues et inappropriées. Il existe un suivi de régime, mais les plans d'activité physique accompagnée et surveillée restent rares. C'est pourquoi, le plus souvent, le novice anxieux de brûler ses lipides en fait trop ou pas assez et, dans les deux cas, se lasse vite, car aucun résultat ne vient récompenser ses efforts. Or la dépense énergétique efficace est particulière ; elle n'est pas le résultat d'un exercice intensif mais d'une activité d'intensité moyenne et prolongée.

Kilos de plomb et kilos d'or

L'activité physique associée à un régime[13] entraîne une perte de poids supérieure à celle du régime seul. Cette perte n'est que de quelques kilos, qui peuvent paraître bien modestes par rapport aux 15, 20 ou plus que souhaitent perdre certains. Mais, pour le coup, il y a les kilos de plomb et les kilos d'or. Ceux que fait perdre le sport bien pensé appartiennent à la deuxième catégorie et sont à ce titre précieux. Ils sont le résultat d'une fonte lipidique avérée et non pas d'une déshydratation ou d'une perte de masse maigre. Ils signifient que l'organisme réagit normalement à une augmentation de la dépense énergétique. Ce qui est efficace maintenant le sera à plus forte raison pour le maintien ultérieur de l'équilibre pondéral. Dans le cas de surcharges importantes, l'activité peut être ni assez intense ni assez prolongée dans les premiers temps du régime, parce qu'il est difficile, pour des raisons physiques ou psychologiques, de mettre efficacement le corps en mouvement. C'est le rôle du praticien que d'encourager et de diriger une progression lente et prudente de l'intensité et surtout un allongement de la durée de l'effort. Il est évident que, plus le poids diminue et plus l'effet est sensible. Il est utile de mesurer à l'aide d'un adipomètre[14] l'évolution du tissu adipeux et de la corréler avec l'activité physique conjointe au régime alimentaire.

Quelles que soient les précautions prises vis-à-vis des apports en protéines de bonne valeur biologique, la perte de masse maigre sous régime seul est de l'ordre de 25 % du poids perdu. L'activité physique diminue cette perte de moitié, la ramenant à 12 % seulement du poids perdu. C'est une des clés de la non-reprise ultérieure, qui revient à épargner le métabolisme de base en épargnant la masse musculaire et évite le trou énergétique qui fait suite aux méthodes drastiques.

Utiliser l'oxygène de l'air

Il faut une activité aérobie d'intensité moyenne et prolongée. Cela signifie que, pour brûler ses graisses, il faut ménager son rythme cardiaque. Au-delà d'une certaine fréquence qu'on appelle le seuil aérobie, l'organisme ne fonctionne plus sur ses lipides pour assurer les approvisionnements en énergie. Il faut donc rester en dessous et utiliser l'oxygène de l'air pour les oxyder correctement. Nous verrons plus loin comment estimer cette fréquence cardiaque efficace. De plus, l'effet lipolytique se poursuit indépendamment de l'effort et après qu'il a été arrêté[15], pendant plusieurs heures, d'où l'intérêt d'effectuer au moins quatre séances par semaine pour l'entretenir.

Activité et psychisme

Le métabolisme glucido-lipidique, largement impliqué dans la mise en réserve des lipides, est favorablement orienté par l'activité physique. Celle-ci augmente la sensibilité à l'insuline. Or l'insulinorésistance, outre qu'elle contribue au maintien de la masse grasse, influence le comportement alimentaire dans le sens des fringales et des compulsions. Elle est un facteur physiologique déterminant de la reprise de poids ultérieure. L'activité physique modifie le profil lipidique en augmentant la part du HDL-CT (le « bon » cholestérol) et en diminuant la part du LDL-CT (le « mauvais » cholestérol). Des études laissent supposer qu'un sujet obèse développant une activité physique régulière aurait un risque de mortalité cardio-vasculaire plus faible qu'un sujet de corpulence normale, mais sédentaire[16].

Hormis ces considérations physiologiques, l'activité physique influence favorablement le psychisme, ce n'est pas le moindre de ses effets. Elle exerce une action relaxante sur le sujet anxieux ou stressé. Elle améliore l'humeur des dépressifs, substituant au mal de vivre une sensation de bien-être physique. Le contact avec la matière, au travers de l'effort, est le premier pas vers la réconciliation avec le corps, vers une plus grande estime de soi avant même d'être un facteur d'intégration ou de réintégration sociale. Ces points ont une importance stratégique non seulement pour l'adhésion au régime mais également pour la reprise d'une alimentation normale. Un programme amincissant risque l'échec s'il dissocie le corps de l'esprit. Ce qui est le cas des thérapies uniquement centrées sur les problèmes psychologiques. L'intellectualisation peut dissuader de poursuivre une opération de valorisation du corps, tant il est vrai que le surpoids ou pire, l'obésité, tendent à la négation du corps devenu l'ennemi, la cause de toutes les frustrations. L'interface entre le corps et l'esprit passe par la sensation, celle que produit l'effort, signe de la coopération entre l'un et l'autre par le biais du contact avec la nature.

Dix kilos dans l'année rien qu'en bougeant

Les chiffres parlent[17] : une heure de marche à pied tous les jours fait perdre 10 kilos de tissu adipeux en un an et trois quarts d'heure de jogging, trois fois par semaine, 8 dans l'année ! Nager fait consommer plus de graisse que marcher, marcher plus que trottiner et trottiner plus que courir ! Donc natation et marche à pied sont les meilleurs adjuvants possibles d'un régime alimentaire : la nage parce qu'elle libère de la pesanteur, la marche à pied parce qu'elle peut se faire sans contraintes, au rythme et au gré de chacun. Une dépense de l'ordre de 2 500 à 2 800 kilocalories par semaine en rapport avec l'une ou l'autre de ces activités physiques met à l'abri de tout risque de reprise de poids[18].

Pour brûler 500 kilocalories, nous disent les stakhanovistes de l'effort, il faut parcourir 10 kilomètres à pied en 1 heure (c'est-à-dire courir !), 20 kilomètres à vélo (ce n'est plus de la promenade !), 2 kilomètres à la nage (il ne faut pas traîner !), pratiquer 1 heure de ski de fond, 1 heure de roller, 1 heure de danse type rock... ! Il est évident que ces valeurs sont dissuasives. Elles ne sont pas accessibles, en première intention, à une personne jusque-là sédentaire, qui pâtit des contraintes physiques et psychologiques de sa surcharge pondérale. Or une marche tranquille brûle tout de même 200 à 300 kilocalories par heure, le golf également, surtout si l'on porte son sac, le jardinage aussi, la bicyclette à son rythme, la nage régulière pareillement, la gymnastique sous contrôle d'un kinésithérapeute ou d'un professeur d'éducation physique, la danse sans pour autant rocker... Même le plus petit effort a son importance – il est bien connu que les petits ruisseaux font les grandes rivières. En matière d'activité physique, tout compte en positif, les marches d'escalier comme la distance de sa voiture à son bureau. Brûler des calories, c'est bien puisque c'est ainsi que l'on maigrit, mais faire fonctionner régulièrement le muscle, sans nécessairement brûler plus, c'est la meilleure façon de ne pas reprendre de poids après un régime. Il n'y a aucune urgence à atteindre les fameuses 2 500 kilocalories d'activités physiques hebdomadaires. Mais le régime alimentaire est le moment idéal pour s'y préparer doucement.

La marche, le vélo, la natation, la gymnastique, le golf, le jardinage, la danse... toutes ces activités pratiquées sans forcer sont efficaces de la même façon, donc elles sont interchangeables et il n'y a aucune obligation à pratiquer toujours la même. Dans un premier temps, il faut essayer de pratiquer trente minutes d'activité physique trois fois par semaine. Celle-ci peut être fragmentée en tranches de dix minutes par exemple, mais jamais moins pour être efficace. Puis il faut passer à quatre séances de quarante-cinq minutes par semaine, puis enfin à quatre séances d'une heure. Il faut savoir que quatre séances de quarante-cinq minutes par semaine seront plus efficaces que trois séances d'une heure, même si, au total, le temps est le même. Ce qui compte, c'est la régularité.

Être capable de parler mais pas de chanter

Il faut ne jamais oublier que l'exercice doit être aérobie, c'est-à-dire d'intensité moyenne. Autrement dit, vous devez être encore capable de parler mais plus de chanter. Pour apprécier l'efficacité et l'intensité de son effort, on peut faire l'acquisition d'un cardiofréquencemètre (*sports testers*). Il s'agit d'un petit appareil émetteur équipé d'électrodes que l'on place sur son cœur ; les informations sont envoyées à une montre-bracelet qui enregistre en continu la fréquence cardiaque. L'effort est efficace pour des fréquences situées entre 65 et 70 % de la fréquence cardiaque maximale. Celle-ci se calcule à l'aide d'une formule simple :

FC max = 220 – âge (en années)

Par exemple, pour un homme de cinquante ans, celle-ci est égale à :

220 – 50 = 170 pulsations par minute

La fréquence cardiaque aérobie efficace est dans ce cas comprise entre :

170 × 0,60 et 170 × 0,70 = 102 et 119 pulsations par minute

Ces fréquences cardiaques sont raisonnables en ce qui concerne le travail demandé au système cardio-vasculaire. Elles permettent à des non-sportifs de commencer à bouger un peu plus sans risque. Cependant, avant d'entreprendre une activité physique destinée à être prolongée dans le temps, à plus forte raison lorsqu'on n'en a pas l'habitude, une visite médicale s'impose ; celle-ci doit comporter un examen cardiaque, avec auscultation, une prise de la tension et une mesure de la fréquence cardiaque.

Un test de Ruffier permet d'apprécier l'aptitude à l'effort. Il est simple à réaliser. Il consiste à faire 30 flexions complètes sur les jambes, le buste droit, en quarante-cinq secondes, avec retour à la position debout. Le pouls est pris sur quinze secondes immédiatement avant de commencer l'épreuve et en position assise (P_0). Puis à nouveau tout de suite après la fin de l'épreuve (P_1), et une troisième fois au bout d'une minute (P_2). Les valeurs P_0, P_1 et P_2 sont multipliées par 4 pour obtenir les pulsations par minute. L'indice de Ruffier (I) se calcule ensuite :

$$I = \frac{(P_0 + P_1 + P_2) - 200}{10}$$

— si sa valeur est négative, il s'agit d'un cœur d'athlète ;

— si sa valeur est comprise entre 0,1 et 5, le cœur est apte à l'effort ;

— si sa valeur est comprise entre 5,1 et 10, le cœur a une aptitude moyenne à l'effort ;

— si sa valeur est comprise entre 10,1 et 15, l'aptitude est faible ;

— si sa valeur est supérieure à 15, l'aptitude est insuffisante.

Chez des personnes sédentaires, l'indice sera sûrement supérieur à 10. Certaines ne pourront peut-être pas effectuer leurs 30 flexions. Qu'importe, la mise en route de l'activité physique n'en sera que plus progressive et le plaisir plus grand lorsque, enfin, il sera possible de réaliser le test de façon satisfaisante. Car l'entraînement augmente progressivement l'aptitude du cœur à l'effort.

Il est conseillé de faire pratiquer un électrocardiogramme pour rechercher la moindre anomalie qui pourrait contre-indiquer tel ou tel type d'activité physique.

Le poids est un élément déterminant de l'aptitude à l'effort et l'IMC peut orienter la prescription d'une activité physique chez des personnes sédentaires. Plus cet IMC sera élevé et plus la pratique sera longue à mettre en route. Mais, dans ce cas, il est rare qu'un régime alimentaire dure moins de quatre mois. C'est le temps qu'il faut pour arriver à une dépense énergétique due à l'exercice de l'ordre de 1 000 à 1 200 kilocalories par semaine, soit presque la moitié des 2 500 recommandées. Cela vaut le coup de refaire ensuite le test de Ruffier et, pour ceux qui se sentent maintenant des ailes, pourquoi pas une épreuve d'effort pour déterminer la meilleure façon de s'entraîner ?

ACTIVITÉS CONSEILLÉES (temps et jours par semaine)	**Marche ou bicyclette Golf ou jardinage ou natation Gymnastique ou danse**		**Natation ou ergocyle Gymnastique sous surveillance Marche**	
IMC	28 à 29,9	30 à 34,9	35 à 39,9	40 et +
1re et 2e semaine	30 mn × 1/7	20 mn × 1/7	15 mn × 1/7	10 mn × 1/7
3e et 4e semaine	30 mn × 2/7	20 mn × 2/7	15 mn × 2/7	10 mn × 2/7
5e et 6e semaine	30 mn × 3/7	20 mn × 3/7	15 mn × 3/7	10 mn × 3/7
7e et 8e semaine	45 mn × 3/7	30 mn × 3/7	20 mn × 3/7	15 mn × 3/7
9e et 10e semaine	45 mn × 4/7	45 mn × 3/7	30 mn × 3/7	20 mn × 3/7
11e et 12e semaine	*id.*	45 mn × 4/7	45 mn × 3/7	30 mn × 3/7
13e et 14e semaine	*id.*	*id.*	45 mn × 4/7	45 mn × 3/7
15e et 16e semaine	*id.*	*id.*	*id.*	45 mn × 4/7

Choisir son activité

Il existe de multiples activités physiques qui peuvent agir sur le poids, la silhouette et venir en temps voulu compléter l'activité de base. Elles ont leurs avantages et leurs inconvénients qu'il faut connaître. Certaines sont saisonnières, d'autres se font en salle, d'autres encore demandent des partenaires, elles ne sont pas exclusives les unes des autres, et il n'est pas déconseillé d'en pratiquer plusieurs. L'important est de bouger.

Parmi les activités en salle, pour peu qu'il y en ait une à proximité de votre lieu de travail, la musculation, le cardio-training, le fitness peuvent apporter une heure de détente agréable.

La musculation pratiquée raisonnablement permet une prise de masse maigre toujours utile après un régime qui ne l'épargne jamais totalement. Contrairement à des idées reçues, on ne brûle pas beaucoup pendant la séance, mais on mincit harmonieusement, en privilégiant les « parcours de musculation ». Il faut effectuer des séries longues mais en soulevant des charges légères par exemple trente à quarante fois de suite sans s'arrêter entre deux types d'exercice et pendant au moins trente minutes. Les séries ininterrompues avec charges faibles permettent d'éviter de développer une masse musculaire inesthétique surtout pour les femmes. De plus, le muscle continue de brûler entre les séances.

Le vélo, le rameur, le tapis de course ou le steppeur sont les instruments du cardio-training. Ils permettent de faire travailler des muscles que les sports d'endurance classiques, comme le jogging, oublient – ceux des membres supérieurs par exemple. Il s'agit d'un travail d'endurance bien venu lorsqu'on ne peut ni aller courir ni faire une sortie à vélo.

Le fitness regroupe les cours collectifs autour de disciplines comme l'aérobic, sollicitant à la fois le système cardio-vasculaire et la masse musculaire. L'ambiance musicale détend et le groupe permet un travail d'émulation, mais attention à ne pas dépasser ses limites et à boire régulièrement car, en salle, la déshydratation est importante.

L'aquagym permet d'alterner le travail cardio-vasculaire et le développement musculaire contre résistance douce, l'eau, qui préserve le muscle et les articulations.

La randonnée, lorsqu'elle est prolongée, permet de consommer beaucoup d'énergie. Elle a un côté ludique et bien souvent convivial. Elle permet de découvrir des paysages et de faire corps avec l'élément. Mais attention aux chevilles et aux entorses lorsqu'on est en surpoids. De même ne faut-il pas oublier de boire régulièrement.

Parmi les activités saisonnières, le ski de fond est le sport d'endurance par excellence. Les chutes sont en général moins traumatisantes qu'en ski de piste, surtout lorsqu'on est en surpoids. Sur le plat, le pas alternatif s'apparente à la marche. Comme dans le cas de la randonnée, à l'activité physique se joint le plaisir de l'environnement. Mais, si l'on débute, il est raisonnable de prendre des cours.

Le roller est également un sport de glisse et d'endurance. Il épargne les articulations lorsqu'on est en surpoids, mais attention aux chutes, elles sont douloureuses et souvent source de fractures. Là encore, des cours sont indispensables.

Le VTC est idéal pour toutes celles et tous ceux qui souffrent de surcharge pondérale. Il présente l'avantage, par rapport à la course à pied, d'épargner les articulations et d'éviter l'impact de chaque foulée avec le sol. La dépense est aussi efficace mais attention à la selle et à son contact cuisant, si on ne pratique qu'épisodiquement.

Le jogging, enfin, est à réserver pour le moment où la perte de poids souhaitée est obtenue, et que les articulations risquent moins de souffrir de microtraumatismes. Le jogging ne demande pas d'équipement important, il suffit d'une bonne paire de chaussures, et peut se pratiquer n'importe où, sans perdre de temps dans les transports urbains, pour rejoindre une salle par exemple.

Complémentaires et indissociables

L'activité physique sans le régime permet de ne pas prendre de poids mais ne permet pas d'en perdre efficacement. Le régime sans l'activité physique autorise une perte de poids mais ne parvient qu'imparfaitement à empêcher la reprise ultérieure. L'un et l'autre sont complémentaires et indissociables si l'on veut perdre du poids et ne pas le reprendre par la suite.

Nous avons passé en revue les régimes qui marchent. Nous avons vu que, sous des présentations différentes, ils parviennent au même résultat : diminuer les apports énergétiques. Toutefois, certains peuvent être à l'origine d'une reprise de poids rapide du fait d'apports en protéines et en glucides insuffisants, d'une restriction calorique trop importante. Certains peuvent même être franchement dangereux sur le plan cardio-vasculaire. Le régime Atkins est aujourd'hui sur la sellette, mais, à leur façon, les régimes *low carb*, dissociés ou hyperglucidiques ont aussi leurs inconvénients. Par contre, même s'il est vrai par ailleurs que les régimes hyperprotéinés ou hypocaloriques ne sont pas parfaits, ils n'en demeurent pas moins les plus propices à une stabilisation ultérieure du poids. Il vaut sans doute mieux, sauf si l'on déteste les aliments riches en protéines ou les obligations comptables, pratiquer ces régimes plutôt que les autres. Il n'existe pas de régime idéal. Un régime n'est que la moins mauvaise des solutions pour maigrir. Sauf à envisager dans un futur plus ou moins proche des avancées significatives de la recherche en génétique, il n'y a pas mieux pour l'instant

Pour notre part[19], dans le cadre des consultations en nutrition du sportif (organisées dans le service de physiologie et de médecine du sport, à La Pitié-Salpêtrière), nous sommes amenés à proposer des solutions destinées à permettre au sportif de retrouver son poids de forme au décours de l'intersaison, mais également à aider des personnes en surpoids qui envisagent de reprendre, ou simplement de commencer, une activité physique. Nous proposons deux approches qui ont le mérite de préserver la santé, d'épargner la masse maigre et de permettre un maintien dans le temps des effets positifs.

Première approche

La première méthode, ou approche hyperprotidique à renforcement glucidique progressif, est hyperprotidique, hypolipidique et hypoglucidique. Elle s'adresse aux fortes surcharges et à toutes celles et tous ceux qui ne bougent pas assez, sédentaires et actifs débutants. Elle comporte une liste d'aliments qui peuvent être consommés sans risque de faire prendre du poids, donc à volonté, car pauvres en lipides et en sucres, mais riches en protéines ou en fibres. Ces aliments assurent le remplissage et garantissent des apports protidiques suffisants pour épargner la masse maigre. Des aliments glucidiques accompagnent le régime, mais en proportion déterminée par l'activité physique. Les quantités exprimées en équivalent glucose sont comprises entre 50 et 100 grammes. Elles sont fonction du gabarit de la personne. Une séance d'activité physique d'au moins trente minutes d'affilée est créditée de 20 grammes supplémentaires d'équivalent glucose, soit 100 grammes de riz, de pâtes ou de pommes de terre en poids cuit, ou 35 grammes de pain. En dehors de toute activité physique, l'organisme, si l'on veut qu'il brûle ses lipides, a besoin de glucides mais en quantités limitées aux besoins de base, ceux qui permettent entre autres la conservation et la réparation, le cas échéant, de la masse maigre.

Le régime comporte une série de recommandations d'ordre général et deux listes d'aliments, ceux qui sont permis à volonté et ceux qui sont en quantité limitée.

Les recommandations :

— Faire quatre repas par jour : petit déjeuner, déjeuner, goûter et dîner. Ne rien manger entre.

— Penser à boire (mais en dehors des repas), au moins 1,5 litre d'eau non gazeuse par vingt-quatre heures, ou thé, ou café léger, ou tisane, ou infusion.
— Manger peu salé : saler un peu à la cuisson mais pas dans l'assiette.
— Cuisiner rigoureusement sans matières grasses (ustensiles à revêtement antiadhésif, gril, barbecue, autocuiseur, micro-ondes, en papillotes...).

Les aliments à consommer à volonté :
— toutes les viandes, sauf la viande de porc (donc pas de charcuterie) ;
— toutes les volailles, sauf l'oie et le canard. Ne pas manger la peau, le bout de l'aile ni la carcasse ;
— tous les poissons : sauf s'ils sont à l'huile ;
— tous les crustacés et tous les coquillages ;
— tous les gibiers et tous les abats ;
— tous les laitages, fromages blanc, yaourts, lait, à 0 % de matières grasses et nature ;
— l'aspartam ;
— tous les légumes verts ;
— les épices, les aromates et les condiments ;
— l'huile de paraffine (Restrical® ou Acal® en pharmacie) ;
— les eaux minérales ou du robinet.

Les aliments à consommer en quantité limitée :
— pain complet : 60 grammes à 90 grammes par jour ;
— beurre ou margarine : 1 petite plaquette (12,5 grammes) à 2 petites plaquettes par jour ;
— confiture ou miel : 1 cuillerée à café rase à 2 cuillerées à café rases par jour ;
— jus d'agrume (orange ou pamplemousse : 8 à 15 centilitres par jour) ;
— œuf : 1 par jour, ou jambon : 40 grammes par jour ;
— fruits : 300 à 400 grammes par jour (sauf bananes, fruits secs et fruits oléagineux) ;
— féculents : de 0 à 250 grammes par jour en poids cuit ;
— huile d'olive ou de colza : 0 à 1 cuillerée à soupe par jour ;
— saumon fumé ou jambon de Parme : 3 tranches par semaine ;
— vin ou champagne (facultatif) : 1 verre par jour.

CRITÈRES DE RÉGIME SELON L'ACTIVITÉ

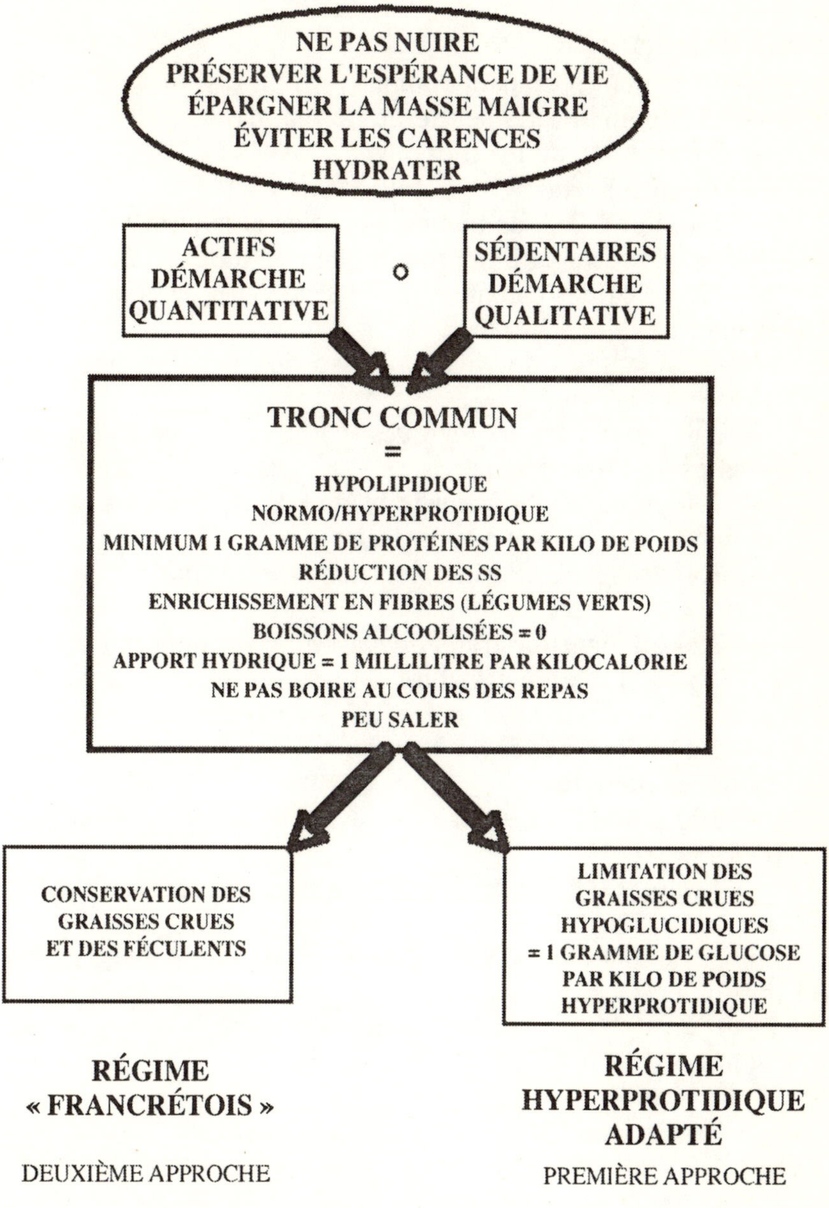

Premier exemple

Cas n° 1 : Mme X 33 ans, taille 1,58 mètre, poids 70 kilos, BMI = 28 ; % de tissu adipeux = 35 ; % de masse maigre = 28 ; sédentaire :

Petit déjeuner :
- — 50 grammes de pain complet
- — 12,5 grammes de beurre ou de margarine
- — 8 centilitres de jus d'orange
- — 1 œuf à la coque
- — 1 yaourt à 0 % de matières grasses et nature
- — 1 cuillerée à café de miel ou de confiture
- — thé ou café à volonté et lait écrémé si nécessaire

Déjeuner :
- — 150 grammes de viande, poisson ou volaille, cuits sans matières grasses
- — 250 grammes de légumes verts, cuits sans matières grasses
- — 200 grammes de fromage blanc 0 % de matières grasses et nature et aspartam si nécessaire
- — 150 grammes de fruits de saison ou un fruit cuit

Goûter :
- — 150 grammes de fruits de saison ou un fruit cuit
- — 1 yaourt maigre et nature

Dîner :
- — 1 grande assiettée ou 1 grand bol de soupe de poireaux-pommes de terre
- — 100 grammes de steak haché ou de blanc de poulet ou de poisson
- — 1 yaourt 0 % de matières grasses et nature

Et ne pas oublier de boire tout au long de la journée au moins 1,5 litre de boissons hydriques.

AETQ = 1 325 kilocalories ; protéines = 1,28 gramme par kilo ; glucides (sans lactose) = 70 grammes.

Deuxième exemple

Cas n° 2 : M. Y 45 ans, taille 1,78 mètre, poids 100 kilos, BMI = 31,5 ; % de tissu adipeux = 28 ; % de masse maigre = 34 ; marche à pied 45 minutes 3 fois par semaine :

Petit déjeuner :
- — 90 grammes de pain complet
- — 20 grammes de beurre ou de margarine
- — 12 centilitres de jus d'orange
- — 1 œuf à la coque
- — 200 grammes de fromage blanc 0 % de matières grasses et nature
- — 2 cuillerées à café de miel ou de confiture
- — thé ou café à volonté et lait écrémé si nécessaire

Déjeuner :
- — 150 grammes de crudités assaisonnées avec du citron et 1 cuillerée à soupe d'huile d'olive
- — 150 grammes de viande, poisson ou volaille, cuits sans matières grasses
- — 200 grammes de pommes de terre en robe des champs
- — 1 yaourt maigre et nature + aspartam si nécessaire
- — 200 grammes de fruits de saison ou 1 fruit cuit

Goûter :
- — 200 grammes de fruits de saison ou 1 fruit cuit
- — 1 yaourt maigre et nature

Dîner :
- — 1 grande assiette ou 1 grand bol de soupe de poireaux-pommes de terre
- — 150 grammes de steak haché ou de blanc de poulet ou de poisson
- — 200 grammes de fromage blanc maigre nature

Et ne pas oublier de boire tout au long de la journée au moins 1,5 litre de boissons hydriques (eaux minérales ou du robinet, thé ou café légers, tisane, infusion).

AETQ = 1 820 kilocalories ; protéines = 1,04 gramme par kilo ; glucides (sans lactose) = 130 grammes (100 grammes + 30 grammes pour 45 minutes de marche à pied).

Pour se stabiliser

La stabilisation se fait sur quatre semaines au cours desquelles un aliment ou un groupe d'aliments est rajouté par périodes de sept jours :

Première semaine : régime de base + 1 cuillerée à soupe d'huile d'olive ou de colza par jour.

Deuxième semaine : régime de la première semaine + 3 portions de 200 grammes de féculents par semaine.

Troisième semaine : régime de la deuxième semaine + 30 grammes de fromage 1 jour sur 2 + 30 grammes supplémentaires de pain complet par jour.

Quatrième semaine : régime de la troisième semaine + 10 grammes supplémentaires de beurre ou de margarine par jour + 1 cuillerée à café supplémentaire de miel ou de confiture par jour.

Se peser une fois par semaine, le premier jour de la semaine, et ne pas dépasser de plus de 500 grammes le poids pesé au début de la première semaine, sinon retourner d'une semaine en arrière.

Régime libre ensuite, avec pesée obligatoire une fois par semaine, toujours le même jour, à la même heure et dans la même tenue. Ne pas prendre plus de 500 grammes par rapport au poids de référence sinon refaire aussitôt sept jours de régime strict.

Cette approche permet au sédentaire de perdre du poids en même temps qu'il débute progressivement une activité physique. Dès qu'il atteint sa « vitesse de libération » (au moins trois séances d'activité physique de quarante-cinq minutes par semaine), les hydrates de carbone sont augmentés en conséquence.

Seconde approche

La seconde méthode ou régime « francrétois » est hyperprotidique, hypolipidique, normoglucidique. Elle concerne celles et tous ceux qui ont une activité physique de trois séances d'une heure au moins par semaine, qui veulent continuer à maigrir et surtout ne pas reprendre. Le régime méditerranéen présente de nombreux avantages santé, mais il correspond à une alimentation traditionnelle propre à une région et une culture, celle de l'olivier, qui rend difficile son application au nord de Marseille. Cependant, le régime crétois et le régime français peuvent s'entendre sur l'huile de colza, l'huile d'olive, le poisson, les fruits et les légumes verts, les légumineuses, et aller dans le sens du PNNS (programme national nutrition santé), d'où l'idée d'inventer ce nouveau principe du régime « francrétois ».

Les recommandations :

— Faire 4 repas par jour : petit déjeuner, déjeuner, goûter et dîner. Ne rien manger entre, par contre boire à volonté.

— Penser à boire, au moins 1,5 litre d'eau non gazeuse par vingt-quatre heures, ou thé, ou café léger, ou tisane, ou infusion, en dehors des repas.

— Manger peu salé : saler un peu à la cuisson mais pas dans l'assiette.

— Cuisiner rigoureusement sans matières grasses, par contre consommer les graisses crues.

— Remplacer (si nécessaire) le sucre par de l'aspartam.

— Remplacer le fromage par des fromages blancs et des yaourts maigres et nature à volonté.

Au déjeuner et au dîner, manger de tout sauf :

— de la charcuterie sauf le jambon (penser au jambon aux oméga-3) ;

— des fruits secs (figues, dattes, raisins secs, etc.) ;

— des fruits oléagineux (noix, noisettes, cacahuètes, amandes, cajou, pignons, pistaches, olive, avocat...) ;

— des bananes ;

— du sucre, du miel, de la confiture, du chocolat, des sucreries, des barres de céréales enrobées ;

— des céréales à petit déjeuner ;

— des glaces et sorbets ;

— des biscuits secs et des viennoiseries ;

— des pâtisseries et entremets ;

— du fromage.

Ne pas boire d'alcool ni de boissons alcoolisées ni de boissons sucrées (sodas, sirops, etc.).

Faire un vrai petit déjeuner :

— 90 grammes de pain complet

— 15 grammes de beurre

— 12 centilitres de jus d'orange

— 1 œuf à la coque

— 1 yaourt maigre et nature

— 1 cuillerée à café de miel ou de confiture

— thé ou café à volonté et lait écrémé si nécessaire

Prendre une collation vers 17 heures :

— 1 fruit

— 1 yaourt maigre et nature ou 100 grammes de fromage blanc maigre et nature

— 1 cuillerée à café rase de miel ou confiture

Consommer de préférence les aliments suivants :
— pour les assaisonnements, les huiles de colza et d'olive en alternance (2 fois par jour) ;
— pour les féculents : les pommes de terre, les fèves, les haricots, les lentilles, les pois chiches (1 portion par jour) ;
— 3 fruits par jour, dont au moins 1 agrume ;
— 2 portions de légumes verts par jour
— 4 portions de poisson par semaine (hareng, maquereau, saumon, thon, truite).

Ce régime permet de brûler efficacement ses lipides au cours d'exercices d'intensité moyenne et prolongée, sans fatigue. Comme il comporte très peu de sucres simples et de graisses saturées, mais des oméga-3, des fibres et des agents antioxydants, il est également un régime santé.

Le « bateau alimentaire »

Alimentation et activité physique sont liées. Voici un dessin, que nous appellerons « le bateau alimentaire »[20] qui symbolise leurs noces en proposant un modèle auquel chacun peut s'identifier.

Les différentes parties du bateau, la coque, la quille et les voiles représentent les nutriments et les aliments qui les apportent selon les règles de l'équilibre alimentaire, 15 % de calories protidiques, 30 % de lipidiques et 55 % de glucidiques. La coque est en deux parties, l'une, placée au-dessus de la ligne de flottaison, représente les protéines apportées par les produits laitiers, l'autre, en dessous, les protéines apportées par les viandes, les poissons et les œufs. La quille est également en deux parties : la partie supérieure représente les lipides d'origine animale (beurre et saindoux), la partie inférieure, les lipides d'origine végétale (huiles et margarines). Les voiles sont l'élément moteur ; elles correspondent aux glucides, la grand-voile pour les glucides complexes (pommes de terre, pain, riz, pâtes...), l'artimon pour les sucres simples « starters », un foc pour les fruits, l'autre pour les légumes. Le bateau flotte sur le seul liquide indispensable : l'eau.

LE BATEAU DE RÉFÉRENCE
POUR L'ÉQUILIBRE ALIMENTAIRE
15 % P – 30 % L – 55 % G

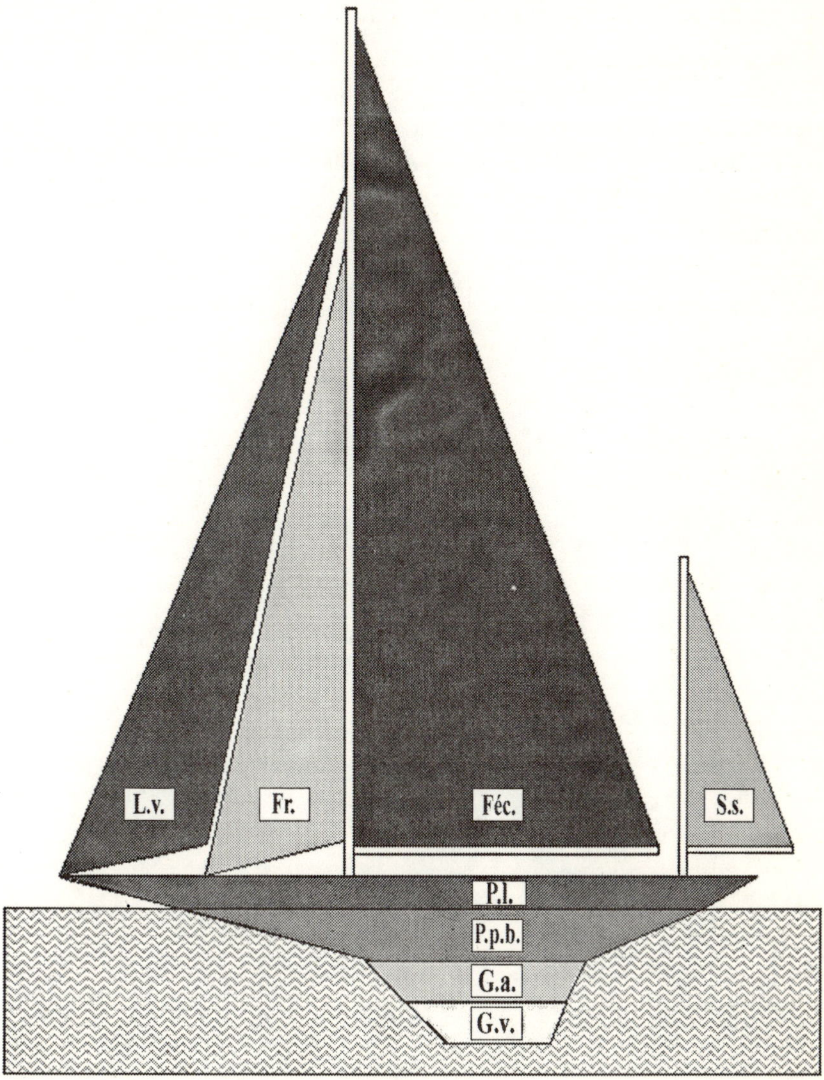

Pour conclure, répétons encore une fois que le mouvement est la clé du poids. Bouger plus est préférable à manger moins. Alors même que, dans les pays fortement industrialisés, l'espérance de vie a fait un bond en avant significatif, notamment grâce à une meilleure alimentation et à une meilleure protection sociale, nous la voyons remise en danger par une sédentarité croissante. Non seulement l'obésité gagne du terrain, mais elle commence jeune, ce qui nuira, à terme, à la qualité des dernières années de la vie. Vivre plus vieux que n'ont vécu nos parents c'est bien, à condition de pouvoir en profiter. Or plus que la surcharge pondérale en elle-même, c'est la diminution de la dépense physique qui l'accompagne qui est à l'origine de la dégradation cardio-vasculaire. À chacun de faire ses choix, mais faisons-les en connaissance de cause...

Conclusion

Le mot de la faim

Pour conclure sur ce sujet, il m'est avis qu'il faut être normalement sobre, mais non excessivement ; et qu'en suivant le précepte des Anciens qui étaient de meilleurs observateurs que nous on doit de temps en temps essayer l'étendue des gammes de notre estomac.

Docteur Guelpa

L'histoire des régimes modernes nous montre bien que, depuis le XIXe siècle, deux courants de pensée sont en concurrence. D'un côté, il y a les tenants de la médecine expérimentale et officielle, représentés par Claude Bernard, de l'autre les adeptes d'une médecine parallèle, représentée par les hygiénistes, avec Russel Trall. D'un côté les idées évoluent à pas comptés et prudents, attendant de l'expérience qu'elles soient vérifiées ; de l'autre elles fusent et s'imposent avant que l'expérimentation ne les confirme. D'un côté une démarche conservatrice ; de l'autre une démarche novatrice et aventureuse.

La médecine officielle prend son temps et se tient à distance des passions humaines, celles qui se manifestent au chevet du malade et celles qui noient l'obèse dans son désespoir. Elle affirme sa confiance dans le progrès des connaissances et sa certitude d'une solution à terme.

La médecine parallèle s'oppose à une démarche qui ferme toutes les voies de recherche autres que celles de la rationalité rapportée à l'expérimentation. Elle refuse de laisser le temps au temps. Elle se situe plutôt dans l'improvisation et l'à-peu-près, ce qui laisse un espace de tolérance que les hygiénistes appelleront la part dévolue à l'organisme, les tenants de la médecine expérimentale le pas qui fait la différence entre la guérison et le corbillard. Il en est de même des régimes, académiques et hypocaloriques d'un côté, révolutionnaires et excentriques de l'autre. Les premiers ont déçu, les seconds aussi, sauf que, à la différence des premiers, ils se renouvellent, plus ou moins intelligemment, mais en donnant chaque fois l'impression d'une découverte, d'une deuxième chance. Aussi, gros, êtes-vous pris en sandwich (quelle formule !) entre les exhortations d'une médecine qui, il faut bien le dire, ne vous a pas tellement aidés, et les strass et paillettes de bonimenteurs en quête d'une bonne affaire, vous...

Faites donc ce que vous voulez, car, en fin de compte, vous ferez de toute façon ce que vous voulez. Mais toucher aux kilos ne consiste pas à vider simplement un récipient trop plein – n'oubliez pas que ce récipient, c'est vous ! Toucher aux kilos suppose de vider également la part qui leur est attachée de vécu, d'affects, de bons et de mauvais moments, une tranche de vie, une mémoire, en quelque sorte. Ce n'est pas rien et ne saurait se faire sans un douloureux arrachement. Alors, la méthode ? La meilleure sera celle qui vous ressemble. Mais vous choisirez désormais en connaissance de cause. On ne doit plus vous raconter d'histoires, puisque vous savez tout (ou presque tout) sur les régimes. Rien ne vous empêche, bien sûr, de vous en raconter à vous-même...

Le Dr Guelpa, adepte en son temps du jeûne hospitalier et des purgations, n'en était pas moins un homme de bon sens. Lors d'une de ses dernières conférences publiques, en 1911 devant la Société végétarienne de France, il fait cette déclaration en apparence bien éloignée de ses rudes préceptes : « [...] Eh bien, lorsque mon ami Georges Petit vient nous imposer la sobriété toujours et quand même, il ne fait que nous prêcher l'inutile sacrifice d'une partie de notre force et de notre bonheur sous le prétexte de nous épargner certains inconvénients de la vie. C'est comme si vous conseilliez à un ami de ne pas voyager par crainte d'un accident. Non, je suis certain qu'après réflexion vous n'êtes pas de son avis et que vous pensez avec moi que notre estomac doit être notre serviteur et non notre maître, qu'il doit ne pas bouder et s'adapter, soit que nous le privions d'aliments, soit qu'à certains moments nous lui demandions un surcroît de travail, de la même manière qu'un ouvrier sain peut et doit, si des nécessités extraordinaires l'exigent, faire des heures supplémentaires ou rester au repos sans inconvénient pour sa santé. »

Pour ces bonnes paroles, nous pardonnerons au Dr Guelpa ses lavements et privations diverses. Car peut-on manger toute sa vie de manière uniforme et régulière, sans jamais la moindre fantaisie ?

Imaginons un paysage à la Bernard de Clairvaux, un paysage d'où sont bannis toute représentation humaine, tout ce qui peut évoquer les plaisirs de la table, un paysage en grisaille... C'est bien ce qui vous arrive, gros ! Votre plaisir, vous le prenez désormais dans la transgression, comme les bons moines à Cîteaux. Qui dit transgression dit frustration et, pendant que nous y sommes, restriction cognitive. Il est temps de secouer le joug. L'exceptionnel n'est jamais dangereux tant qu'il ne devient pas quotidien. Mais tous ces régimes devenus institutionnels par leur notoriété, méritée ou non, vous préparent-ils à cette idée ? Ou, au contraire, vous enferment-ils dans une prison à vie, dans un déni permanent du bien manger ?

Imaginons un monde d'où auraient disparu gourmands et gourmets, gastronomes et grands chefs. Le monde gris... C'est ce qui pourrait arriver si le principe de précaution, nouveau mode d'inquisition créé par le genre humain, devenait la règle en matière d'obésité. Sa transformation en enjeu d'une politique de santé hypocrite prétextant que le malheur des uns allait nécessairement devenir celui de tous les autres conduirait à condamner toute incitation au plaisir culinaire, au plaisir de manger tout court. Brûlons Joël Robuchon et autre grand Satan ! Au pilon les livres de bonnes recettes ! S'éteindrait alors un de nos trésors culturels, la gastronomie, pour permettre l'avènement du meilleur des mondes. Est-ce une fiction ? Ce n'est pas si certain, car la frénésie qui règne autour des régimes, l'affairisme de leurs promoteurs, la progression de l'obésité, et, au contraire, la dénutrition dont souffrent quelques milliards de personnes, pourraient conduire, dans un futur proche, à une normalisation « administrative » de l'alimentation.

Peut-on rester durablement mince en se refusant le plaisir de manger ? C'est très improbable, car la nature humaine a ses exigences, différentes en fonction des goûts de chacun, mais qui s'expriment tôt ou tard, et parfois avec violence, lorsqu'elles sont contenues trop longtemps. Une solution consiste à adopter une alimentation vertueuse au quotidien en se réservant de l'exceptionnel. Au jour le jour, une alimentation composée de basiques, c'est-à-dire des aliments aussi peu transformés que possible mais en quantités suffisantes, en conservant présent en mémoire que sucre et gras font décidément trop bon ménage. Et, de temps en temps, les invitations ou sorties, qu'importe, du moment qu'on peut y manger et boire ce que l'on veut, à son gré, à sa fantaisie, sans compter et sans regrets. Le rythme ou la fréquence des sorties est à l'évidence fonction d'un équilibre, celui du poids sur la balance. Beaucoup prétexteront que, ce faisant, le poids remonte plus vite qu'il n'est descendu. Ce n'est donc qu'une partie de la solution. L'autre partie, vous la connaissez...

Si quelqu'un vous complimente un jour sur votre activité physique et vous félicite d'avoir une âme de sportif, vous pourrez alors répondre en toute franchise : « Je fais du sport pour pouvoir, en paix avec moi-même et mon entourage, en toute conscience, délice et volupté, manger une andouillette-frites et une mousse au chocolat. »

Notes

Chapitre I

1. Hippocrate (460-377), médecin grec à l'origine du serment prêté par tout futur médecin de nos jours, dont l'enseignement repose sur la théorie des humeurs – le sang, la lymphe, la bile jaune et la bile noire –, dont les bonnes proportions constituent la santé. C'est aussi, à sa façon, un des premiers nutritionnistes « modernes ».

2. Bernard de Clairvaux (1091-1153), un des principaux artisans du rayonnement de l'ordre cistercien en Europe. Il fut une des personnalités religieuses importantes de la chrétienté au XIIe siècle, intervenant dans les affaires de l'État et conseillant les papes.

3. Voir chapitre VI.

4. Ville de Campanie au sud de l'Italie, célèbre pour son école de médecine aux XIe et XIIe siècles – école enrichie par des penseurs juifs et arabes, ayant apporté les enseignements de la médecine grecque.

5. Béatrice Sénémaud, (www.doctissimo.fr/nutrition).

6. Faire de l'exercice, oui, mais pour brûler plus, étant entendu que transpirer ne fait perdre que de l'eau et malheureusement pas de gras.

7. Claude Bernard (1813-1878), médecin physiologiste français, auteur de *L'Introduction à l'étude de la médecine expérimentale*, une discipline dont il fixe la méthode et les règles.

8. Fletcher H., *The A.B.-Z of Our Own Nutrition*, F. A. Stokes Company, New York, 1903.

9. Apfeldorfer G., *Maigrir, c'est fou !*, Odile Jacob, Paris, 2000, p. 41-44.

10. Voir chapitre III.

11. Voir chapitre VII.

Chapitre II

1. Le métabolisme de base est la quantité d'énergie consommée par l'organisme au repos, pour assurer ses fonctions vitales en dehors de toute autre activité.

2. H. Hay, voir chapitre VII.

3. Cellule spécialisée dans la mise en réserve des graisses de l'organisme.

L'organisme en contient en moyenne 25 milliards qui constituent le tissu adipeux et qui représentent en énergie captive la valeur de 100 000 kilocalories.

4. Formule tendant à faire des hydrates de carbone la cause première de toute prise de poids.

5. F. Bellisle, *La Nutrition humaine*, Dossiers documentaires, Inserm, Nathan, Paris, 1996.

6. Ivan Petrovitch Pavlov (1849-1936), physiologiste et médecin russe, fut le premier à mettre scientifiquement en évidence le principe de réflexe conditionné. Prix Nobel de médecine et de physiologie en 1904.

7. Badoit, San Pellegrino, Vichy Saint-Yorre, entre autres...

8. Avis de l'AFSSA, ANC pour la population française, Éditions Tec et Doc, 3e éd., 2001, p. 125-127.

9. Hypocaloriques, hyperprotéinés, dissociés, hyperglucidiques ou hyperlipidiques.

Chapitre III

1. Walter Georg Groddeck (1866-1934) est l'auteur d'un ouvrage sur Schweninger, paru en 1913.

2. Cité par Creff A., *Dictionnaire de la nouvelle diététique*, Robert Laffont, Paris, 1984, p. 265.

3. Vago K. et Degrémont L., *Mangez mieux selon votre groupe sanguin*, Les Éditions de l'Homme, Paris, 2003 (trad. française).

4. *Ibid.*, p. 17.

5. Substances formées en excès à partir des protéines, suite à une anomalie génétique et qui conduit à la formation d'acide urique en grande quantité, responsable de la goutte et des calculs rénaux.

6. La vitamine B12 ou cyanocobalamine est une vitamine antianémique apportée uniquement par des aliments d'origine animale (viande de bœuf, poissons gras...).

7. L'acide oxalique, tout comme l'acide urique, précipite dans les urines et fait des calculs lorsqu'il est fabriqué par l'organisme en trop grande quantité.

8. La vitamine E ou tocophérol est considérée comme un agent fertilisant ; c'est aussi un antioxydant puissant.

9. La vitamine B1 ou thiamine participe à la transformation des glucides dans l'organisme.

10. La vitamine A ou rétinol améliore l'état de la peau.

11. Dr A. Colombo et Dr F. Giorcelli, *Les 50 Régimes les plus célèbres*, De Vecchi, Paris, 1994.

12. ANC = Apports nutritionnels conseillés pour la population française.

13. Qualifie tout régime dont les calories sont majoritairement apportées par des graisses ou des aliments riches en graisses. Les apports en calories lipidiques dépassent 45 % des apports énergétiques totaux quotidiens (AETQ).

14. Régimes dépourvus de glucides et hyperlipidiques, ayant un regain d'intérêt actuellement outre-Atlantique.

15. Audette R. Auteur du livre *Neanderthin : Eat like a Caveman to Achiev a Lean, Strong, Healthy Body*, St. Martin's Press, Londres, 1999.

16. *Cf.* Di Costanzo J., 1998.

17. *Cf.* Eaton S.B., 1985.

18. Il s'agit, comme l'épeautre, d'une variété ancienne de blé, « blé des pharaons », qui n'a jamais subi de modification génétique. Elle est actuellement cultivée uniquement aux États-Unis.

19. Seignalet J., *L'Alimentation ou la troisième médecine*, François Xavier de Guibert, 5e éd., Paris, 2004.

20. Mazel J., *The Beverly Hills Diet*, Simon et Schuster, New York, 1981, et *New Beverly Hills Diet : the latest weight-loss research that explains a conscious food-combining program for lifelong slimhood*, Simon et Schuster, New York, 1996.

21. Apfeldorfer G., *Maigrir, c'est fou !*, Odile Jacob, Paris, 2000, p. 96.

22. Tiré de Principal V., *The Diet Principal*, Simon et Schuster, New York, 1987.

23. Apfeldorfer G., *Je mange donc je suis : Surpoids et troubles du comportement alimentaire*, Payot, Paris, 2002.

24. Guidez G., *Les Cinq Meilleurs Régimes amaigrissants*, Solar, Paris, 1982.

25. Tarnower H. et Baker S., *The Complete Scarsdale Medical Diet*, Bantam Books, New York, 1978.

26. Stunkard A., *Obesity*, W. B. Saunders Cie, Philadelphia, 1980.

27. Pinson C., *Maigrir vite et bien pour de bon ! Le régime soupe*, Marabout/Hachette Livre, Paris, 2000.

28. Acide alpha-linolénique, acide gras essentiel que l'organisme ne sait pas synthétiser et qui doit être apporté par l'alimentation. Il a un rôle protecteur cardio-vasculaire en diminuant l'agrégation plaquettaire.

29. Jameson G. et Williams, E., *The Drinking Man's Diet*, Cameron and Co, San Francisco, 1964.

30. La densité énergétique ou calories « vides » ne prend en compte que l'apport calorique, la densité nutritionnelle ou calories « pleines » prend en compte la valeur ajoutée pour la santé représentée par les micronutriments présents dans l'aliment (voir chapitre IV).

31. Georges Oshawa, *Le Zen Macrobiotique*, Vrin, Paris, 1986.

32. Michio Kushi, *Le Livre de la macrobiotique*, Guy Trédaniel, Paris, 1990.

33. Miso : pâte de soja obtenue après fermentation en milieu salé.

34. Gomasio : poudre de graines de sésame grillées, mélangée à 20 % de sel.

35. Tamari : sauce de soja très salée.

Chapitre IV

1. *ANC pour la population française*, *op. cit.*, p. 434.

2. *Ibid.*

3. Creff A. F. et Bérard, L., *Manuel pratique de l'alimentation du sportif*, Masson, Paris, 1980, p. 21.

4. Se dit de toute substance permettant d'accélérer les réactions chimiques au sein de l'organisme.

5. *ANC pour la population française*, *op. cit.*, p. 52.

6. *ANC pour la population française*, *op. cit.*, p. 67.

7. Les acides aminés glucoformateurs permettent de fabriquer du glucose en cas de manque. Il s'agit de l'alanine, de l'arginine, de l'acide aspartique, de

l'asparagine, de la méthionine, de la proline, de la sérine, de la thréonine, du tryptophane et de la valine.

8. Creff A. F. et Herschberg A. D., *Obésité*, Masson, Paris, 1988.

9. *Ibid.* p. 137.

10. *Ibid.*. p. 148.

11. Les régimes riz, sur le modèle du régime de Kempner (voir chapitre régimes hyperglucidiques), ne comportent, outre le riz à volonté, que des fruits et des légumes frais, et un peu de viande et de poisson maigres.

12. Les neuromédiateurs comme la sérotonine sont des substances qui transmettent l'information entre les cellules nerveuses.

13. Forme sous laquelle le fer est le mieux absorbé par la muqueuse intestinale.

14. Forme sous laquelle le cholestérol tend à se fixer sur la paroi des vaisseaux et à l'attaquer. Il s'agit du « mauvais » cholestérol par rapport au « bon » le HDL-cholestérol qui est éliminé dans la bile.

15. Le catabolisme est la partie du métabolisme qui démonte les structures, par opposition à l'anabolisme qui construit, du muscle par exemple.

16. Modification du pH sanguin dans le sens acide par opposition à l'alcalose qui modifie le pH dans le sens basique ou alcalin.

17. L'addiction est une situation pathologique, encore appelée toxicomanie, dans laquelle se crée un besoin irrépressible de consommer un type particulier de substance, ici un aliment, entraînant un état de manque et de dépendance.

18. Le Barzic M., Basdevant A. et Guy-Grand B., « Analyse clinique du comportement alimentaire », in *Traité de nutrition clinique de l'adulte*, Flammarion, coll. Médecine-Sciences, Paris, 2001, p. 348.

Chapitre V

1. D'après ANC 2001, Martin A., Tec et Doc Lavoisier, p. 429-431.

2. Le Programme national nutrition santé (PNNS) est un ensemble de recommandations alimentaires à l'usage des Français et destiné à prévenir les maladies liées à l'alimentation, sous l'égide des organismes de santé officiels.

Chapitre VI

1. Strehlow W., *Hildegarde de Bingen. Prévention et guérison des maladies*, Dangles, Saint-Jean-de-Braye, 2000, p. 48.

2. Pour un gâteau : 22 grammes de sucre brun, 5 grammes de farine d'épeautre, 12 grammes de poudre de gingembre, 6 grammes de poudre de racine de réglisse, 1 goutte de jus d'euphorbe.

3. 1 litre de vin, 150 grammes de miel, 40 millilitres de jus d'absinthe de printemps (à récolter par lune croissante au printemps).

4. Strehlow W., *op. cit.*, p. 53.

5. Berthollet E., *Le Retour à la santé par le jeûne*, Lausanne, 1950, p. 114-128.

6. Guelpa G., *Autointoxication et désintoxication*, Douin, Paris, 1911.

7. Gesta M. et Lederman, D., *La Méthode Gesta*, Albin Michel, Paris, 1996.

8. Gesta M. et Lederman D., *Le Nouvel Équilibre des femmes*, Albin Michel, Paris, 1998.

9. Kremer W.L., *The Doctor's Metabolic Diet*, Crown Publishers, New York, 1975.

10. Cott A., *Fasting is a Way of Life*, Bantam Books, New York, 1977.

11. Lestradet H.

12. *Food Nomogram* de Boothby et Sandiford.

13. Fricker J., *Le Nouveau Guide du bien maigrir*, Odile Jacob, Paris, 1996.

14. Fricker J., *Le Guide du bien maigrir*, Odile Jacob, Paris, 1993.

15. Deutsch R. M., *The Fat Counter Guide*, Hawthorne Books et Bull Publishing Co., Palo Alto, 1978.

16. Peterkin B., Shone C. et Kerr R. L., *The Analysis in Some Diets that Meet the Dietary Goals*, J. Amer. *Dietet. Assoc.*. 74, p. 423.

17. Stare F., *Wise Woman's Diet*, Redbook, New York, 1970.

18. Pemberton C. M. et Gastineau C. F., *Mayo Clinic Diet Manual, a Handbook of Dietary Practices*, W. B. Saunders Company, 5e éd., Philadelphie, 1981.

19. Jordan H A., Levitz L. S. et Kimbrell G. M., *Eating is OK*, Rawson Associates Publishers, New York, 1976.

20. Stuart R. et Davis B., *Slim Chance in a Fat World*, Research Press, Illinois, 1972.

21. Stuart R., *Act Thin, Stay Thin*, W. W. Norton et Company Inc., New York, 1978.

22. Wilson G.T., « Behavior Modification and the Treatment of Obesity », in *Obesity*, by Stunkard, Ed. W. B. Saunders Company, Philadelphie, 1980, p. 325-344.

23. Stuart R. et Mitchel C., « Self-Help Groups in the Control of Body Weight », in *Obesity*, by Stunkard, Ed. W. B. Saunders Company, Phildelphie, 1980, p. 345-354.

Chapitre VII

1. Hay W. H., *The Medical Millenium*, Kessinger Publishing, Massachusetts, 1927.

2. Grant D. et Joice J., *Food Combining for Health*, Healing Arts Press, Vermont, 1984.

3. Diamond H. et M., *Fit for Life*, Warner Books Inc., New York, 1985.

4. Kraske E. M., *Équilibre acide-base*, « Santé et Bien-être », Vigot, Paris, 2001.

5. Rostand J., *Pensées d'un biologiste*, Le Livre de Poche, Paris, 1973.

6. Oswald J. A., *Yours for Health : the Life and Times of Herbert M. Shelton*, Franklin Book, 1989.

7. Trall R., *The True Healing Art*, Fowler et Wells Publishers, New York, 1880.

8. Maurel E., « Le traitement des diarrhées et de la dysenterie chronique par le régime lacté et le régime mixte gradué », *Bulletin de thérapie médicale et chirurgicale*, 15 mars 1881.

9. Antoine A., *L'Art de maigrir par l'alimentation dissociée*, Alka, Paris, 1969.

10. Deprund M. C. et Fouks N., *Le Guide de tous les régimes*, Hachette, Paris, 2003.

11. Lefort C., *Maigrir à volonté... ou sans volonté !*, Éditions du Rocher, Monaco, 1989.

12. Ziegelbaum A., *Maigrir enfin !*, Éditions du Rocher, Monaco, 1978.

13. Montignac M., *Comment maigrir en faisant des repas d'affaires*, Flammarion, Paris, 1986.

14. Jenkins D. J. A., Wolever T. M. S., Jenkins A. L. et *al.*, « The glycemic response to carbohydrate foods », *Lancet*, 2, p. 388-391, 1984.

15. Montignac M., *Je mange donc je maigris et je reste mince*, Flammarion, Paris, 2004.

16. Montignac M., *Je mange donc je maigris*, Flammarion, Paris, 1987.

17. Saltin B., Bergstrom J., Hermansen L. et Hultman E., « Diets muscle glycogen and physical performance », *Act. Phys. Scand.*, 1967, 71, p. 140-150.

Chapitre VIII

1. Voir l'article bien documenté d'un médecin et d'un journaliste américain, Théodore Berland et Lawrence Frohman, « Rating the Diets », *Consumer Guide*, 53, p. 242, 1974.

2. Banting W. (1796-1878), *Letter on Corpulence*, pub. à compte d'auteur, Londres, 1864.

3. 1 gallon = 4,546 litres.

4. Bernard C. (1813-1878), auteur de *L'Introduction à l'étude de la médecine expérimentale*, Paris, 1865.

5. Von Niemeyer F., physiologiste et pneumologue, spécialiste de la tuberculose (1820-1871).

6. Harvey W., *On Corpulence in Relation to Disease, with Some Remarks on Diet*, Renshaw, Londres, 1872.

7. Stefansson V. (1879-1962), *My Life with the Eskimo*, McMillan, New York, 1913.

8. *Journal of Biological Chemistry*, 1930.

9. Donaldson B. F., *Strong Medicine*, Doubleday, New York, 1960.

10. « The DuPont Diet », *Holiday Magazine*, juin 1950.

11. Mackarness R., *Eat Fat and Grow Thin*, Harvill Press, 1958, rééd. Fontana, 1961, nouvelle éd. Fontana/Colins, New York, 1975

12. Voir note 15, chap. III.

13. Voir note 21, chap. III.

14. Taller H., *Calories Don't Count*, Simon et Schuster, New York, 1961.

15. L'hypophyse, petite glande endocrine située à la base du cerveau et qui contrôle par ses sécrétions le fonctionnement des autres glandes de l'organisme.

16. Atkins R. C., *Dr Atkins' Diet Revolution*, David McKay, New York, 1972.

17. Pennington A. W., *The Use of Fat in a Weight-Reducing Diet*, Del. St. M. J. 23, p. 79-86, 1951.

18. Atkins R. C., *Dr Atkins' New Diet Revolution*, Avon Books, New York, 1992.

19. Critical Carbohydrate Level for Losing.

20. Critical Carbohydrate Level for Maintenance.

21. Atkins R. C, *Atkins for Life*, St. Martin's Press, 2003.

22. Heller R. et R., *The Carbohydrate Addict's Programs*, Signet Book, New York, 1993.

23. Leighton Stewart H., Bethea M. C., Andrews S. et Balart L. A., *Sugar Busters ! Cut Sugar to trim Fat*, Ballantine Books, New York, 1998.

24. Schwarzbein D. et Deville N., *The Schwarzbein Principle*, Health Communications Inc., Floride, 1999.

25. Goldberg J. (PhD) et O'Mara K. (MD), *Go-Diet : The Goldberg-O'Mara Diet Plan, the Key to Weight Loss et Health Eating*, Go Corp., Los Angeles, 1999.

26. Gittleman A. L., *The Fat Flush Plan*, McGraw Hill Books, New York, 2001.

27. Allan (PhD) C.B. et Lutz W. (MD), *Life without Bread : How a Low-Carbohydrate Diet Can Save your Life*, Mc Graw-Hill Books, New York, 2000.

28. Groves B. (MD), *Eat Fat Get Thin*, Vermillon, 2000.

29. Ezrin C. (MD), *Your Fat Can Make You Thin*, McGraw Hill Books, New York, 2001.

30. Desyrel®, Trialodine®, Bimaran® ou Pragmarel®.

31. Agatson A. S., *The South Diet Beach : The Delicious, Doctor-Designed, Foolproof Plan for Fast and Healthy Weight Loss*, Rodale, St. Martin's Press, New York, 2003.

32. Wyatt H. R. et coll., « Long term weight loss and very low carbohydrate diets in the National Weight Control Registry », *Obesity Research*, 8 (suppl.), 87S, 2000.

33. Voir chapitre VI.

Chapitre IX

1. Bouchardat A., *De la glycosurie au diabète sucré, son traitement hygiénique*, Germer Baillière, Paris, 1875.

2. Stillman I. M., *The Doctor's Quick Weight Loss Diet*, Prentice Hall, New Jersey, 1967.

3. Programme développé en 1970 par le Pr George Blackburn de l'école de médecine de Harvard et fixant les apports recommandés en protéines dans le cadre d'un régime hyperprotidique ou d'une diète protéinée, soit 1,2 gramme de protéines par kilo de poids corporel.

4. Burckhardt P. et coll., « Étude universitaire PSMF », *Médecine et Hygiène*, vol. 381, Lausanne.

5. Creff A. F. et Bérard L., *Les Kilos de trop*, Robert Laffont, Paris, 1977.

6. Voir chapitre IV.

7. Creff A. F. et Bérard L., *Manuel pratique de l'alimentation du sportif*, Masson, Paris, 1980.

8. L'équivalent glucose représente la quantité de sucre qu'apporte réellement un aliment glucidique. 100 grammes de pommes de terre apportent 20 grammes de glucides. 250 grammes de pommes de terre correspondent à 50 grammes d'équivalent glucose.

9. Creff A. F. et Herschberg A. D., *Abrégé d'obésité*, Masson, Paris, 1979, p. 138-139.

10. Programme National Nutrition et Santé.

11. Creff A. F. et Herschberg A. D., *Abrégé d'obésité*, *op. cit.*, p. 142.

12. Schultz J. H. (1884-1970), psychanalyste allemand, inventeur en 1911 d'une technique de relaxation basée sur l'autosuggestion. Le sujet est invité à se fabriquer des images mentales gratifiantes et détendantes.

13. Voir plus bas, chapitre XII, le schéma du « bateau ».

14. Sears B., *The Zone*, Regan Books, New York, 1995.

15. Dérivés des acides gras essentiels, oméga-3 et oméga-6, à l'origine des substances impliquées dans les processus inflammatoires, l'immunité et la coagulation sanguine, que sont les thromboxanes, les leucotriènes et les prostaglandines.

16. Dans le texte : *Zone Food Blocks*.

17. http : //www.drsears.com/

18. Eades M. et M., *The Protein Power : The High-Ptotein/Low Carbohydrate Way to Lose Weight, Feel Fit, and Boost Your Health-in Just Weeks !*, Bantam Books, New York, 1996.

19. Ross J., *The Diet Cure*, Penguin Books, New York, 2000.

20. Anomalies quantitatives et qualitatives des lipides dans le sang, se traduisant par un excès de cholestérol et/ou de triglycérides, associées à des variations des taux d'HDL- et de LDL-cholestérol.

21. Il s'agit d'un dysfonctionnement de l'ovaire se traduisant par l'apparition de kystes et d'une tendance à la virilisation (pilosité importante souvent liée à un excédent de graisse viscérale).

22. Histidine, isoleucine, leucine, lysine, méthionine, phénylalanine, thréonine, tryptophane, valine.

23. *Risques et bénéfices pour la santé des AG trans apportés par les aliments – Recommandations*, rapport Afssa, 2005.

24. Hart C. R. (MD) et Grossman M. K. (RD), *The Insulin-Ressitance Diet : How to Turn off Your Body's Fat-Making Machine*, McGraw-Hill, 2001.

25. Wellness Workshop, Washington DC.

26. *ANC pour la population française*, *op. cit.*, p. 59.

27. Creff A. F. et Bérard L., *Dictionnaire de la nouvelle diététique*, Robert Laffont, Paris, 1984.

Chapitre X

1. Linn R. et Stuart S. L., *The Last Chance Diet : A Revolutionary Approach to Weight Loss*, Bantam Books, New York, 1977.

2. Kreitzman et Howard, *The Swansea Trial*, 1993.

3. http ://www.cambridge-diet.com.

4. Creff A. F. et Herschberg A. D., *Abrégé d'obésité*, Masson, Paris, 1979, p. 150.

5. Charlatans spécialisés dans l'obésité en gros, ayant souvent un diplôme de médecin, mais ayant oublié leur serment d'Hippocrate.

6. Peltriaux P. et Cabré M., *Maigrir avec la méthode Peltriaux*, Éditions générales First, Paris, 1999.

7. Voir chapitre IX.
8. *Maigrir avec la méthode Peltriaux, op. cit.*
9. Robert H., *Réponses à 100 questions sur les régimes*, Éditions Solar, Paris, 2003.
10. Voir chapitre IV.

Chapitre XI

1. Walter Kempner (1903-1997).
2. Duke University, Durham, Caroline du Nord, États-Unis.
3. Wise J., *The Dr Kempner Story*, Durham Herald, Caroline du Nord, 2001.
4. Moscovitz J., *The Rice Diet Report : How I Lost Up to 12 Pounds a week on the World-Famous Weig-Loss Plan*, Putnam Pub Group, New Jersey, 1986.
5. Anspaugh J. R., *Fat Like Us*, Generation Books, 2001.
6. Chute de tension brutale, en dessous de 100 millimètres de mercure, lors du passage de la position couchée ou assise à la position debout.
7. Robert L. et Narcy A., *La Pomme de terre : quel(s) intérêt(s) nutritionnel(s) ?*, Dietecom, 2005.
8. C. Rémézy a beaucoup travaillé sur le rôle des produits végétaux sur le maintien de la santé, sujet de son livre *Que mangerons-nous demain ?*, Odile Jacob, Paris, 2005.
9. Voir chapitre III.
10. Pritikin N., *The Pritikin Program for Diet and Exercise*, Bantam Doubleday Dell, New York, 1980.
11. Ilene Pritikin, Santa Barbara, mars 1987.
12. Voir page 338, note 20.
13. Pritikin N., *Pritikin Permanent Weight-Loss Manual*, Grosset et Dunlap, New York, 1981.
14. Pritikin R., *The New Pritikin Program : The Easy and Delicious Way to Shed Fat, Lower Your Cholesterol and Stay Fit*, Simon et Schuster, 1989.
15. Voir chapitre VIII.
16. Gittleman A. L., *Beyond Pritikin*, Bantam, New York, 1996.
17. Ornish D., *Eat More, Weigh Less*, Harper Collins, 1993.
18. *Id.*, *Dr Dean Ornish's Program for Reversing Heart Disease*, Random House, New York, 1990.
19. *Id.*, article paru dans le journal *The Oprah Magazine*, novembre 2002.
20. ANC pour la population française, *op. cit.*, p. 67.
21. Powter S., *Stop the Insanity*, Simon et Schuster, 1993.

Chapitre XII

1. Bernier J. J. et *al.*, *Les aliments dans le tube digestif*, Douin éditeurs, 1988, Paris, p. 324-326.
2. J.-P. Zermati, *Maigrir sans régime*, Odile Jacob, Paris, 2002.
3. Voir chapitre VI.
4. Herman P. et Polivy J., *From Dietary Restraint to Binge Eating : Attaching Causes to Affects*, Appetite, 1990, 2, p. 123-125.
5. Basdevant A. et Guy-Grand B., *Médecine de l'obésité*, Flammarion, Paris, 2004, p. 41-45.

6. Voir chapitre II.
7. Voir chapitre IV.
8. ANC pour la population française, *op. cit.*, p. 446-447.
9. Simopoulos A., Robinson J., *The Omega Plan*, Harper Collins Publishers, New York, 1998. A. Simopoulos, J. Robinson, M. de Lorgeril, P. Salen, *Le Régime oméga-3*, EDP Sciences, Paris, 2004.
10. Acides gras mono- ou polyinsaturés dont la ou les doubles liaisons permet(tent) une disposition différente de la molécule dans l'espace selon qu'elle se trouve tout entière d'un côté du plan passant la double liaison (cis) ou d'un côté et de l'autre (trans). Ces différentes formes pour une même formule chimique s'appellent des isomères. Les formes cis sont largement majoritaires dans l'alimentation humaine et sont bénéfiques. Les formes trans auraient un effet athérogène.
11. Cascua S. et Olivieri M. P., *Le Sport pour maigrir*, Odile Jacob, Paris, 2005.
12. *Maigrir sans régime, op. cit.*
13. Basdevant A. et Guy-Grand B., *Médecine de l'obésité*, *op. cit.*, p. 222-227.
14. Instrument du type pince à plis cutanés, permettant à partir de l'épaisseur de la peau pincée en divers endroits du corps d'obtenir une évaluation de la masse grasse.
15. Bouchard C., Després J.-P et Tremblay A., « Exercise and obesity », *Obes. Res.*, 1993, 1, p. 133-147.
16. Leemakers E. A., Dunn A. L. et Blair S. N., « Exercise management of obesity », *Med. Clin. North Am.*, 2000, 84, p. 419-440.
17. *Maigrir sans régime, op. cit.*
18. R R. Wing, « Physical activity in treatment of adult overweight and obesity : current evidence and research issues », *Med. Sci. Sports Exerc.*, 1999, p. 31 (11).
19. P.-P. Sabatier et G. Pérés, consultation de nutrition du sportif, service de physiologie et de médecine du sport, CHU Pitié-Salpêtrière, Paris.
20. Sabatier P.-P., Pérès G., Martin A., *Vers une nouvelle présentation pédagogique et dynamique*, ANC pour la population française, *op. cit.*, p. 475-476.

Table

Cet ouvrage a été composé et mis en pages
par ÉTIANNE COMPOSITION
à Montrouge.

Cet ouvrage a été imprimé par

FIRMIN DIDOT

GROUPE CPI

Mesnil-sur-l'Estrée

pour le compte des Éditions Robert Laffont
24, avenue Marceau, 75008 Paris
en janvier 2006

Dépôt légal : janvier 2006
N° d'édition : 46509/01 – N° d'impression : 77081

Imprimé en France